Thomas von Rottenburg

Heilkunde der Ätherischen Öle

AF546634

Thomas von Rottenburg

Heilkunde der Ätherischen Öle

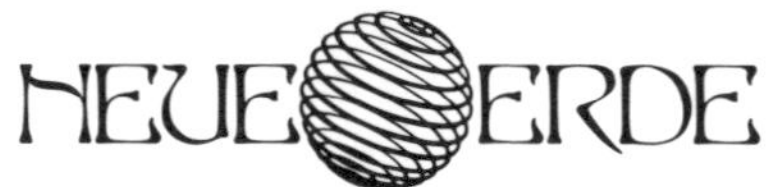

Bücher haben feste Preise.
3. Auflage 2024

Thomas von Rottenburg
Heilkunde der Ätherischen Öle

© Thomas von Rottenburg/Neue Erde GmbH 2015
Für die Zeichnungen: Ana Pogačnik
Alle Rechte vorbehalten.

Titelseite:
Foto: Thomas von Rottenburg
Gestaltung: Dragon Design

Satz und Gestaltung:
Dragon Design
Gesetzt aus der Minion

Gesamtherstellung: Appel & Klinger, Schneckenlohe
Printed in Germany

ISBN 978-3-89060-659-0

Neue Erde GmbH
Cecilienstr. 29 · 66111 Saarbrücken
Deutschland · Planet Erde
www.neue-erde.de

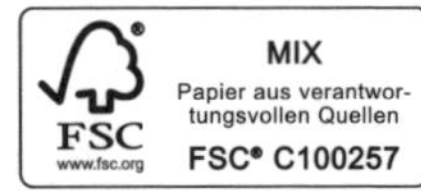

Inhalt

Die Anwendung

Widmung

Dieses Werk hätte nie seine Form und Qualität erreicht ohne meine geliebte Frau Ana. Liebste Ana, deine Liebe, deine Anregungen, deine Geduld und deine Inspiration haben mich durch die ganze Zeit der Entstehung dieses Buches getragen und beflügelt. Dein Sein und deine Gaben haben in mir entscheidende Wendungen und Vertiefungen für dieses Buch bewirkt. Hab Dank für deine starken und wunderbaren Zeichnungen, die den Wesen der Öle eine noch intimere Präsenz in diesem Buch geben und ihnen eine weitere Tür in das Bewusstsein der Menschen öffnen.

Danksagung

Dieses Buch ist ein Gemeinschaftswerk. Viele Menschen haben zu diesem Buch beigetragen. Menschen, die sich den Ölwesen und mir in meiner Praxis anvertrauten, durch die ich so viel gelernt habe; Menschen, die in meinen Seminaren oder den Seminaren von Ana und mir gemeinsam mit uns geforscht und gelernt haben; Menschen, die bereit waren, zusammen mit den Wesen der Öle in Tiefen abzutauchen und Höhen zu erklimmen, um verwandelt und bereichert wieder zurückzukommen. Euch allen gilt mein tiefster Dank. Mein inniger Dank gilt auch den unermüdlichen Freunden, den sichtbaren und den unsichtbaren, die dieses Buch mit mir überarbeitet haben. Insbesondere danken möchte ich Sibylle und Thomas Batsching sowie Zita Weckenmann für Eure geduldige und treue Hilfe. Mögen die Früchte unserer gemeinsamen Arbeit durch dieses Buch vielen, vielen Menschen zugute kommen.

Haftungsausschluss

Die Inhalte dieses Buches wurden vom Autor nach bestem Wissen zusammengestellt und dienen ausschließlich der neutralen Information und allgemeinen Weiterbildung. Sie stellen keine Empfehlung oder Bewerbung der beschriebenen oder erwähnten diagnostischen Methoden, Behandlungen, Heil- oder Arzneimittel dar. Der Text erhebt weder einen Anspruch auf Vollständigkeit noch kann die Aktualität, Richtigkeit und Ausgewogenheit der dargebotenen Information oder Quellen garantiert oder eine diesbezügliche Haftung übernommen werden. Autor und Verlag übernehmen keine Haftung, wenn ein bestimmter Zweck oder Erfolg nicht eintritt. Das Buch ersetzt keinesfalls die fachliche Beratung durch einen Heilpraktiker, Arzt oder Apotheker und darf nicht als Grundlage zur eigenständigen Diagnose und Beginn, Änderung oder Beendigung einer Behandlung von Krankheiten verwendet werden. Die hier dargestellten Informationen sind nicht als Aufforderung zur Selbstbehandlung oder Selbsterkennung von Krankheiten oder Beschwerden zu verstehen. Konsultieren Sie bei gesundheitlichen Fragen oder Beschwerden immer den Heilpraktiker, Arzt oder Zahnarzt Ihres Vertrauens! Bei Erkrankung eines Tieres suchen Sie einen Tierarzt auf.

Einleitung

Wie in anderen Bereichen auch, kommt ein Quantensprung an Wirksamkeit dann zustande, wenn fortgeschrittene geistige Erkenntnisse ins Praktisch-Physische übersetzt werden können. Was für technische Fortschritte gilt, wo konsequente Forschung in raffinierte Technik umgesetzt wird, so dass beispielsweise Automotoren bei höherer Leistung immer weniger Energie verbrauchen, gilt genauso für den Bereich unserer Gesundheit und Krankheit. Man kann sagen, dies gilt sogar in gesteigertem Maße für unsere Gesundheit und Krankheit – und zwar aus dem schlichten Grund, dass wir nicht nur physisch-vegetative Wesen sind, sondern auch aus Seele und Geist bestehen. Als Seele und Geist sind wir direkt empfänglich für höchste seelisch-geistige Kräfte. Die ätherischen Öle sind solche Kräfte, die noch dazu ihre seelisch-geistige Kraft bis in unseren physischen Körper übersetzen. Je besser wir sie verstehen und uns mit ihnen verbinden können, desto kraftvoller werden die Resultate sein, desto größer die Entwicklungssprünge, die wir vollziehen können. Von daher geht es in diesem Buch neben der Hausapotheke auch um innere Weiterentwicklung.

Im Bereich von Gesundheit und Krankheit sind die Ausgangspositionen klar. Wir haben Krankheiten und Krisen, die wir so fruchtbringend wie möglich überwinden wollen. Und wir haben Heilmittel, wie die ätherischen Öle, die uns evolutionär sehr nahestehen. Im Unterschied zu anderen natürlichen Heilmitteln teilen wir mit den ätherischen Ölen sogar unsere unmittelbare seelisch-geistige Herkunft. Viel mehr als Mineralien, Pflanzen oder Tiere, sind sie unsere allernächsten Verwandten. Nur leider, man kann auch sagen zum Glück, sprechen sie eine andere Sprache, als wir das tun. Ihre äußere Sprache ist der Duft. Sie sprechen auch in anderer Weise. Doch müssen wir uns innerlich ein wenig aufschwingen, um ihre Sprachen zu verstehen. Ein großer Schatz an Heilwegen und Entwicklungsmöglichkeiten wartet darauf, gehoben zu werden. Wir stehen erst ganz am Anfang dieses Weges.

In den hier behandelten 12 + 1 ätherischen Ölen liegt quasi eine ideale »Mannschaft« vor, die eine erstaunliche Bandbreite von Symptomen und Erkrankungen des Alltages meistern hilft.

Dieses Buch will einen Beitrag dazu leisten, die Sprache der ätherischen Öle besser zu verstehen und die enormen Möglichkeiten, die sie für uns bereithalten, tiefer zu durchdringen. Damit diese Reise so erfreulich und gewinnbringend wie möglich wird, braucht es eine angemessene Grundausstattung. Im Folgenden bemühe ich mich, diese Grundausstattung bereitzustellen, und wünsche eine gute Reise.

Eine kleine Gebrauchsanweisung

Herzlichen Glückwunsch zur Entscheidung für dieses Buch! Es ist als ein echter Lebensbegleiter konzipiert, der einem Jahr für Jahr weitere Türen in die reiche Welt der ätherischen Öle öffnen kann – ob für die Behandlung der kleineren und größeren Notfälle und Erkrankungen, die zum Leben dazugehören, oder für die eigene innere Entwicklung. Da die Kapitel auf einander aufbauen, ist es natürlich am besten, das Buch von vorne nach hinten zu lesen. Genauso kann man jedoch jedes Kapitel unabhängig von den anderen lesen. Es ist wie ein Lesebuch zur Heilkunde der ätherischen Öle, das man sich mit der Zeit immer tiefer erschließen kann.

Über das allgemeine Symptomregister und die Symptomverzeichnisse der Öle hat man bei Bedarf einen schnellen Zugang, um zu dem passenden Öl zu kommen. Wirklich fruchtbar wird das Symptomregister allerdings erst vor dem Hintergrund der Ölcharakterisierungen, die das Herzstück dieses Buches bilden. In diesen Ölkapiteln gibt es jeweils einen Abschnitt, in dem das Ölwesen selbst zu Wort kommt. Anschließend erläutere ich das Lebensprinzip des Ölwesens. Erst durch die Lebensprinzipien sind wir in der Lage, den Kontext zu verstehen, aus dem heraus ein Öl seine Wirksamkeit entfaltet. Die Lebensprinzipien der ätherischen Öle helfen uns zu differenzieren, welches Öl in einer gegebenen Situation richtig ist.

Der Zugang zu den Ölkapiteln wird um einiges schöner, befriedigender und inniger, wenn man beim Lesen das jeweilige ätherische Öl riechen kann und so im unmittelbaren Kontakt mit dem Ölwesen steht. Für die bessere Lesbarkeit benutze ich verschiedentlich die männliche Sprachform, die gleichermaßen für die weibliche und männliche Schreibweise steht.

Grundlagen

Die vier Wege der Wirksamkeit und die vier Tore zum Menschen

Ätherische Öle wirken auf verschiedenen Wegen auf den Menschen. Und der Mensch wiederum ist durch verschiedene Vermittlungsebenen oder verschiedene Bereiche seines Wesens erreichbar. Um diese unterschiedlichen Vermittlungsprozesse in ihrer therapeutischen Bedeutung genauer zu verstehen, ist die Viergliederung in mineralische Welt, Welt der Lebenskräfte, Welt der Emotionen und Gefühle und die Ich-Sphäre enorm hilfreich. Darum charakterisiere ich im Folgenden diese Viergliederung – auch vier Vermittlungsebenen, Leiblichkeiten, Reiche oder Wesensglieder genannt:

Die mineralische Welt und die konventionelle Medizin

Die erste der vier Sphären ist die mineralische Welt. Sie umfasst die gesamte unbelebte Welt. Die belebten Pflanzen, Tiere und auch wir Menschen, obwohl aus Erdenstoffen aufgebaut, fallen dem Mineralreich erst wieder zu, sobald sich das Leben aus unseren Körpern zurückzieht. Mit dem Tod setzen die Verfallsprozesse ein, die den physischen Körper wieder ganz zu Erde, in seine mineralischen Einzelbestandteile zerfallen lassen. Die gesamte Physik mit all ihren Gesetzmäßigkeiten, wie wir sie kennen, bezieht sich auf diesen Bereich. Der enorme technische Fortschritt unserer Zivilisation baut darauf auf. Die konventionelle Medizin, obwohl sie sich mit Krankheit und Gesundheit des Menschen befasst, bezieht in ihrer therapeutischen Ausrichtung die anderen drei Vermittlungsebenen bislang kaum mit ein. Sie nimmt zwar die Phänomene teilweise zur Kenntnis, setzt sich jedoch mit deren Gesetzmäßigkeiten bislang nicht auseinander. Zwar entschlüsselt sie immer weitergehende Zell- und Körperfunktionen und weiß um den biochemischen Aufbau von Enzymen, Botenstoffen, Hormonen und vielem mehr. Und natürlich wirkt die konventionelle Medizin über mineralische Substanzen auch auf die drei anderen Leiber. Allerdings geschieht das hauptsächlich in abbauender, dämpfender oder manipulierender Art und nicht so, dass sich die verwendeten Substanzen organisch aufbauend in die höheren Leiber eingliedern können.

Ein Beispiel wären Antidepressiva, die zwar zunächst scheinbar entlastend auf die Gefühle und damit auf den Emotionalleib wirken. Menschen, die über Jahre Antidepressiva genommen haben und dann davon weggekommen sind, sagen im Nachhinein: »Es war zwar eine Entlastung, doch letztlich war ich die ganze Zeit gedämpft und mir selbst fremd – eigentlich war das eine verlorene Zeit. Das, was der Depression zugrunde lag, wurde nicht verarbeitet, sondern an die Seite gestellt.« So gibt es viele eigentlich segensreiche Entwicklungen der konventionellen Medizin, die erst, wenn sie im Übermaß und mit Ausschließlichkeitsanspruch eingenommen werden, mehr Schaden als Nutzen bringen.

Für starke Schmerzen gibt es glücklicherweise Mittel, die die Schmerzweiterleitung blockieren. Entzündungen können eingedämmt und viele Infektionen mit Antibiotika beseitigt werden. Fehlende Hormone werden künstlich synthetisiert und gegeben. Unerwünschte Hormone werden durch die synthetische Variante des Gegenspielers ausgesetzt. Es wird substituiert, unterdrückt, anästhesiert und, wenn nötig, beispielsweise durch Antibiotika abgetötet. Gerade in der Intensivmedizin werden phantastische Leistungen erbracht und tagtäglich Leben gerettet. Wer will schon die herausragenden Möglichkeiten der Chirurgie missen, wenn sie notwendig werden? Charakteristisch für die Mittel der konventionellen Pharmazie ist, dass ihre Präparate ausschließlich in eine festgelegte Richtung wirken. Nehmen wir den Blutdruck als Beispiel – ein Präparat senkt zu hohen Blutdruck, ein anderes steigert zu niedrigen. Jedes Präparat hat eine bestimmte Wirkrichtung, für die es tätig wird. Es gibt kein konventionelles Präparat, das, je nach Bedarf, sowohl zu hohen Blutdruck senkt wie einen zu niedrigen steigert. Das verhält sich anders bei ätherisierten Heilmitteln aus der nächsten Sphäre. Mehr dazu im nächsten Kapitel.

Eines der Hauptgesetze der unbelebten Welt ist das Gesetz der Schwerkraft. So können wir genau berechnen, wenn ein Apfel vom Baum fällt, wie lange er fallen wird, wie groß die Beschleunigung sein wird und wie stark der Aufprall auf den Boden. Was uns diese Gesetze nicht erklären können, ist jedoch, wie der Apfel auf den Baum hinauf gelangt. Wie der Baum entgegen der Schwerkraft Wasser und Mineralien aus der Erde herausholt und daraus den Apfel wachsen lässt. Wie wir wissen, treten Gesetzmäßigkeiten in aller Regel in Polaritäten auf. Das heißt, zur Schwerkraft muss es eine Auftriebskraft geben. Hier kommen wir allerdings in den Bereich der nächsten Sphäre mit anderen Gesetzen.

Die ätherische Welt und die ätherischen Öle als Brücke

Wie der Name schon sagt, sind ätherische Öle nicht nur Teil der physischen, sondern genauso Teil der ätherischen Welt. Die ätherische Welt ist die Grundlage des Lebendigen schlechthin, sie ist das, was alles Lebendige am Leben erhält. Sie baut uns auf und versorgt uns mit Lebenskräften. Der Vermittler dieser Lebenskräfte ist das wässrige Element. Die Ätherwelt durchdringt die physische Welt – und ist in vielerlei Hinsicht doch ihr Gegenteil. Die physikalischen Gesetze gelten nur für die physische Welt. Die Ätherwelt hat ihre eigenen, sehr anderen Gesetzmäßigkeiten. In der physischen Welt ist alles voneinander getrennt – für die ätherische Welt gilt das Gegenteil. Wie in einem unendlichen Meer ist alles verbunden.

Eine wunderbare Weisheit waltet hier. Es ist die Welt der Lebenskräfte. Wie wir unseren physischen Leib als dichteste Materie haben, ist es für die Elementarwesen, zu denen auch die ätherischen Öle gehören, ihr ätherischer Körper. Auch wenn die Flüssigkeit des ätherischen Öles auf eine Art ihr physischer Körper ist, sind sie nicht daran gebunden. Sie können sich auch völlig unabhängig davon bewegen. Ihre eigentliche Form finden wir in der ätherischen Welt und in der Astralwelt,* wo ihr seelisches Element zuhause ist.

Diese Sphäre war den Menschen der Urvölker noch zugänglich – weshalb für sie die Welt in einem ganz anderen Maße als für uns eine sprechende war. Deshalb erlebten sie jeden Busch, jeden Fels, jede Blume als ein wesenhaftes Gegenüber. Auch wir können uns diese Welt wieder erschließen.

Einmal abgetrennt von allem, der Welt gegenüberstehend, konnten wir ein individuelles Bewusstsein erwerben. Auch wenn es so erscheinen mag, ist dies kein Rückschritt, sondern evolutionäre Notwendigkeit und Fortschritt. Aus dem individuellen Einzel-

* Die Astralwelt ist die empfindende Welt, in der auch die Elementarwesen beheimatet sind. Mit unserem Emotionalkörper sind wir auch Teil der Astralwelt. Siehe auch das Kapitel: Der Emotionalkörper – Die Welt der Gefühle und Emotionen und die ätherischen Öle

bewusstsein heraus können wir uns jedoch wieder Brücken in die ätherische Welt bauen, an der wir immer noch teilhaben. Das uns Selbstverständliche, Bewusste und Allgegenwärtige ist die physische Welt. Die ätherische Welt ist genauso allgegenwärtig, nur ist sie uns in aller Regel nicht bewusst. Die ätherischen Öle als Schwellenwesen beider Welten können uns helfen, diese andere Welt besser zu verstehen.

Jedes wie auch immer geartete Medikament muss von unserem Ätherleib ätherisiert, das heißt, in den Bereich des Lebendigen aufgenommen werden, bevor es in uns wirksam werden kann. Man kann unseren physischen Leib nicht unabhängig vom Ätherischen betrachten. Tut man es doch, kann man nur vom toten Körper sprechen. Ätherisierte Heilmittel wie ätherische Öle können, im Gegensatz zu synthetischen, ihre Wirkung an die Bedürfnisse des Körpers anpassen. Nehmen wir den Blutdruck als Beispiel: So kann das Basilikumöl sowohl zu niedrigen Blutdruck steigern als auch zu hohen senken. Die Ölwesen lesen sich quasi in die vorliegenden Verhältnisse ein und bringen ihr ausgleichendes Prinzip zur Wirkung.

Wir erleben an uns selbst, wie es um unsere persönliche Äthersphäre, unseren Ätherleib bestellt ist. Auf welchem Fuße wir mit den Auftriebskräften stehen, merken wir daran, wie schwer oder leicht wir uns fühlen, wie schwer oder leicht unser Gang ist, ob wir zu physisch geworden sind oder zu flüchtig, zu leichtfüßig. Um dieses gesunde Gleichgewicht geht es: gut geerdet und zugleich beschwingt und frei in unserer Bewegung und unserem Sein. Mit unserem eigenen Ätherleib, auch Lebenskräfteleib oder Vitalleib benannt, sind wir Teil der Ätherwelt. Körperlich reicht der Ätherleib etwas über unseren physischen Leib hinaus, je vitaler wir sind, desto mehr. Als unser Lebensleib ist er der Träger unserer Lebenskräfte und Lebensprozesse. Er erhält alles im Lebenszusammenhang, was ohne ihn vergänglich ist. Durch ihn heilen Wunden; sämtliche Heilvorgänge in uns hängen mit ihm zusammen.

Generell bauen sich tagsüber, in unserem Wachbewusstsein, die Ätherkräfte ab und nachts im Schlaf regenerieren sie sich wieder. Organisch hängt die Leber, unser regenerativstes Organ, innig mit unserem Lebensleib zusammen – nicht umsonst sind die Wörter »Leber« und »Leben« sehr ähnlich. Das zentrale Steuerorgan des Ätherleibes ist die Hypophyse. In dem Zusammenhang sollten wir wissen, dass Jod, beispielsweise im Jodsalz, die Hypophyse blockiert und damit den gesamten Ätherleib schwächt. Das Argument, die Schilddrüse brauche es, hinkt, da die Schilddrüse schon mit der Jodkonzentration einer D 12 den gesamten Stoffwechsel steuert.* Durch biologisch angebaute Lebensmittel nehmen wir in der normalen Nahrung mehr als genug Jod auf. Die Therapien, die speziell auf den Ätherleib wirken, sind beispielsweise die Akupunktur, die Osteopathie, die Craniosakrale Therapie, die rhythmische Massage oder Shiatsu. Alle anderen Therapien, die höhere Wesensglieder erreichen, wirken natürlich auch auf den Ätherleib.

Etwas von den Gesetzmäßigkeiten dieser Ätherwelt erleben wir schon, wenn wir uns kräftig und ungut mit jemandem gestritten haben. Danach fühlen wir uns ausgelaugt, unsere Lebenskräfte haben gelitten. Sie wurden durch unsere Lieblosigkeit und die unseres Gegenübers aufgezehrt. Unwissend haben wir uns gegen die Gesetzmäßigkeiten der ätherischen Welt verhalten und spüren

* D12 ist eine homöopathische Potenz, die einer Konzentration von einem billionstel Teil entspricht.

dies durch einen unvermeidlichen Verlust an Ätherkräften. Haben wir jedoch einen besonders liebevollen Austausch mit jemandem, spüren wir, wie unsere Lebenskräfte aufblühen.

Als Steigerung gilt: Gelingt es uns, zu einem Menschen, den wir nicht mögen, freundlich zu sein – und zwar keine vorgetäuschte, sondern eine echt gemeinte Freundlichkeit – bewirkt das eine tiefgreifende ätherische Stärkung. Es ist eine starke Überwindungsleistung, unserer nicht unbeträchtlichen Neigung, die eigene Antipathie auszuleben, zu entsagen. Der sprichwörtliche »grüne Daumen« ist nichts anderes, als diese Liebeskräfte, die von dem Menschen auf die Pflanzen übergehen und sie besonders gut gedeihen lassen.

Es gibt allerdings im Leben manchmal herausgehobene, beglückende und beseelte Momente, bisweilen auch kürzere oder längere Zeiträume, in denen wir in viel elementarerer Weise als sonst mit der Welt, der Natur um uns verbunden sind. Dies kann durch die Liebe geschehen, durch Meditation oder uns in geeigneten Momenten auch spontan ereilen. Dann können wir mit der Natur fühlen, erleben uns in ganz anderer Art mit ihr verbunden, sind dann im wahrsten Sinne des Wortes eingebettet. Es sind poetische Momente, Momente, die an die Türen der Ewigkeit klopfen. Die Zeit bekommt eine völlig andere Qualität. Wir sind dann außerhalb dessen, was wir normalerweise als Zeit, unsere Alltagszeit, erleben und bezeichnen – in Wahrheit fangen wir dann erst an, in der Zeit, mit dem Wesen der Zeit zu sein. Dies sind schon stärkere Anklänge unserer Verbindung mit der ätherischen Welt, die Welt, in der die Wesen der ätherischen Öle zuhause sind, die Welt, von der sie künden, die Welt mit der sie uns verbinden können, uns zu verbinden wünschen.

Der Emotionalkörper und die ätherischen Öle

Wie der Name schon kündet, besteht der Emotionalkörper aus unseren Emotionen, Gefühlen und Instinkten. Es gibt einige andere Bezeichnungen für den Emotionalkörper, wie Emotionalleib, Gefühlsleib, Gefühlskörper, Empfindungsleib oder Astralleib, die ich nachfolgend verwende, um etwas beweglich zu bleiben. Der Gefühlsleib ist unsere Empfindungssubstanz. Die ganze Bandbreite von Sympathie, Antipathie, Trieben, Begierden bis hin zu unseren höchsten Idealen gehört in diesen Bereich. Seine physischen Anker sind das Nervensystem und die Nieren. Deshalb gehen uns emotionale Tiefschläge so stark an die Nieren.

Der Emotionalkörper durchdringt den physischen Leib und Ätherleib, ragt dabei über den Ätherleib noch hinaus. Je älter wir werden, desto sichtbarer schreibt sich der Emotionalkörper mit seinen Färbungen und Haltungen in den physischen Körper ein, am stärksten in unserem Gesichtsausdruck. Während der Ätherleib uns belebt, beseelt uns der Emotionalkörper. Er macht uns zu emotionalen, fühlenden, sehnenden, empfindenden, liebesfähigen und liebessehnsüchtigen Wesen. Von den höchsten, erhabensten Gefühlen über die einfachsten Triebe bis hin zu unseren negativsten Emotionen – alles das gehört in diese Sphäre. Das vermittelnde Element zwischen der empfindenden Substanz und unserem physischen wie ätherischen Körper ist die Luft. Schon die alten Griechen wussten: Mit dem ersten Atemzug zieht die Seele in uns ein, so, wie wir sie im letzten Atemzug wieder ausatmen. Je tiefer unser Atem, desto wohler fühlen wir uns und verbundener mit uns selbst sind wir. Umgekehrt, je ängstlicher oder gar panischer wir sind, desto flacher wird der Atem. Wie stark Seele und Atem zusammenhängen, kann man beim Asthma sehen. Schon ein kleiner Auslöser, vielleicht das Bild einer Katze, kann bei einem Katzenhaarallergiker einen asthmatischen Anfall auslösen, ohne einen wirklichen Kontakt mit Katzenhaaren. In der klassischen Medizin findet der Bereich des Emotionalkörpers am ehesten in der Psychosomatik Eingang, die sich im weitesten Sinne mit der Wirkung der Seele auf den Körper befasst.

Ein Charakteristikum des Emotionalleibs ist, dass er sich gegen alle wahre Veränderung stemmt, insbesondere gegen Selbsterkenntnis, die ihn an einem ungezügelten Sich-selbst-Ausleben hindert. Es ist jedoch auffällig, wie oft wir bei uns selbst Nachsicht walten lassen und wie streng wir mitunter in der Beurteilung anderer sind. Wer weiß nicht, wie es ist, wenn einen schier übermächtige Gefühle geradezu übermannen, wir die Beherrschung verlieren und es dann später sehr bereuen. Da hat sich der Emotionalkörper durchgesetzt.

Andere Vereinseitigungen des Emotionalleibes sind Neid, Geiz, Eifersucht, Habsucht, Geschwätzigkeit oder Kritiksucht, eine verstecktere Form des Neides. Ebenso gehören die Ängste dazu, deren Hauptursache noch wenig bekannt ist. Grundsätzlich ist die Angst eine Nebenwirkung unseres falschen Denkens. Wenn wir im Denken Irrtümern aufsitzen und sie nicht bemerken, entsteht ein Spalt. Wir reichen nicht mehr ganz an die Realität heran. Dadurch wird unser innerer Lebensboden wackeliger – woraus unter anderem die Ängste resultieren.

Ein gravierender Irrtum ist der Materialismus, die Verleugnung des Geistigen. So gehen Angst und Irrtum Hand in Hand. Die Seele ist ein wirklicher Kampfplatz, auf dem sich verschiedenste Einflüsse geltend machen, viele davon nicht in unserem höheren Interesse. Es ist das Feld, wo sich entscheidet, inwieweit wir Herr im eigenen Hause werden oder hin und her gerissen von widerstrebenden Gefühlen, Sympathien, Antipathien, Trieben und Begierden. Im Emotionalleib befinden wir uns im Subjektiven und Halbbewussten. Das Gefühl ist an sich schon eine Wahrnehmung, die noch nicht gedankenklar ist und doch etwas Wichtiges und Wahres mitteilen möchte. Wenn wir merken, etwas stimmt nicht an einer Angelegenheit, ist es zunächst einmal ein unbestimmtes, doch reales Gefühl. Daraufhin können wir gedanklich untersuchen, wo die Widersprüche liegen – was nicht stimmt. Wir überprüfen, was dem Gefühl zugrunde liegt. So sind wir mit dem Gefühl oft zunächst näher an der Realität, als mit unseren Gedanken. Nicht umsonst spricht man von einem Wahrheitsgefühl oder Wahrheitsempfinden und nicht von einem Wahrheitsgedanken. Vor zwei starke Wahlmöglichkeiten gestellt, für die beide sehr viel spricht, können wir oft nur mit dem Bauchgefühl, oft gegen manche vordergründige Vernunft entscheiden, was das Richtige für uns ist. Oder wie oft realisieren wir im Nachhinein, nachdem wir einen schweren Fehler machten oder getäuscht wurden: Eigentlich haben wir es vorher geahnt und gefühlt.

Für unsere gesamte höhere Entwicklung spielt der Emotionalleib und das richtige Verhältnis von unserer Gefühlsfähigkeit zum Denken eine entscheidende Rolle. Gibt uns der Gefühlsleib doch das Feingefühl, das empfindende Wahrnehmen dessen, was stimmig und richtig ist. Das Taktgefühl beispielsweise lebt ganz von dieser feinen Empfindungsfähigkeit für den anderen. Die ganze Art, wie wir uns zueinander in Beziehung setzen, lebt davon. Und gerade bei der geistigen Weiterentwicklung ist die Verfeinerung des Gefühls gar nicht hoch genug einzuschätzen, warnt sie uns doch im Gefühl vor Wesen, die sich perfekt zu verkleiden wissen, die Meister der Täuschung sind. Rudolf Steiner weist immer wieder darauf hin, dass Christus und Luzifer in der geistigen Welt äußerlich nicht zu unterscheiden sind. Beide sind sie wunderschön und lichtvoll. Der einzige Unterschied: Luzifer fehlt die Demut – und die kann man nur erfühlen, wenn man sie sich selbst erschlossen hat. Zusammen mit unserem Karma, das ja in der Regel mit alten Verfehlungen unseres Emotionalleibes zusammenhängt, spielt der Emotionalleib eine maßgebliche Rolle für unsere Krankheitsdisposition, für die Ursachen unserer Erkrankungen.

Je mehr wir zum Spielball unseres Emotionalleibes werden, desto stärker ist das der Fall. Schmerz und Krampfgeschehen kommen zustande, wenn sich der Gefühlsleib im Ätherischen gewissermaßen verhakt. Es geschieht Folgendes: Der Gefühlsleib braucht den Ätherleib, um sich mit dem physischen Körper zu verbinden. Im Bild gesprochen, bedient er sich eines bequemen Ätherbettes. Ist der Ätherleib stark, kann der Gefühlsleib sich frei darin bewegen, hat es sozusagen gemütlich. Wird der Ätherleib in manchen Körperbereichen zu dünn, muss der Gefühlsleib sich gewissermaßen verhaken, um sich überhaupt halten zu können. Und das erleben wir als Schmerz oder in gesteigerter Form als Krampfgeschehen. So sind Menschen mit einem schwachen Ätherleib schmerzempfindlicher als glücklichere Zeitgenossen mit einem stärkeren Ätherleib. Während der Ätherleib in der Substanzbildung lebt, hat der Emotionalleib körperlich mehr mit Formkräften und Abbauprozessen zu tun.

Entzündungen werden im Emotionalleib gezündet. Die Führung der Entzündung obliegt allerdings der nächst höheren Organisationsebene, den Ich-Kräften. Sowohl überschießende Entzündungsreaktionen, beispielsweise in Allergien oder manchen Autoimmunprozessen, wie im Gegenteil, bei gedämpfter Reaktionsfähigkeit, der Anergie, beispielsweise bei Krebs, stehen im direkten Bezug zum Emotionalleib. Überschießende Reaktionen oder eine zu schwache Reaktionsfähigkeit deuten auf eine fehlende innere Balance und Ruhe. Der Emotionalleib bekommt dadurch zu sehr seinen »Eigenlauf« – es fehlen die ordnenden und stärkenden Ich-Kräfte.

Die Therapien, die in diesen Bereich und ebenso in dem vom Emotionalleib durchdrungenen ätherischen und physischen Leib wirken, sind zum Beispiel die Homöopathie, die Phytotherapie, die Bachblüten sowie die klassische Aromatherapie. Aber auch auf Akupunkturpunkte gesetzte Stimmgabeln oder geklebte pflanzengefärbte Seidenstücke sprechen unseren Gefühlsleib an.

In Anknüpfung an ältere Traditionen nennt man den Gefühlsleib auch Astralleib (lat. *Astra* = Stern) und drückt damit die früher verstandene und empfundene Verbindung des Astralleibes mit den Himmelskörpern aus. Für diese Traditionen ist das, was wir heute vergleichsweise nüchtern Emotionalleib nennen, unser Sternenleib, der uns mit den Gestirnen verbindet. Dieser himmlische Bezug unseres Gefühlskörpers hilft uns, unsere Verbindung mit den ätherischen Ölen auf einer tieferen Ebene zu verstehen. Im ätherischen Öl verbindet die Pflanze irdische Substanz mit dem Kosmos. Bei allen Unterschieden ist das ätherische Öl, wie wir Menschen, ein irdisch-kosmisches Zwillingswesen. Da uns Menschen dazu noch der freie Wille geschenkt wurde, können wir quasi als Schattenseite zu unseren höheren Möglichkeiten in unserer Entwicklung auch weit darunter fallen. Genauso wie wir mit unserem Ätherleib Teil der Ätherwelt sind, haben wir mit unserem Emotionalleib oder Astralleib Teil an der Astralwelt.

Jedes Öl kündet uns von seelischen Urbildern, von höheren Lebensprinzipien. Die Ölwesen sind himmlische Boten, die uns an unsere kosmische Heimat erinnern und uns hier auf der Erde unseren Stand zu den Idealen aufzeigen, die sie verkörpern. Insofern wirken sie unmittelbar erhebend, verfeinernd und reinigend auf unseren Emotionalleib – abhängig davon, wie tief wir ihr heilendes Angebot in uns aufnehmen können. Ätherische Ölwesen sprechen unmittelbar unsere Gefühle an und wirken über den Gefühlskörper auf die anderen Leiber. Sie sind uns sympathisch oder weniger sympathisch. Im Riechen des Öles liegt etwas ausgesprochen Geheimnisvolles vor, das bei keiner anderen irdischen Substanz der Fall ist. Wir riechen nicht, wie beim Geruch des Plätzchenbackens den Duft der Plätzchen, die im Ofen gerade gebacken werden – was wir geruchlich alle ähnlich beschreiben würden, sondern wir riechen die innere Substanz des Ölwesens, den himmlischen Bezug des Ölwesens auf unseren Gefühlsleib oder Sternenleib übersetzt. Das Ölwesen ist wie eine geistige Flamme, die unsere momentan erreichte Qualität oder Entwicklungsstufe seines Lebensprinzips beleuchtet. Sprich, indem wir ein ätherisches Öl riechen, riechen wir natürlich das Öl, aber noch vielmehr riechen wir uns selbst. Es zeigt uns, wie wir mit unserem Gefühlsleib von seinem höheren Prinzip, von unseren höheren Möglichkeiten Gebrauch machen oder uns davon entfernt haben.

Zu dieser Erkenntnis gelangen wir allerdings nur, wenn wir über unsere Sympathie und Antipathie hinauskommen. Sympathie oder Antipathie sind wertvolle Wahrnehmungen, sie werden jedoch zum Hindernis, wenn wir uns mit ihnen identifizieren. Um ihnen den rechten Platz einzuräumen, brauchen wir jedoch unser nächst höheres Wesensglied, die nächsthöhere Bewusstseinsebene – unser Ich.

Die Wesen der Öle bringen unsere ungelösten Emotionen hoch. Emotionen sind gefrorene, nicht gefühlte Gefühle, die bei entsprechendem Anlass hochkommen, um gefühlt und erkannt zu werden. Dazu jedoch müssen wir innehalten, zunächst einmal aushalten, was da hochkommt, dem Raum geben und es fühlen – auch wenn es schmerzhaft, traurig und scheinbar unerträglich ist. Das Ausagieren unserer Emotionen befreit sie nicht – sie bleiben ungefühlt und unerkannt und werden sich bei nächster Gelegenheit wieder ihren Raum nehmen. Im Fühlen dagegen nehmen wir uns ihrer an. Sie schmelzen, können integriert und erlöst werden, und unser Gefühlsleben ist um diese Nuance gereifter. Natürlich verlangt das eine ganz andere innere Aktivität als ein eher automatisches Ausagieren. So sind die ätherischen Ölwesen eine unschätzbare Hilfe für die Reinigung und Verfeinerung unseres Emotionalleibes.

Auf der anderen Seite können die ätherischen Ölwesen aber auch unglaublich befreiend wirken. Dann nämlich, wenn wir uns mit einem Ölwesen verbinden, dessen Lebensprinzip für uns wie eine Offenbarung ist. Nehmen wir das Basilikumölwesen mit seinem Prinzip der Authentizität als Beispiel: Wenn jemand, der von Kindesbeinen an zuerst durch seine Eltern, dann in der Schul- und Berufsausbildung stets an seinem authentischen Ausdruck gehindert wurde, nun das Basilikumölwesen tief in sich aufnimmt, wird er Glücksgefühle bis hin zur Euphorie erleben. Endlich wird eine große Sehnsucht erfüllt. Wie Balsam wirkt das Ölwesen, körperlich wie auch seelisch-geistig. Es ist ein echtes Nach-Hause-Kommen, ein Gefühl, wie nach der Befreiung aus einem Gefängnis: Ein ganz neues Lebensgefühl stellt sich ein. Tiefe Entspannung und Glücksgefühle machen sich breit.

Eine solche Reaktion zeigt an, dass nichts in ihm dem Basilikumprinzip im Wege steht, alle Türen stehen offen. Wie Manna kann er das Ölwesen in alle Schichten seines Wesens aufnehmen. Es ist natürlich ein großes Geschenk, wenn so etwas geschieht. Finden wir für einen Menschen ein Ölwesen, welches so etwas auslöst, bedeutet das eine Erlösung. Nicht selten brauchen wir allerdings ein Öl, das zunächst Blockiertes und Ungelöstes hochholt, um es zu verarbeiten – und das sind in der Regel nicht die Öle, die wir gerne riechen.

Leider bleiben viele Menschen im Umgang mit den ätherischen Ölen bislang noch im Emotionalleib hängen. Man nimmt die Öle, die einem besonders gefallen oder von denen man weiß, dass sie symptomatisch helfen. Sie werden nach den bekannten Indikationen eingesetzt. Um sicherzugehen, dass sie ihre Wirkung auch tun, mischt man verschiedene Öle mit denselben Indikationen zusammen. Damit lässt sich symptomatisch auch einiges erreichen. Es kommt beispielsweise zu einer ätherischen Stärkung, manche Blockaden werden gelöst, astrale Verhakungen in Schmerzen und Krämpfen gelockert, Schmerzen gelindert, Muskeln entspannt, Wunden heilen schneller oder Nerven beruhigen sich. Obwohl durch die Öle emotional wie körperlich schon viel geschieht, ist die erste Begegnung im Gefühlskörper erst das Tor zu einer wesentlich tieferen und heilsameren Begegnung mit dem Wesen des Öles. Bleiben wir vor diesem Tor stehen, bringen wir uns um das wirklich Kostbare, Besondere und schlichtweg Revolutionäre der ätherischen Ölwesen. Begegnen wir ihnen dagegen bewusst, können wir nicht nur ihre wunderbaren Qualitäten immer tiefer in uns aufnehmen, sie helfen uns zu erkennen und überwinden, was in uns ihrem Wesen im Wege steht. Natürlich verlangt das eine höhere Aktivität, natürlich kommen unter Umständen unbequeme Gefühle und Erkenntnisse hoch, aber dafür werden wir reich belohnt. Auf der Gefühlsebene entscheidet sich, ob wir bei unseren Empfindungen zu einem Öl stehenbleiben oder daran erwachen, sie als Selbstwahrnehmung und Eingangspforte zu einer großen Möglichkeit der Verwandlung und Begegnung begreifen. Die innere Instanz, die uns dabei beflügelt, der es um unser inneres Wachstum geht, ist unsere nächsthöhere Vermittlungsinstanz, unser Ich.

Die Ich-Kräfte in ihrem Bezug zu den ätherischen Ölen

Das Ich ist unser Wesenskern, das Bleibende in all unseren Wandlungen und Entwicklungen. Unser Wesenskern ist geistiger Natur. Er trägt alle unsere zukünftigen Potentiale in sich, ist die Quelle unserer schöpferischen Kraft und ist die Kraft der Liebe. Das Ich arbeitet unaufhörlich daran, dass wir unsere Potentiale und Liebeskraft immer mehr verwirklichen. Obwohl wir zum Beispiel mit fünf Jahren ein solch anderes Menschenkind waren, äußerlich ganz anders aussahen, seitdem viel erlebt, erkannt, verarbeitet und gelernt haben, sorgt doch ein stetes inneres Gefühl dafür, dass wir uns durchgehend als Ich erleben. Unabhängig, ob mit 5, 23, 47 oder 72 Jahren – dieses Kontinuumgefühl ist die Wahrnehmung unseres Wesenskernes, unseres Ichs. Das vermittelnde Element des Ichs ist die Wärme. In unserer Wärmeresonanz sind wir höchst individuell. Was den einen vor Begeisterung geradezu sprühen lässt, lässt den anderen völlig kalt. Inneres Interesse und Erwärmung hängen unmittelbar zusammen. Verbindende und verbindliche Wärme hilft uns, einer Sache oder einem Menschen treu zu sein. Begeisterung kann mich schnell von einer Sache zur nächsten tragen, für die ich entflammen kann.

Das körperliche Äquivalent zu dieser bisweilen überschießenden Begeisterung ist die Tendenz zu Entzündungen. Erst ein verinnerlichtes Wärmegefühl bringt die Früchte tragende Vertiefung. Andererseits, wenn ich mich für gar nichts erwärmen kann, mich nichts wirklich berührt, werde ich auf Dauer konstitutionell erkalten und im weiteren Verlauf potentiell Kälteerkrankungen wie Rheuma oder Krebs entwickeln. Unser Wärmeorganismus begegnet einer solchen Erkaltungstendenz wiederum mit durchwärmenden Entzündungen. Je schwächer das Immunsystem, desto überschießender und damit schädigender sind die Entzündungen.

Das Ich trägt unsere tiefsten Lebensmotive in sich. Es ist die treibende Kraft, wenn wir spüren, dass wir etwas verändern müssen, dass etwas Entscheidendes in unserem Leben nicht mehr stimmt. Es möchte, dass wir ein immer stärkeres, schöpferischeres, verantwortungsvolleres und liebenderes Glied der Menschheit werden. Das ist das Ziel der Ich-Werdung, der heute oft falsch verstandenen Individualisierung. Als Menschen sind wir auf Entwicklung ausgerichtete Wesen. Je stärker dieser Entwicklungsimperativ in uns zum Tragen kommt, desto stärker wirkt die Ich-Kraft.

Die Ich-Kraft ist unmittelbar mit der Körpertemperatur und unserem Immunsystem verbunden. Die ideale Körpertemperatur liegt bei etwa 37° C – da schöpft unser Immunsystem aus dem Vollen, unsere Ich-Kräfte sind optimal wirksam, wir befinden uns in unserem Lebensstrom, auch wenn es äußerlich gerade schwierig sein mag. Mit anderen Worten, wir können den Dingen, die uns herausfordern, aus unserer eigenen inneren Substanz, unserer eigenen Quelle heraus begegnen. Heutzutage gilt eine Temperatur von 36° C - 36,5° C als normal – ein Zeichen, wie geschwächt die Ich-Kräfte und das Immunsystem allgemein sind.

Unser Ich hilft, uns die Ereignisse unseres Lebens in einen sinnstiftenden Zusammenhang mit unserer Biographie zu bringen, manchmal auch erst Jahre später, unabhängig wie freudig, schmerzhaft, willkommen oder abstrus die Ereignisse sind. In unserem Ich ist der Geist lebendig. Es ist unser Anteil am Ewigen. So erringt sich das Ich mehr und mehr Führung über Leib und Seele. Es ist unsere heilige Aufgabe, dieses Zukünftige immer mehr in unser Leben zu bringen. Das Ich beflügelt unsere Antwortfähigkeit auf die Dinge, die auf uns einstürmen. Nicht, was von außen auf uns zukommt, egal wie niederträchtig es sein mag, verletzt uns oder macht uns krank – unsere Antwort darauf ist es, die uns schwächt oder stärkt, kränkt oder gesundet. Was für ein wunderbares Element der Freiheit uns da geschenkt ist!

Allerdings liegt es an uns, es auch zu ergreifen. Unsere Ich-Kraft wird herausgefordert, wenn wir stark kritisiert werden, große Verluste oder Traumata erleiden oder schwer erkranken. Gerade schwere Schicksalsschläge können die größten Beförderer unserer Ich-Kräfte sein, wenn wir sie denn für uns fruchtbar machen können.

Im Gegensatz zur Pathogenese, der Entstehung von Krankheit, hat der Begründer der Salutogenese, der israelische Medizinsoziologe Aaron Antonovsky, die Entstehung von Gesundheit erforscht. In einer breit angelegten Studie zur Menopause machte

Antonovsky eine aufschlussreiche Entdeckung: Ein erstaunlich hoher Prozentsatz der Frauen, die im Holocaust seelisch und körperlich schrecklichste Traumata erlitten hatten, waren im hohen Alter bei guter Gesundheit. Als er sich näher mit den Ursachen dafür beschäftigte, stellte er fest, dass das von ihm so benannte »Kohärenzgefühl« der ausschlaggebende Faktor dafür ist. Es ist die Fähigkeit, auch extreme Stressfaktoren bis hin zu traumatischen Ereignissen in einen sinnhaften Kontext einzuordnen und in die eigene Lebensgestaltung positiv zu integrieren. Antonovsky beschreibt die drei bestimmenden Faktoren, die ein kohärentes Lebensgefühl vermitteln.[1]

Erstens das Gefühl der Verstehbarkeit, das uns in die Lage versetzt, bislang Unverständliches verstehbar zu machen und in unser Gesamtverständnis des Lebens einzuordnen. Hier geht es vor allem um die Möglichkeit, zu verstehen. Diese Qualität bringt uns auf einen Pfad des Wachstums.

Zweitens das Gefühl der Handhabbarkeit, wobei wir das Gefühl haben, das Leben gestalten und steuern zu können, und wir somit auch unsere Zukunftsfähigkeit bewahren.

Drittens das Gefühl der Sinnhaftigkeit, das uns hilft, auch den schwierigsten Umständen im Leben einen Sinn zu verleihen und dadurch für die Zukunft aus ihnen Früchte bilden zu können.

Interessant ist, dass Antonovsky jeweils das Gefühl in den Vordergrund stellt. Das Gefühl stellt sich ein, selbst wenn die eigentliche Fähigkeit der oben genannten Punkte noch nicht vollständig errungen ist und höchstwahrscheinlich auch nie vollständig errungen werden kann. Ich kann das Gefühl der Verstehbarkeit haben, selbst wenn ich noch längst nicht alles Schwierige in meinem Leben oder in der Welt verstanden habe; aber ich weiß, es ist verstehbar, und ich werde es mir mehr und mehr erschließen. Diese drei Fähigkeiten vermitteln ein souveränes Lebensgefühl, das in gewisser Weise unabhängig macht von den äußeren Umständen. Auch in den schrecklichsten Verhältnissen geben diese Fähigkeiten innere Freiheit und Unabhängigkeit. Ohne dass er den Begriff des Ichs benutzt, beschreibt Antonovsky grundlegende Ich-Fähigkeiten. Mit ihnen können wir die größten Widerstände, die übelsten Widrigkeiten in unsere größten menschlichen Fortschritte verwandeln.

Ein anderes beeindruckendes Beispiel für eine starke Wirkung der Ich-Kraft ist Victor Frankl. Nachdem die Nazionalsozialisten seine ganze Familie umgebracht hatten, stand er vor der Alternative, den Rest seines Lebens zu hassen oder innerlich einen großen Schritt zu vollziehen. Er entschied sich für Letzteres und setzte alles daran, gerade die Menschen zu lieben, bei denen er allen Grund gehabt hätte, sie zu verabscheuen. Im Konzentrationslager war ihm aufgefallen, dass diejenigen, die einen tieferen Sinn im Leben hatten, auf die ein geliebter Mensch oder eine Lebensaufgabe wartete, wesentlich größere Überlebenschancen hatten. Aufgrund seiner Erfahrungen begründete er die Logotherapie. Zentrale Punkte darin sind die Selbsttranszendenz, womit er die Hingabe an hohe ethische Werte, einen Menschen oder eine wichtige Aufgabe meint, sowie die Selbstdistanzierung, der humorvolle Abstand zu sich selbst.[2]

Goethe formulierte so treffend: »Wer ist denn dieses Wesen, das mir Freude, das mir Leid bewirkt? Ich nenn es ›Ich‹. Spricht in mir der Intellekt, so bin ichs nicht. Spricht in mir der Geist, dann kann ich´s werden.« Welch wahre Worte Goethe hier spricht und gleichzeitig auf eine große Gefahr hindeutet, der wir gern aufsitzen: unserem Intellekt, der das Gegenteil unseres Ichs ist. Wie leicht können wir uns in der dünnen Sphäre des Intellekts verfangen und merken oft erst danach: Nichts Substantielles, nichts wirklich Neues, nichts in der Tiefe Berührendes ist geschehen. Wir können ihn sehr wohl fühlen, den Unterschied zwischen unlebendigen Gedanken und stärkendem, schöpferischem, geistinspiriertem Denken.

Das Ich lebt in der Freude – die Freude, etwas Schönes oder Gutes vollbracht zu haben, die Freude an einer warmen menschlichen Begegnung, die Freude über eine gute Nachricht oder einen überraschenden, lieben Besuch. Wir alle kennen ja auch das schale Gefühl freudloser Zeiten. Die Freude ist unser wirklicher Lebensausdruck, und das fühlen wir schmerzlich, wenn sie uns fehlt. In der Langeweile, der inneren Leere oder weiter gesteigert in der Depression, meldet sich unser leidendes Ich, das uns sagt: »Es wird Zeit, dass du aktiv wirst und mehr zu dem kommst, was dich ausmacht. Sonst lebst du an dir selbst vorbei.« Dies sind nicht unbedingt die Ermahnungen, die man gerne hört. Erst, wenn wir der wenig hilfreichen Neigung der Zerstreuung, der Selbstbetäubung und der Flucht vor uns selbst entsagen und unserer inneren Stimme folgen, wendet sich das Blatt.

Leicht wird das Ich mit dem Ego verwechselt, das Teil unserer weltlichen Persönlichkeit ist, um gut dazustehen, eine bessere Position zu haben oder unsere selbstbezogenen Interessen durchzusetzen. Zunächst ist das Ego durchaus wichtig für uns, hilft es uns doch, überhaupt unseren Platz in der Welt zu finden, eine gesunde Selbstbehauptung zu entwickeln und für unsere irdischen Belange einzustehen.

Bevor wir in gesunder Weise selbstlos werden können, müssen wir erst einmal in gewisser Weise »selbstvoll« werden. Manche spirituellen Richtungen machen den Fehler, das Ego nur als Übel darzustellen, das es zu überwinden gilt. Das Ego hat jedoch die klare Mission, uns erst einmal dezidiert selbst zu behaupten und gründlich zu erden. Sonst entsteht die Gefahr, zu selbstlos zu werden und damit die Ich-Entwicklung gravierend zu schwächen. Die andere Falle besteht darin, im Ego hängenzubleiben und so die eigene Ich-Entwicklung zu sabotieren. In diesem Fall geht es in erster Linie um uns, um unsere persönliche Erfüllung, und dann gibt es nichts, was die Selbstbezogenheit bändigt und läutert – denn dazu bedarf es des Ichs.

Das Ich ist demgegenüber die innere Stimme, die warnt, wenn wir zu weltlich werden oder zu abgehoben, wenn wir anderen Unrecht tun oder zu sehr auf den eigenen Vorteil bedacht sind. Es ist die Stimme, die uns zu neuen Ufern treibt, wenn die alten nicht mehr tragen, die uns die Richtung ändern lässt, wenn wir uns im Leben verlaufen haben, uns zur Verinnerlichung ruft, wenn wir zu äußerlich geworden sind, oder die uns in die Welt ruft, wenn wir uns zu sehr zurückgezogen haben. Das Ich steht für das gesunde Maß, das wir für unsere Weiterentwicklung brauchen. Es ist die Kraft der Läuterung bis hin zu überpersönlicher Entfaltung. Man kann sagen, das Ich-Gefühl ist unser Entwicklungsbarometer, das uns immer wieder an unsere doppelte Bürgerschaft von geistiger und irdischer Welt erinnert.

Das Immunsystem als biologischer Abdruck unseres Ichs unterscheidet eigen von fremd, bekämpft konsequent alles Fremde und bewahrt so biologisch unser Bestehen. Alles Neue müssen wir verarbeiten, mit dem Bekannten ins Verhältnis setzen, um es dann in richtiger Form zu integrieren oder abzuweisen. So ist Leben ein ständiges Sich-neu-

Ausrichten, Neu-Justieren, Sich-neu-Finden. Die Konstante darin, der gesunde Maßstab, die Wahrheitsinstanz, der Leitstern ist unser Ich. Das Ich ist die treibende Kraft, unser Bewusstsein fortlaufend zu erweitern, unsere Beziehungen inniger werden zu lassen und tiefer in die Liebe einzutauchen. Bei allem Wandel erleben wir es als unser tiefes inneres Zufriedenheitsgefühl. Insofern ist es wichtig, das landläufige Verständnis des Immunsystems, das in erster Linie auf die Bekämpfung von Krankheitserregern und entarteter Zellen abhebt, um die Kraft des Integrierens, des innerlichen Vertiefens und Erweiterns zu ergänzen. Wir werden nicht dadurch immunstärker, dass wir alles vermeintlich gegen uns Gerichtete bekämpfen. – Im Gegenteil, dabei erschöpfen wir uns.

Das Beispiel der Pestärzte im Mittelalter kann uns da im Verständnis des Immunsystems entscheidend weiterhelfen. Wohl wissend um die damit für sie selbst verbundene Gefahr, konnten sie nicht anders, als den leidenden Pestkranken in ihrer Not zu helfen. Ihr Mitgefühl für die Hilfsbedürftigen war größer als die Angst um die eigene Gesundheit. Und diese echte Menschenliebe hat sie immun gemacht. Ebenso gibt es zahlreiche Beispiele von HIV-Erkrankten, die erst in fortgeschrittenem Stadium diagnostiziert wurden. Obwohl ihre Krankheit schon Jahre bestand, wurden ihre Partner, trotz eines aktiven Liebeslebens, nicht angesteckt.

Das Immunsystem wird um so stärker, je stärker wir unser Ich, unsere wirkliche Rolle im Leben zur Geltung bringen, je mehr wir zur Welt das beitragen, was in uns veranlagt ist. So anspruchsvoll sich das auch anhören mag, um nichts weniger geht es. Und was ist denn befriedigender, als wenn wir große Schritte darauf zu tun?

Wenn wir die Biographien großer Menschen betrachten, die Maßgebliches zur Weltentwicklung beigetragen haben, wie Mahatma Ghandi, Nelson Mandela, Martin Luther King, Abraham Lincoln, Samuel Hahnemann oder Rudolf Steiner, so leuchtet ein hohes Maß an Transzendenz hervor. Sie verbanden eine außergewöhnliche Selbstlosigkeit mit der beeindruckenden Ich-Kraft für das einzustehen, was ihr höherer Auftrag verlangte.

Was die Realisierung unserer Potentiale angeht, dürfen wir die berühmten zwei Straßengräben links und rechts der Straße, des goldenen Mittelweges nicht vergessen: Der eine Graben ist das Zuviel und der andere das Zuwenig: das Zuviel im Sinne von zu gierig, zu selbstbezogen, zu machtorientiert und das Zuwenig im Sinne von zu altruistisch, zu schnell nachgebend, zu selbstlos, die eigene Größe verleugnend, zu wenig seiner selbst mächtig – beides schwächt unser Ich, beides schwächt unseren Beitrag in der Welt, beides schwächt unser Immunsystem.

Das große Geheimnis des Ichs ist die Selbstlosigkeit gepaart mit einer starken Denkkraft, Liebeskraft und Tatkraft, sich für Gutes, Gerechtigkeit, Wahrhaftigkeit, die rechte Entwicklung einzusetzen. Das Gegenteil liegt beispielsweise in der Autoimmunerkrankung vor: Das Immunsystem erkennt bestimmte eigene Körperstrukturen nicht mehr und bekämpft sie deshalb als fremd. Für fast jedes Organ gibt es eine Autoimmunvariante. Diese Immunverwirrung ist das körperliche Abbild einer Entfremdung von sich selbst, von dem eigenen Potential auf der Ich-Ebene. In der Behandlung von Autoimmunerkrankungen gilt es herauszufinden, worauf diese tiefe Entfremdung oder Abspaltung zurückgeht, die zumeist in der frühen Kindheit liegt. Es geht darum, das Öl zu ermitteln, das diese Entfremdung überwinden hilft. Ich erlebe es immer wieder: Ist nur die wirkliche Ursache erst einmal gefunden, wird der innerseelische Zusammenhang seiner Autoimmunerkrankung für den Menschen bewusst, tritt gleich eine Besserung ein, noch bevor ein Öl gegeben wurde. Dies zeigt wie unmittelbar die Ich-Wirkung ist.

Die Ich-Kraft ist unser schöpferisches Potential, unsere kreative Kraft, deshalb leiden wir, wenn wir uns davon entfernen oder uns sogar dagegen verhalten. Gerade besonders kreative Menschen sind oft Beispiele, die uns zeigen, wie wir uns von Konventionen freimachen müssen, um die schöpferischen Kräfte in uns zur Geltung zu bringen. Martin Luther oder in späterer Fortsetzung der gleichen Linie Martin Luther King sind sprechende Beispiele für diese weit über den persönlichen Bereich wirkenden Kräfte. Die Ich-Kraft lässt uns gegen Ungerechtigkeit aufstehen. Sie möchte, dass wir ins Gericht mit unseren eigenen Schwächen gehen. Sind wir niedergeschlagen, ist es die Ich-Kraft, die uns an unser eigenes Potential erinnert. Sie hilft uns, konstruktiv mit Kritik umzugehen, die uns ja letztlich weiterhelfen kann, so sie denn berechtigt ist. Über unsere Ich-Kräfte sind wir an den Evolutionsprozess der Menschheit angeschlossen – sie befeuern uns, unseren Anteil an der Gesamtentwicklung beizutragen. Durch geistreiche Taten setzen wir die Schöpfung fort. Dem Ich geht es nicht um seelische Erfüllung, vielmehr offenbart es sich in unseren tiefsten Sehnsüchten und Idealen. »Das Ich kann sein Lichtverlangen an dem Sonnenschein der Außenwelt nicht befriedigen. Aber nach Sonnenschein verlangt es. Ahnend lebt es in dem Verlangen nach Sonnenschein. Als Selbst verlangt das Ich, Erfüllung aus der Selbstlosigkeit. Es ist immer auf dem Weg, aus dem Quell der Selbstsucht den Strom der Selbstlosigkeit erstehen zu lassen«, wie es Rudolf Steiner ausdrückt.[3]

Wir alle kennen Momente, in denen wir neben uns stehen – nicht bei uns sind, wie es der Volksmund so schön umschreibt, wenn die Ich-Kräfte schwach und wir von uns selbst entfremdet sind. Genauso kennen wir das zart erhebende Gefühl, den stillen Jubel von Momenten, in denen wir, über uns hinausgewachsen, Dinge vermochten, die wir uns selbst nicht zugetraut hätten, uns selbst überwunden haben zu einer größeren Wirksamkeit, zum Gewinn für viele. Nicht gemeint ist der sich selbst auf die Brust trommelnde Ego-Triumph, der das Gegenteil davon ist. Das physische Vehikel unserer Ich-Kräfte nennt man die Ich-Organisation – dazu gehören neben dem Immunsystem das Herz, das Blut, die Bauchspeicheldrüse, die Haut, die Sinnesorgane, das Bindegewebe und das Knochensystem. In diesem Zusammenhang ist es gut zu wissen, dass Cortison die Ich-Organisation angreift, Knochensubstanz abbaut, zu Osteoporose beiträgt, unsere Aufrichtung und Augen schwächt, die Abwehrkräfte dämpft und bei Kindern zu Wachstumsstörungen führen kann.

Rudolf Steiner wies uns in diesem Zusammenhang auf eine für uns bahnbrechende Erkenntnis hin. In seinem Medizinerkurs 1920[4] schildert er aus seiner geistigen Forschung, dass es dieselbe geistige Quelle ist, die Pflanzen dazu veranlasst, ätherische oder fette Öle zu bilden, die bei uns dafür sorgt, dass unser Ich sich mit seiner Zentralorganisation in unserem Körper verbindet. Unser Ich und die Wesen der ätherischen Öle entstammen derselben geistigen Heimat, schöpfen aus derselben geistigen Quelle – das macht unsere innige Verwandtschaft mit ihnen aus. So wird verständlich, warum die ätherischen Öle das Potential haben, so tief in unsere Ich-Sphäre zu wirken.

Allerdings bedarf es eines Zwischenschritts, um diesen bedeutsamen therapeutischen Quell zu erschließen: Das ätherische

Öl ist das Resultat des Ölbildungsprozesses innerhalb der Pflanze. Die ölbildende Pflanze hat die Fähigkeit, eine kosmisch-dynamische Kraft in sich aufzunehmen und in ihrem ätherischen Öl zu verdichten. Durch diesen Verdichtungsprozess geht unweigerlich ein wesentlicher Teil der Dynamik verloren. Um die ursprüngliche kosmische Dynamik wieder zugänglich zu machen, müssen wir die ölverdichtenden Schritte im Ölbildungsprozess wieder zurück Richtung der viel höheren Dynamik umkehren. Dies gelingt über die Potenzierung im Wasserwirbel des Öldispersionsbades (mehr dazu in Kapitel »Wege der Anwendung«). So können wir die im Öl gebundene Dynamik über die Verwirbelung und Feinstverteilung des Öls im Wasser wieder zugänglich machen. Das ätherische Öl ist die Eingangspforte, durch die wir die wesentlich höhere Dynamik und therapeutische Potenz des vorgelagerten Ölbildungsprozesses erschließen.

Deshalb regte Rudolf Steiner an, Bäder mit feinstverteilten ätherischen Ölen zu geben, die die Ich-Kräfte therapeutisch ansprechen und stärken. Knappe dreißig Jahre später griff Werner Junge diesen Impuls auf und brachte damit die Öldispersionsbäder in die Welt. Jedes ätherische Öl vermittelt uns ein höheres Lebensprinzip aus der gleichen kosmischen Sphäre, der unser Ich entstammt. Damit sind sie direkte Verwandte unserer Ich-Kräfte. Weil das Ich direkt mit unserem kreativen Potential zusammenhängt, sprechen die künstlerischen Therapien, etwa Maltherapie, Musiktherapie, Theatertherapie, Sprachtherapie oder die Heileurhythmie, unsere Ich-Kräfte an. Unter den Therapien, die mit Substanzen arbeiten, sind es die Öldispersionsbäder, die über den Ölbildungsprozess unmittelbar unsere Ich-Kräfte erreichen. In nicht ganz so direkter Weise wirken auch die potenzierten Metalle auf unser Ich, da sie den Wärmehaushalt und damit unser Ich nicht so unmittelbar erreichen.

Das ätherische Öl als ein lebendiges Gegenüber und Träger eines höheren Lebensprinzips

Der uns vertraute Teil des ätherischen Öls ist seine Flüssigkeit und der aus ihm aufsteigende Duft. Damit erleben wir jedoch nur das Äußerliche, den kleineren Teil seiner gesamten Wirklichkeit. Das flüssige Öl ist untrennbar mit dem lebendigen Wesen des Öles verbunden. Es ist dessen physischer Körper. Der Duft ist seine Aura. Immer wieder berichten Menschen von besonderen Situationen, in denen sie den Duft eines Öles gerochen haben, ohne dass ein ätherisches Öl physisch vorhanden war.

Ich kenne es aus Anamnesesituationen mit Patienten. Plötzlich ist der Duft eines Öles anwesend, ohne dass ich ein Fläschchen geöffnet habe. Das Wesen eines Öles gesellt sich zu uns und macht sich bemerkbar. Ich selbst habe eine Weile gebraucht, um dieses Phänomen richtig zu verstehen und hätte mir manchen Umweg ersparen können. Heute gebe ich dieses Öl zu riechen und sehe, was es bewirken kann. Meist stellt sich dann heraus: Es ist das entscheidende Öl für den nächsten Schritt im Prozess.

Hier kommen wir an die entscheidende Schwelle, die uns zu verstehen hilft, was ein ätherisches Öl wirklich ist. Es ist so viel mehr als eine mehr oder weniger gut riechende und heilkräftige Flüssigkeit. Der Umstand, dass ätherische Öle flüchtig sind, sie also vom Irdischen in den Kosmos zu entfliehen trachten, zeigt ihre kosmische Orientierung – ihren kosmischen Bezug.

Die Wesen der ätherischen Öle stehen auf der Schwelle zwischen irdischer und geistiger

Welt – substantiell gesehen sind sie die geistigsten Substanzen, die es auf der Erde gibt. Man erkennt das an dem geheimnisvollen Umstand, dass ein ätherisches Öl für jeden anders riecht. Wenn wir Kaffee riechen, werden wir uns schnell einigen, womit wir es zu tun haben – jeder würde mehr oder minder die gleiche Duftnote beschreiben. Das ist beim ätherischen Öl sehr anders. Da kann es passieren, dass eine Gruppe von Menschen ein Öl riecht und die Duftbeschreibungen reichen von blumig über Garagengeruch bis hin zu Katzenurin. Warum? – Was wir im Öl riechen, ist unsere eigene Seelensubstanz. Wir riechen unsere Entwicklungsstufe in dem Lebensprinzip, welches das Öl verkörpert. Je unangenehmer ein Öl für uns riecht, desto blockierter unser Ausdruck seines Lebensprinzips.

Es ist ein Akt völliger Hingabe, den die Wesen der ätherischen Öle da für uns vollbringen – auch wenn wir das nicht zur Kenntnis nehmen. Im Duft, den sie für uns persönlich annehmen, geben sie sich ganz unseren Qualitäten oder Unzulänglichkeiten in ihrem Lebensprinzip hin. Sie fungieren für uns als eine Art Duftbarometer, das uns in der Duftnuance, die wir riechen, zeigt, wie unser momentaner Ausdruck ihres Prinzips riecht.

Man kann sich vorstellen, dass es für ein himmlisches und ebenso duftendes Ölwesen wie dem Rosenöl keine Freude ist, wenn es uns einen Uringestank oder Schimmelgeruch zu spiegeln hat – es sein eigenes Prinzip in so umgekippter, verunstalteter Weise für uns darstellen muss, weil das gerade unser momentaner Ausdruck seines hohen Prinzips ist. Die ätherischen Ölwesen liefern sich uns somit komplett aus, damit wir an ihnen lernen, an ihnen aufwachen können. Dabei stellen sie es vollständig in unsere Freiheit, ob wir etwas verändern und lernen wollen oder ob wir, abgestoßen von dem Geruch und in Unkenntnis seiner Bedeutung, uns einfach abwenden. Die Ölwesen spiegeln uns im Duft, welche Reinheit und welches Bewusstsein wir uns in ihrem Lebensprinzip bereits erarbeitet haben. Nicht umsonst sagen wir, wenn wir spüren, eine Angelegenheit ist moralisch in hohem Maße unsauber, dass sie stinkt. Natürlich stinkt sie nicht physisch, aber sie stinkt seelisch-geistig. Wir drücken damit eine Seelenrealität aus.

So spürt der Riechsinn auch die seelisch-geistige Moralität auf, nämlich inwieweit wir im Einklang mit den höheren geistigen Gesetzen stehen. Gemeint ist die objektive Moralität der höheren Welten, der wir selbst entstammen und nach deren Prinzipien wir innerlich aufgebaut sind, und nicht die bürgerliche, gesellschaftliche oder weltliche Moral, die erfahrungsgemäß zuweilen fragwürdig ist. Die ätherischen Ölwesen sind Botschafter, Lehrer und Übersetzer von hohen Lebensgesetzmäßigkeiten, unter denen wir angetreten sind. Es ist die gleiche gesetzmäßige geistig-moralische Substanz, die unserer Gesundheit, unserer inneren Befriedigung und unserer höheren Entwicklung zugrundeliegt. Zwar kann ich mir Vorteile auf Kosten anderer verschaffen, nur werde ich damit langfristig nicht glücklich werden und werde meiner Entwicklung schaden. Ohne jeden moralischen Zeigefinger künden die ätherischen Ölwesen uns objektiv in ihrem Duft, wie gut wir auf unserem Weg oder wie weit wir abgeirrt sind.

Es ist so, als ob sie uns sagen würden: »Du sprichst meine Sprache gut oder eben nicht gut.« Das Ölwesen kann es wirklich beurteilen, da dieses Lebensprinzip seine Muttersprache ist. Nehmen wir diese Botschaft an, öffnet sich das Tor zu einer Fülle von Entwicklungsmöglichkeiten. Dazu allerdings müssen wir in einen inneren Dialog mit ihnen treten. Gerade dann, wenn der Geruch unangenehm ist, sprich, wir seine Sprache schlecht sprechen, sein Prinzip unbewusst eher verletzten, uns bislang dagegen verhalten, können wir unglaublich profitieren. Durch den Lernweg mit dem Ölwesen sehen wir unsere blinden Flecken innerhalb seines Prinzips. Wir verstehen, was wir in unserem Leben, an unseren Einstellungen ändern müssen, um zu einem reineren Ausdruck seines Prinzips zu kommen. Hat unser nachteiliger Umgang mit einem Lebensprinzip bereits zu körperlichen Symptomen geführt, kann das entsprechende Öl uns diesbezüglich physisch helfen. So wir innerlich auf die Ölwesen zugehen, ihre Sprache verstehen lernen und bereit sind, uns zu ändern, haben wir in den ätherischen Ölwesen unschätzbare und unfehlbare Meister, Lehrer und Heiler.

Zu einem Weg, wie man besonders fruchtbar mit den Ölwesen innerlich arbeiten kann, mehr in Kapitel »Das innere Verbinden mit den Ölwesen – ein meditativer Weg«.

Die Destillation – ein ätherisches Öl wird geboren

Das Destillieren ist nichts anderes,
als das Subtile vom Groben
und das Grobe vom Subtilen
zu scheiden,
das Zerbrechliche oder
Zerstörbare unzerstörbar,
das Materielle unmateriell,
das Leibliche geistig,
das Unschöne schöner zu machen.
Hieronymus Brunschwig, 1512

Ätherische Öle sind eine gemeinsame Schöpfung von Pflanzenwelt und Menschenhand. Ohne den destillierenden Menschen hätten wir ebenso wenig ätherische Öle in unseren Händen wie ohne die pflanzliche Grundlage. Als erstes müssen wir zwischen dem ätherischen Öl in der Pflanze und dem ätherischen Öl, das wir durch die Destillation gewinnen, unterscheiden. Jeder, der einmal an einer frisch aufgeschnittenen Ingwerwurzel riecht und es mit ihrem destillierten Öl vergleicht, stellt diesen enormen Unterschied fest. Das destillierte Öl riecht milder, weicher und tiefer – spürbar verfeinert und geläutert. Es ist eine andere Welt. Die ganze Schärfe, das Drängende, fast Aufdringliche der Ingwerwurzel ist stark abgemildert, man könnte sagen, in eine fast balsamische Version dieser Schärfe verwandelt. Etwas Enormes, Tiefgreifendes muss sich in dieser Verwandlung ereignet haben. Grund genug, sich diesen geheimnisvollen Verwandlungsprozess der Destillation einmal näher anzuschauen.

Die Wasserdampfdestillation

Unterhalb des Pflanzenguts, das man destillieren möchte, wird Wasser zum Kochen gebracht. Der Wasserdampf steigt auf, löst das in den Pflanzen enthaltene ätherische Öl und nimmt es mit. Naturgemäß nimmt der Dampf nur die Duftmoleküle auf, die leicht genug sind, sich von ihm mitnehmen zu lassen – alles, was zu erdenschwer ist, bleibt in der Pflanze. Jene kleineren und leichteren Bestandteile des ätherischen Öles durchlaufen jetzt einen weiteren Feuer- und Wasserprozess.

Die Natur hat es so eingerichtet, dass die Temperatur des Wasserdampfes unter der Siedetemperatur der Ölbestandteile liegt. So erleiden die Duftmoleküle keine Einbußen. Der Wasserdampf verleiht den ätherischen Ölmolekülen Flügel in einen neuen Aggregatzustand hinein – nämlich den des Dampfes. Aus der Bindung in der Pflanze befreit, streben sie auf den Schwingen des Dampfes dem Kosmischen entgegen. Ätherische Öle sind innerhalb der Pflanze schon das Resultat von Abbauprozessen und damit ihrer Form weitgehend entledigt – so können sie als Blütenduft zum Beispiel weit über die Pflanzenform hinausduften und vom Seelischen der Pflanze künden. Dieses schon äußerst feine, jedoch noch irdische Gefüge unserer Duftmoleküle löst und lockert sich weiter in eine neue Empfänglichkeit und Transparenz. Sie werden noch subtiler; empfangsbereit, um neu imprägniert, neu informiert, kosmisch neu durchdrungen zu werden.

Über ein Rohr wird der nun bereicherte, kosmisch beschenkte, ölhaltige Dampf abgekühlt und in der sogenannten »Florentiner Vase« aufgefangen. Aus dem Dampf wird wieder Wasser und auf dem Wasser schwimmt das ersehnte ätherische Öl. Jetzt kann es abgeschieden werden. Öle wie zum Beispiel Vetiver oder Gewürznelke, die schwerer als Wasser sind, sinken auf den Grund der Florentiner Vase und werden dort über einen Hahn abgelassen. Das verbleibende kondensierte Wasser enthält auch noch Spuren des ätherischen Öls, vor allem größere wasserlösliche Duftmoleküle. Es ist das geschätzte Hydrolat. Meist durchläuft das Hydrolat den Destillierprozess mehrmals. Auf diese Weise wird es angereichert und so im Duft wie in der Wirksamkeit intensiviert.

Im Falle des Rosenöles ist es das Rosenwasser, das dem Marzipan seinen einzigartigen Geschmack verleiht. Man setzt es auf vielfältige Weise therapeutisch sowie in der Kosmetik ein. Im Gegensatz zum ätherischen Öl ist das Hydrolat nur begrenzt haltbar. Nach der Destillation ist das destillierte Pflanzengut ausgelaugt und von gräulicher Farbe. Die gesamte Lebenskraft ist in das ätherische Öl übergegangen. Unmittelbar nach der Destillation riecht das Öl noch verbrannt – wenig nach dem, wie es später duften wird. Je nach Öl dauert es Wochen, Monate oder gar Jahre, wie bei der Rose oder der Myrrhe, bis das Ölwesen seine volle Reife und Fülle entwickelt hat, bis es sich vollständig neu konstituiert hat. Man spricht vom sogenannten »Destillationsschock«. Das Pflanzenwesen geht in der Destillation durch einen Todesprozess und ersteht auf einer höheren Ebene wieder auf – das braucht seine Zeit. Die verschiedenen Stufen im Prozess der Verfeinerung, Läuterung, Vergeistigung und Reifung kann man riechen. Das ist das Einzigartige der ätherischen Öle – sie sind wiederauferstandene Wesen und doch über ihren Duft noch physisch wahrnehmbar!

Worin besteht nun die große Verwandlung der Destillation? Das irdische ätherische Öl der Pflanze ist zu einem kosmischen Botschafter geworden, zu einem Seelenlehrer, der unseren Geist beschenken möchte, unsere Seele läutern hilft und unseren Körper heilen kann. Etwas Unglaubliches ist geschehen. Das ursprünglich irdische, sterbliche, ätherische Öl der Pflanze ist kosmisch geworden. Unsterblich! Und doch irdisch verfügbar – in Form des destillierten ätherischen Öles. Es ist nun ein Wanderer zwischen den Welten geworden, zuhause in der geistigen Welt, ebenso zuhause im Irdischen. Entstanden ist die geistigste Substanz auf Erden.

Das hat weitreichende Konsequenzen. Das Ölwesen hat sich vollständig neu konstituiert und ganz neue Qualitäten angenommen. Seine Flüssigkeit ist zu einem Seelenbarometer geworden, einem Diagnostikum für sein höheres Lebensprinzip in uns und all unseren damit zusammenhängenden körperlichen Prozessen und Beschwerden. Wir riechen nun unsere eigene Entwicklungsstufe innerhalb seines Lebensprinzips. Es hält uns in seinem Duft einen Seelenspiegel vor die Nase. Ein unglaublicher Vorgang! Dieser revolutionäre Umstand ist auch in den Kreisen, die sich mit den ätherischen Ölen befassen, bislang wenig erkannt.

Bei manchen Ölen entstehen durch die Destillation Stoffe, die es zuvor in der Pflanze in der Form nicht gab. Bei den blauen Ölen, wie Silberwermut oder Schafgarbe, ist es das Chamazulen, das ihnen die blaue Farbe verleiht. Im Silberwermut oder in der Schafgarbe gibt es jedoch nichts Blaues, ganz gleich, wie sehr man Blüte, Blätter oder Stengel zerreibt. Im Proazulen findet man nur eine farblose Vorstufe. So werden Stoffe, wie das Chamazulen oder auch das Rosenoxid des Rosenöles erst im Destillationsprozess geboren. Teilweise verwandeln sich chemische Substanzen in der Destillation – ein spürbar anderer Charakter entsteht: zwar erkennbar verwandt mit dem ätherischen Öl der Pflanze und doch so anders. Noch etwas kommt hinzu: Bei richtiger Lagerung sind ätherische Öle im Prinzip unendlich haltbar – poetischer und gleichzeitig geistig stimmiger ausgedrückt kann man sagen, sie sind unsterblich geworden. Sie haben Anteil an den Sphären der Ewigkeit und vermitteln einen Zugang dorthin. Die leichtflüchtigen Anteile können durch manche Flaschendeckel entweichen. So bleiben auf Dauer die weniger flüchtigen Anteile zurück und ergeben eine veränderte Duftnuance – das ändert jedoch nichts an ihrer prinzipiell unbegrenzten Haltbarkeit. Im Gegensatz dazu sind die ausgepressten Öle aus den Schalen der Zitrusgewächse nicht durch den Destillationsprozess gegangen – deshalb ist ihre Haltbarkeit begrenzter. Das Ölwesen, durch den Destillationsschock gegangen, geläutert und wiederauferstanden, hat sich nun erweiterte geistige Qualitäten und Möglichkeiten erschlossen. Die Früchte dieses Todes- und Wiederauferstehungsprozesses zeigen sich in einer stärkeren therapeutischen Potenz. Die im Vergleich zur Pflanze größere symptomatische Bandbreite des Öles kündet davon. So ist das Ölwesen dem Menschen mit seinen Entwicklungsmöglichkeiten und Hindernissen näher als das Pflanzenwesen. Im Evolutionsprozess steht das Elementarwesen des Öles zwischen dem Elementarwesen der Pflanze und dem Menschen. Unser menschheitlicher Fortschritt insgesamt hängt gegenwärtig davon ab, ob wir in der Lage sind, uns aufzuschwingen, um die anstehenden sozialen und wirtschaftlichen Sterbe- und Wiederauferstehungsprozesse zu bewältigen. In diesem Zusammenhang beginnen wir erst die Bedeutung der ätherischen Ölwesen für unsere heutige Zeit zu ermessen. Sie haben vollzogen, was wir zum größten Teil noch vor uns haben. So geht das Potential der ätherischen Öle weit über persönliche Heilung und Weiterentwicklung hinaus. Unser menschlicher wie sozialer Fortschritt – anders als der technische und naturwissenschaftliche – wird mehr auf unseren umgewandelten Schwächen und Unfähigkeiten aufbauen als auf unseren Stärken und Talenten.

Die Destillation ist ein Kind der Alchimie, bei der es um die gemeinsame Veredelung und Verwandlung von Stoff und Mensch geht. Das eine gelingt nicht ohne das andere, so innig hängen sie zusammen. Die sprichwörtliche Verwandlung von Blei zu Gold beschreibt einen siebenstufigen Verwandlungsprozess, wovon die Destillation die fünfte Stufe ist. Die ersten vier Stufen (*Calcinatio, Sublimatio, Solutio* und *Putrefactio*) spielen sich in den vier Elementen: Erde, Luft, Wasser und Feuer ab. Die *Destillatio* lässt die vier irdischen Elemente hinter sich, um das fünfte Element, das Ätherische, zu ergreifen. Nicht umsonst nennt man das Ergebnis in unserem Fall ein ätherisches Öl.

Das Ätherische zeichnet sich durch seine kosmische Herkunft aus – es unterliegt anderen als den irdischen Gesetzen. In der Destillation werden die flüchtigen subtilen Stoffe ergriffen und verwandelt. Innerlich entspricht dies unserer Seele, die auf eine höhere Stufe gehoben und vom Geist beflügelt werden möchte. Es entsteht ein neues Bewusstsein, dessen Früchte nun ins Leben einfließen können. Ohne die Erdung der gewonnenen Inspirationen und Intuitionen werden wir seelisch flüchtig – es fehlt die Kraftentfaltung. Fließen die neuen Erkenntnisse allerdings befruchtend ins Leben ein, entsteht ein neuer starker und schöpferischer Lebensstrom, ein Kraftquell, geboren aus klarer Geistesgegenwart. Die ätherischen Öle öffnen sich in ihrem Entstehungsprozess ganz dem Kosmischen, sie werden selbst kosmisch. Sie verkörpern und vermitteln hohe Lebensprinzipien, die uns in unserer Selbsterkenntnis und Seelenentwicklung befeuern wollen. Sie rufen uns auf, unsere eigene seelische Destillation zu vollziehen. Der Vollständigkeit halber seien noch die sechste und siebte Stufe des alchemistischen Prozesses erwähnt: *Coagulatio* und *Conjunctio*, die auf der *Destillatio* aufbauen und das alchemistische Werk weiterführen bis hin zur völligen Vereinigung mit der ewigen Quelle.

Die eigene Verwandlung des Alchemisten entscheidet über das Ergebnis seiner Destillationen. Und zum Glück gibt es auch heute noch einige wenige Destillateure, die ihr Werk unter diesen Stern stellen. Es verwundert nicht, dass ihre Öle nicht vergleichbar sind mit dem, was man landläufig erwerben kann. Es ist ein Unterschied wie Tag und Nacht. Auch liegt es in der Natur der Sache, dass diese Art der Destillation nur in kleineren Mengen erfolgen kann. Massenproduktionen unterliegen einem anderen Geist. Letztlich sind es weniger als 5 % aller Pflanzen, die in der Lage sind, ätherische Öle zu bilden. Sie verdichten Wärme und Licht zu ihrem speziellen ätherischen Öl. Ätherische Öle sind Substanzen der Wärme. Pflanzen, die ätherische Öle bilden, verinnerlichen das Wärmeelement im ätherischen Öl. Der Gehalt an ätherischem Öl in der Pflanze variiert außerordentlich. Die Spannbreite reicht von 0,01 % bei Rosenblüten bis zu 16 - 19 % bei den Knospen der Gewürznelke. Wichtig sind auch die unterschiedlichen Anforderungen an das zu destillierende Pflanzengut. Viele Pflanzen kann man frisch geerntet destillieren, so wie sie sind, andere müssen erst fermentieren. Bei der Iris zum Beispiel, einem der kostbarsten Öle, müssen die ausgegrabenen Wurzeln erst sieben Jahre lagern und fermentieren, bevor sie reif genug sind, destilliert zu werden.

Andere Gewinnungsverfahren von ätherischen Ölen

Die Wasserdestillation

Die Wasserdestillation setzt man bei den Blütendüften wie der Rose, dem Ylang Ylang oder dem Neroliöl ein. Dabei schwimmen die Blütenblätter frei im kochenden Wasser (bei der Wasserdampfdestillation würden die Blütenwachse das Sieb schnell verstopfen und keinen Wasserdampf mehr durchlassen). Der aufsteigende Wasserdampf nimmt die ätherischen Öle mit sich hinfort, er wird abgekühlt und sammelt sich wiederum in der Florentiner Vase.

Die Co-Destillation

In der Co-Destillation werden zwei Pflanzen gemeinsam destilliert. Manche Öle, wie die Brennessel oder das Mädesüß, sind zu fragil, um sie alleine zu destillieren. Sie brauchen eine Stütze, um in der Destillation bestehen zu können. Dafür hat uns die Natur das Öl des Copaivabalsams geschenkt. Es nimmt im Resultat praktisch keinen Eigenraum ein – ordnet sich ganz dem zu stützenden Öl unter. Es hat die besondere Eigenschaft, sich in seinem Eigenausdruck völlig zurücknehmen zu können. Dieses besondere Wesen kann einem Öl, das alleine nicht zur Wirkung käme, ganz die Bühne bereiten. Diese hohe Qualität der Selbstlosigkeit zeigt den hohen Entwicklungsgrad des Copaivabalsamölwesens, das selbst als ätherisches Öl einen bemerkenswerten Charakter hat. Ihm haben wir es zu verdanken, dass wir nun jeweils ein hervorragendes Brennesselöl und Mädesüßöl zur Verfügung haben.

Pressung

Die Schalenöle der Zitrusgewächse gewinnt man durch Pressung. Dazu werden die Schalen der ganzen Früchte in großen Trommeln geraspelt. Danach werden die ätherischen Öle und Wachse der Schalen mit Wasser gespült, zentrifugiert und gefiltert. Allerdings oxidieren die Wachse, was die Haltbarkeit der Pressöle in der Regel auf 1 bis 3 Jahre begrenzt. Die natürliche Trübung durch die Wachse bringt keine Qualitätseinbuße mit sich. Es versteht sich von selbst, dass bei den Schalenölen nur Öle aus kontrolliert biologischem Anbau ratsam sind, insbesondere, wenn man weiß, dass Insektizide und Fungizide fettlöslich sind.

Absolues

Die Absolueherstellung als ein temperatur- und druckschonenderes Verfahren verwendet man für besonders empfindliche Düfte oder Pflanzen. Ihr Gehalt an ätherischen Ölen würde zur Destillation nicht ausreichen, etwa bei Veilchen, Iris, Lotus, Tuberose oder der Lindenblüte. Dabei wird das ätherische Öl durch ein flüchtiges Lösungsmittel – meist Hexan oder Äthanol – aus den Pflanzen gelöst. Danach dampft man das Lösungsmittel mittels Destillation wieder ab. Trotzdem sollten Absolues nicht innerlich genommen werden, da immer noch Reste der Lösungsmittel darin enthalten sein können. Zudem ist ein Absolue im Unterschied zum destillierten Öl nur ein Teilextrakt. Vom Gesichtspunkt der Elementarwesen ist es das Pflanzenwesen, was im Absolue weiterlebt, wie auch in der Enfleurage und dem CO_2-Auszug. So müssen sich die Absolues auch erst von dem Lösungsmittel erholen. Bei den Absolues werden anders als in den destillierten Ölen auch größere Duftmoleküle erfasst, die zu schwer sind, um sich vom Wasserdampf lösen zu lassen und aufsteigen zu können – sprich: Verglichen mit destillierten Ölen sind sie von irdischerer Natur .

CO_2-Auszüge

CO_2-Auszüge werden, wie der Name schon sagt, durch Kohlendioxyd ausgezogen und danach von dem CO_2 gereinigt (zum Beispiel Arnikablüte und Calendula). Auch CO_2-Auszüge sollten nicht innerlich genommen werden. Bei Extraktionstemperaturen von nur 20° bis 25° C gehen die extrem flüchtigen Stoffe nicht verloren, die die Wasserdampfdestillation bei Temperaturen um die 70° C nicht überstehen können. Unter kritischem Druck wird CO_2 verflüssigt und zieht alle Stoffe eines bestimmten Molekulargewichtes aus der Pflanze. Unter verringertem Druck wird das CO_2 wieder gasförmig und kann wieder verwendet werden. Dies ist eine besonders schonende Auszugsvariante.

Enfleurage

Ganz vereinzelt wendet man in der Herstellung von Jasmin- oder Tuberosenöl die traditionelle und sehr feine Methode der Enfleurage an. Diese Düfte sind so empfindlich, dass die Destillation fast nicht in Frage kommt. Zu viel vom Jasminduft würde bei den hohen Temperaturen und Drücken verlorengehen. Deshalb ist dieses uralte Verfahren entwickelt worden. Dabei werden nach jeweils zwölf Stunden immer wieder neue Blüten auf Schweineschmalz gegeben, an das sie ihre fettlöslichen Duftstoffe abgeben. Dieser Vorgang wird 36 mal wiederholt, bis das Schweineschmalz gesättigt ist. Dann wird der kostbare Duft mit Alkohol aus dem Fett gelöst, der danach wiederum abgedampft wird. Es ist ein wunderbar schonendes, doch äußerst arbeitsaufwendiges Verfahren, das leider nur noch selten angewandt wird. Der dabei gewonnene Duft ist jedoch viel feiner als die Absolues und enthält nicht das eher streng riechende Indol der Hexanextraktion.

Resinoide
Die Gruppe der Benzharze wie Peru-Balsam und der Gummiharze wie die Myrrhe, die aus den Wunden der Bäume austreten, werden aufgefangen, mit Lösungsmitteln versetzt und ausgezogen. Anschließend werden die Lösungsmittel in Destillationen fast völlig verdampft. Dabei entstehen dickflüssigere Resinoidöle, eben wie das Peru-Balsamöl und das Myrrhenöl. Im Gegensatz dazu sind die destillierten Terpenharze des Mastixbusches oder des Weihrauchbaumes klar und dünnflüssig.

Die Wesenserkenntnis als Schlüssel zu einer höheren Wirksamkeit

Als Kinder unserer westlichen Kultur sind wir es gewohnt, Lebewesen wie Pflanzen, Tiere und gelegentlich auch unsere Mitmenschen zu benutzen; meist nicht einmal aus bewusster Entscheidung, sondern vielmehr aus dem Strom des Gewohnten und nicht Hinterfragten. So benutzen wir in der Regel auch die Natur, die Landschaft oder die Landwirtschaft. Dieser Zug ist so tief in uns eingegraben, dass es gar nicht so leichtfällt, dies zu verändern. Wenn wir auch in vielen Bereichen angefangen haben umzudenken und vieles sich zum Besseren gewendet hat, ist es doch für die meisten von uns selbstverständlich, auch mit den ätherischen Ölen in einer reinen Nutzbeziehung zu stehen – selbst wenn wir sie sehr lieben. Wir kennen ihre Wirkungen, wenden sie dementsprechend an und freuen uns über die Resultate. Glücklicherweise dämmert es uns jedoch, wie einseitig, begrenzt und letztlich für alle Beteiligten unbefriedigend diese Art von Nutzbeziehung ist – um so mehr, weil sie zumeist an ein recht beschränktes Verständnis der Öle gekoppelt ist.

In früheren Zeiten war das sehr anders. Alle Urvölker lebten noch ganz eingebettet in den Lebenszusammenhang mit der Natur, wussten um die Verbindung von allem mit allem und fühlten sich als Teil des großen Ganzen. Sie hatten einen wesenhaften intuitiven Zugang und konnten wahrnehmen, welche Heilpflanze in welcher Situation geeignet ist. Im Bewusstsein, es mit dem Wesen einer Heilpflanze zu tun zu haben, sind sie ihr mit Respekt entgegengetreten. Ihre Welt und ihr Leben war nicht fragmentiert. Ihr Zugang zu allem, was sie umgab, war kein abstrakter, sondern unmittelbar beseelt von Wesen zu Wesen.

Teilweise haben sich diese Fähigkeiten bis in die heutige Zeit erhalten: Die halbindianische peruanische Großmutter eines Freundes kam zum ersten Mal zu Besuch nach Deutschland. Hier angekommen, fand sie ihren kleinen Enkel mit einer hartnäckigen Bronchitis vor. Ständig hustend, schlief er kaum, der Schleim löste sich nicht, und er quälte sich sichtlich. Da jegliche bisherigen Therapieversuche erfolglos waren, machte die Frau sich auf in den Wald und suchte in einer ihr unbekannten Pflanzenwelt nach geeigneten Heilpflanzen. Nach einigen Stunden kehrte sie beglückt mit einem großen Büschel Pflanzen in ihrem Rucksack zurück. Gleich machte sich die Großmutter daran, ihrem Enkel einen Tee zu kochen, den er über den ganzen Tag zu sich nahm. Schon am Abend ging es dem Jungen deutlich besser. Innerhalb von zwei Tagen war er wieder gesund. Selbst in einer Pflanzenwelt, die die Frau nicht kannte, konnte sie erfühlen und wahrnehmen, welche Pflanzen ihrem Enkel helfen würden. Diese Geschichte hat mich tief berührt. In mir wuchs die Sehnsucht, selbst eine innigere Beziehung zu den Pflanzen aufzubauen. Jahre später, je mehr ich mich mit den Ölen befasste, sollte dieser Wunsch nach und nach in Erfüllung gehen. Je tiefer ich mich mit den Wesen der Öle verbinden konnte, desto mehr offenbarten sie mir und desto klarer wurde mir, wie wir uns selbst und die Wesen der Öle beschneiden, sie schwächen, indem wir im Wesentlichen eine Nutzbeziehung zu ihnen haben. Nach dem Motto: »Ich weiß, Lavendelöl hilft bei Sonnenbrand, also tue ich es auf meine verbrannte Haut.«

Viele mögen fragen, was daran falsch sein soll. – Nun, das Lavendelöl ist ein breitgefächertes, hochentwickeltes, besonderes Ölwesen. Wir beschränken es jedoch auf Sonnenbrand, Mückenstich, Nervenberuhigung und Einschlafhilfe. Das Problem besteht nicht darin, das Lavendelöl für unseren Sonnenbrand zu nehmen. Problematisch – oder besser gesagt, schwächend sowohl für das Lavendelölwesen wie für uns selbst – ist, dass wir es in seinem Wesen ignorieren. Dies gilt auch dann, wenn wir das nicht bewusst erleben.

Es ist genauso, als wenn wir einen Menschen nur dazu gebrauchen würden, den Abwasch zu machen, den Müll wegzubringen und vielleicht abends noch den Kindern eine Geschichte vorzulesen. Dabei interessieren wir uns nicht dafür, was ihn als Mensch ausmacht. Wir betrachten seine Dienste als selbstverständlich und freuen uns vielleicht über seine Effektivität. Jeder so behandelte Mensch beginnt früher oder später zu leiden und verliert im weiteren Verlauf jede Lust an seinen Aufgaben. Er kann keinerlei weitergehende Fähigkeiten ausbilden, wird immer frustrierter und geschwächter. So ergeht es den meisten Wesen der Heilmittel – nicht nur den Wesen der ätherischen Öle. Unser mangelndes Bewusstsein, sie in ihrem inneren Wesen zu erfassen, nimmt ihnen die Entwicklungsmöglichkeiten, schwächt sie und macht sie dadurch auf Dauer weniger wirksam.

Das Drama der Nutzbeziehung liegt darin, dass der Nutzer durch die Befriedigung über seinen kurzzeitigen Nutzen den unvermeidlichen Beziehungsverlust meist nicht spürt. Dem Benutzten bleibt nichts anderes übrig, als sich aus dieser unbefriedigenden Beziehung zumindest innerlich zurückzuziehen. Beide sind zunehmend isoliert. Unweigerlich führt die Nutzbeziehung zu einer Funktionalisierung: Der oder das andere soll in erster Linie funktionieren. Um sich seinen Vorteil zu sichern, greift der Benutzer unter Umständen zu aggressiveren Mitteln, was die Beziehung noch mehr belastet und letztendlich beide weiter schwächt – wie man beispielsweise im globalen Bienensterben oder den Monokulturen der konventionellen Landwirtschaft schmerzlich beobachten kann.

Unvermeidlich steht dem kurzfristigen Gewinn ein langanhaltender Verlust gegenüber. Die Nutzbeziehung beruht auf der Dominanz des einen über den anderen – auch wenn sie manchmal subtil und zumeist unbewusst ist. Die einzige Befreiung aus dieser unseligen Sackgasse liegt darin, die Dominanz, die Trennung aufzugeben und sich einzufühlen, sich in Beziehung zu setzen

– sich einander anzunehmen. So können wir uns gegenseitig verstehen und darauf aufbauend uns gemeinsam entfalten – ein gleichberechtigter, wachsender Austausch. Aus dem Kälteprozess der Nutzbeziehung entsteht ein Wärmeprozess des gemeinsamen Wachsens. Was für Verhältnisse unter uns Menschen gilt, gilt gleichermaßen für unsere Beziehung zu jedem anderen Wesen, unabhängig davon, wie bewusst wir uns dessen sind. Erfreulicherweise gibt es in der Homöopathie, bei den Bachblüten und auch in manchen Ansätzen der Pflanzenheilkunde und der Heilkunde mit ätherischen Ölen immer mehr Menschen, denen es um ein vollständigeres Wesensverständnis, um Wesensbeziehungen geht.

In einem Seminar berichtete eine teilnehmende Ärztin von einem Traum, den sie hatte. Das Arnika-Wesen war zu ihr gekommen und klagte, wie leid es ihm ist, in erster Linie für Muskelkater benutzt zu werden. Die Ärztin war sensibel und verständig genug, dass sich das Arnikawesen mit diesem Hilferuf an sie wenden konnte.

Viele ältere Therapeuten klagen, dass die Heilpflanzen nicht mehr so stark wirken, wie das früher der Fall war. Die Gründe dafür sind vielfältig, der vielleicht wichtigste dürfte unser einseitiges Verhältnis zu ihnen sein. Der Impuls von Findhorn, wo die Gärtner Kontakt zu den Elementarwesen der Pflanzen aufnahmen und sie nach deren Vorgaben kultivierten (zumindest war das eine ganze Zeit lang so), zeigt, wie viel befriedigender und auch ertragreicher der Anbau dadurch wird. Sie konnten sogar Pflanzen ziehen, die normalerweise unter den dortigen klimatischen Verhältnissen nicht gedeihen können. Biologen aus der ganzen Welt reisten an, um sich diese Phänomene anzusehen.

Die ätherischen Öle sind lebendige Wesen. Sie stehen auf der Schwelle zwischen physischer und geistiger Welt. Darum ist ihre Erscheinung natürlicherweise weniger physisch als die Pflanze, der sie entstammen. Die Flüssigkeit des Öles ist ihr physischer Körper – der Duft ihre Aura. Ihre Präsenz ist jedoch nicht an das physische Öl gebunden. Meditativ kann man ihnen immer und überall begegnen. Sie sind schon mehr geistige als physische Wesen. Wenn man sich einmal tief mit dem Ölwesen verbunden hat, und das physische Öl gerade nicht zur Hand ist, kann man das Wesen auch bitten, zu kommen. Es wird mit Freude kommen.

Unser inneres Verhältnis, die innere Vertrautheit mit dem Wesen des Öles entscheidet darüber, wie tief es wirken kann. Je inniger wir uns mit einem Ölwesen verbunden haben, je vertrauter es uns geworden ist, desto stärker die Kraft, die es durch uns vermitteln kann, desto wirksamer werden unsere Behandlungen. Hinzu kommt unsere Dankbarkeit für die Geschenke, die Bereicherung, das innere Wachstum, die Heilungsvorgänge, die durch die Ölwesen ermöglicht werden. So erwächst eine ganz andere Beziehungsqualität.

Ölwesen sind, ebenso wie wir, in Entwicklung begriffen. Und ebenso wie wir in unserer Entwicklung davon abhängen, wie gut andere uns erkennen, hängen sie in ihrer Entwicklung davon ab, wie tief wir sie erkennen. Wir erweisen den Wesen der ätherischen Öle einen Dienst, wenn wir versuchen, sie so gut wie möglich zu verstehen. Wir helfen ihrer Entfaltung, wenn wir sie fordern, indem wir ihnen eine schwierige, doch machbare Aufgabe geben, beispielsweise einem schwerkranken Menschen zu helfen; genauso, wie wir uns entwickeln, wenn wir schwierigere Aufgaben lösen. Auch dafür gibt es historisch schöne Beispiele: So hat manche weise Kräuterfrau früher nur mit einer Heilpflanze gearbeitet und damit sämtliche Heilungen vollbracht. Es gab beispielsweise Salbei-Hexen oder Johanniskraut-Hexen. Ihre Verbindung zum Wesen des Salbei bzw. des Johanneskrautes war so innig, dass sie dadurch große Heilwirkungen vermitteln konnten. Die Menschen wussten das und kamen mit ihren Leiden zu diesen Kräuterfrauen. Auch wenn sie wussten, sie würden sowieso den Salbei bekommen, und wenn sie sogar selbst Salbei im Garten hatten, war ihnen doch klar: Es ist die geistige Verbindung der Heilerin zum Salbeiwesen, die über die Wirksamkeit entscheidet; und so gingen sie zu ihr. So ist es wirkungsvoller, sich mit einigen Ölen existentieller zu verbinden, sie immer tiefer körperlich aufzunehmen, sie in ihrem Wesen zu erfassen, als viele Öle oberflächlich zu kennen – auch wenn man so manches über die Pflanze und ihre Wirkungen weiß. Der entscheidende Unterschied liegt in der Wesensbegegnung. Warum? – Die Berührung mit einem Ölwesen verändert uns. Je inniger die Verbindung, desto inniger der Wesensaustausch und desto mehr ihrer wunderbaren Qualitäten nehmen wir auf – um so stärker auch die physischen Wirkungen.

Wir lernen, uns durch die Brille ihrer himmlischen Qualitäten anzuschauen, uns in ihrem Licht zu sehen. Das ist berührend, lehrreich und ausgesprochen heilsam. Dieses Lernen in der Wesensbegegnung mit dem Öl macht uns selbst zu anderen – wir werden mehr wir selbst. Die entstehende Beziehung bereichert das Ölwesen und uns gleichermaßen.

Das innere Verbinden mit den Ölwesen – ein meditativer Weg

Neben den Öldispersionsbädern (mehr dazu in Kapitel »Wege der Anwendung«) hat die innere Verbindung mit den Ölwesen die stärkste Verwandlungs- und Heilungskraft. Für chronisch-degenerative Prozesse allerdings kann die innere Verbindung mit den Ölwesen die Öldispersionsbäder nicht ersetzen. Da die Wesen der ätherischen Öle starke Lebensprinzipien in sich tragen, die uns sowohl seelisch-geistig wie auch körperlich sehr unterstützen, liegt es nahe, sich innerlich mit ihnen zu verbinden. Wir können ihnen keinen größeren Gefallen tun, als uns für sie zu öffnen und mit ihnen in einen inneren Dialog zu treten. Dazu nehmen wir ein Ölfläschchen oder einen Wattebausch mit einem Tropfen des entsprechenden Öls zur Hand und atmen den Duft des Ölwesens sanft immer tiefer in uns ein. Entscheidend dabei ist eine innerliche Fragehaltung: Was bist du für ein Wesen? Was möchtest du mir sagen? – Wir begeben uns in einen verinnerlichten meditativen Zustand, in dem wir zunächst fühlen, in welche Körperregionen das Ölwesen in uns geht und was es dort bewirkt. Wir geben dem Ölwesen immer mehr Raum, bis es uns günstigstenfalls innerlich ganz ausfüllt.

Beinhaltet unsere Fragestellung eine körperliche Problematik, beobachten wir genau, wie das Ölwesen in dem betroffenen Körperbereich arbeitet, was dort geschieht. Wir werden zu einem aufmerksamen, dankbaren Zeugen seiner Vorgehensweise. Da jede körperliche Symptomatik eine seelisch-geistige Entsprechung hat, fragen wir, was wir daraus lernen können. Wir lauschen innerlich so lange, bis sich die Antwort des Ölwesens einstellt. Die Antworten kommen durch unsere Gedanken, durch ein Gefühl oder durch innere Bilder.

Manchmal ist es auch so, dass wir innerlich auf einmal ganz deutlich wissen, was zu tun oder zu ändern ist. Wichtig ist dabei, dass wir unsere eigene assoziative Gedankentätigkeit so weit wie möglich reduzieren und mit unserer inneren Frage einen Raum der Stille aufspannen. Dieser innerlich aufgespannte Raum wird zu einem geistigen Gefäß, in das das Ölwesen hinein antworten kann. Hilfreich ist es, dabei genau zu beobachten, wie die Gedanken sich einstellen. Je genauer wir die Gedankentätigkeit beobachten, desto klarer können wir eigene Gedanken von den Botschaften der Ölwesen unterscheiden. Oft ist es so, dass während das Ölwesen an einer körperlichen Problematik arbeitet, schon die entsprechenden Bilder oder Gedanken durch das Ölwesen kommen, was die eigene Aufgabenstellung dazu ist. Falls wir zu der Antwort weitere Fragen haben, stellen wir diese, bis wir wirklich ein klares Bild zu dem inneren Schritt haben, um den es für uns geht. Manchmal stellen sich auch karmische Bilder oder Zusammenhänge einer Fragestellung ein. Manchmal hilft es weiter, diese Bilder zu befragen, bis wir ein befriedigendes Verständnis gewonnen haben. Auch wenn sich zunächst keine Wahrnehmung einstellen sollte, ist es gut, unbeirrt weiter die Verbindung zu dem Ölwesen zu suchen, denn unsere innere Hinwendung zu den Ölwesen wird immer beantwortet. Manchmal dauert es nur etwas, bis wir die Antworten vernehmen.

Offene Meditation zu einem Ölwesen

Eine andere Möglichkeit, einem Ölwesen zu begegnen, ist die offene Meditation; offen in der Hinsicht, dass wir keine spezielle Fragestellung damit verbinden, sondern das Ölwesen offenbaren kann, was es uns von sich aus offenbaren möchte. Hier ein Vorschlag zur Vorgehensweise: Wir setzen uns aufrecht hin, am besten ohne den Rücken anzulehnen. Wir schließen die Augen, der Atem fließt ruhig immer tiefer in den Körper hinein, bis er unsere Fußsohlen erreicht. Nun verbinden wir uns mit der Erde, spüren die Kraft der Erde in uns. Daraufhin verbinden wir uns über unser Scheitelchakra mit dem Himmel – spüren, wie die Kraft des Kosmos in unseren Körper kommt. Als Nächstes fühlen wir in unser Herz hinein, bis wir den Herzraum innerlich erleben können. Nun bitten wir das Ölwesen, in unser Herz zu kommen. Wenn wir seine Anwesenheit, beispielsweise durch ein ganz feines Kribbeln oder Durchfluten, spüren, begrüßen wir es. Jetzt bitten wir das Ölwesen, uns zu offenbaren, was es uns zu seinem Wesen offenbaren möchte. Wir bilden unser inneres Gefäß des konzentrierten und gleichzeitig entspannten Lauschens und gehen in unsere persönliche Meditation mit dem Ölwesen. Am Schluss bedanken wir uns bei dem Wesen des Öles für alles, was es uns offenbart hat, kommen wieder zurück und öffnen die Augen. Es ist sinnvoll, sich danach die wichtigsten Erkenntnisse aufzuschreiben, damit sie nicht verlorengehen.

Ist uns ein Ölwesen sehr unsympathisch, wissen wir ja, dass wir hier besonders viel lernen können, um uns sein Potential zu eröffnen. Es wäre ausgesprochen schade, sich diese Gelegenheit entgehen zu lassen. Um die eigenen ungehobenen Potentiale freizulegen, ist es sinnvoll, für eine Weile täglich Zeit mit diesem Ölwesen zu verbringen. Dabei fragen wir innerlich: »Was steht mir für dein Prinzip im Wege?« Gleichgültig, wie unangenehm es für uns ist, geben wir uns dem Ölwesen ganz hin. Die Antwort wird nicht lange auf sich warten lassen. Je nachdem, wie intensiv wir in den Prozess einsteigen, werden wir nach einigen Tagen oder gar wenigen Stunden feststellen, dass jenes Öl, das zuerst kaum zu ertragen war, auf einmal viel angenehmer riecht.

Man kann sagen, je unangenehmer ein Öl für uns ist, desto größer der innere Schatz, der auf uns wartet, so wir uns die Mühe machen, ihn zu bergen. Gerade die Ölwesen, die am unangenehmsten oder am wunderbarsten für uns riechen, haben am tiefsten mit uns zu tun. Zu den wunderbaren ist unser Zugang ganz frei, bei den unangenehmen wartet etwas Unerlöstes in uns darauf, erlöst zu werden. Für eine Seminarteilnehmerin war fast jedes Öl, das wir in der Gruppe bearbeitet haben, unangenehm, manche so schlimm, dass sie es kaum aushielt, im Raum zu bleiben. Tapfer nahm sie sich in der Zwischenzeit bis zum nächsten Seminar nach und nach jedes Öl vor und arbeitete so lange innerlich mit ihnen, bis sie wirklich jedes Öl gut leiden konnte. Gerade dasjenige, was für sie das Schlimmste war, was beinahe einen Brechreiz auslöste, wurde zu ihrem Lieblingsöl. Im Badezimmer stellte sie die Öle in eine Reihe und fragte jeden Morgen: »Wer von euch ist heute der beste Begleiter für mich?« Und dasjenige, was sich ätherisch meldete, nahm sie dann als ihr Ölwesen für den Tag. Sie trug es bei sich, roch im Laufe des Tages immer wieder daran und begab sich für eine kurze Weile in die Stille mit ihm. Auf diese Art und Weise konnte sie nicht nur viele innerliche Widerstände überwinden und weit über sich hinauswachsen, sondern entwickelte auch ein tief vertrautes Verhältnis zu den Ölwesen. In relativ kurzer Zeit war sie als Mensch so stark gewachsen, dass sie zu einer Inspiration, Stütze und Ölquelle für ihre ganze weitere Umgebung wurde.

Die Lebensprinzipien der ätherischen Öle

Wie mehrfach erwähnt, trägt jedes ätherische Öl ein höheres Lebensprinzip in sich, das es verkörpert und vermittelt. Mag ich ein Öl gar nicht leiden, heißt das entweder, ich habe ein Problem mit diesem Prinzip, oder das Öl überfordert mich gerade.

Nehmen wir ein einfaches Beispiel: Die Rose verkörpert eine tiefe Liebesfähigkeit und -reife. Habe ich nun akut einen schweren Liebeskummer, hadere mit der Liebe und ergehe mich vielleicht in Selbstmitleid, wird das Rosenöl für mich unangenehm riechen. Das kann so weit gehen, dass es für mich nach Essig oder gar Schimmel riecht – je nachdem, wie verfahren mein Zustand ist. Ein bei mir getragenes Fläschchen Rosenöl würde – auch für jeden anderen erkennbar – nun nach Essig riechen – entsprechend meinem aktuellen Entwicklungsstand in der Liebe, dem Prinzip des Rosenöls.

Stelle ich das Fläschchen weit genug entfernt von mir, wird es sich innerhalb von einer Woche vollständig erholen und wieder wie ein gutes Rosenöl duften. Behalte ich es jedoch bei mir, arbeite an meinem Liebeskummer – lerne meine Lektion der Liebe, verfeinere ich mich in ihr und lasse mich dabei vom Rosenöl inspirieren, wird sich das Öl, entsprechend meinen Entwicklungsschritten, genauso wieder zum lieblichsten Rosenöl zurückverwandeln können.

Es ist damit vergleichbar, wenn man mitten im tiefsten Liebeskummer ein frisch verliebtes, von Liebesglück trunkenes Paar sieht und einen regelrechten Stich im Herzen spürt. Im Angesicht dieses Liebesglücks tritt der eigene Liebesschmerz um so deutlicher hervor. Dieses in blühenderer Art und Weise gelebte Prinzip der Liebe lässt einen schmerzhaft den eigenen Stand nur zu deutlich erkennen. Erholt man sich wieder von der Liebespein und verarbeitet seinen Schmerz, kann man sich an einem glücklichen Liebespaar wieder erfreuen.

So kann man die Wechselbeziehung vom Lebensprinzip zum Duftausdruck verstehen.

Jedes Öl repräsentiert ein reines höheres Lebensprinzip, zu dem wir uns im Riechen in Beziehung setzen. Der Duft zeigt uns, wie wir dazu stehen, wie wir unsere diesbezüglichen Hindernisse überwinden und was wir zu diesem Prinzip lernen können.

Umgekehrt, wenn ich ein Öl mag, bin ich offen für sein Prinzip und kann es ungehindert in mich aufnehmen. Es trifft bei mir auf offene Türen. Kein Widerstand, kein Schmerz steht in mir seinem Lebensprinzip im Wege. Ein Öl, das ich liebe, ist mir entweder in seinem Lebensprinzip innig vertraut oder es ist genau das, was meine Seele sich tief ersehnt, das mich gegenwärtig einen großen Schritt weiterbringen würde.

Erlöster und unerlöster Ausdruck

Mit wenigen Ausnahmen verkörpern die ätherischen Öle reine geistige Lebensprinzipien. Wir nähern uns diesen hohen Prinzipien an und leben sie je nach innerem Vermögen und Bewusstsein in unterschiedlichster Weise aus. Entweder tun wir dies relativ gesund, frei und zum Vorteil aller oder weniger erlöst und frei auf eine Art und Weise, die eher mit Einseitigkeit, Einschränkung und Leid verbunden ist. In der unerlösten Form haben wir Kraft, Reife oder den Mut zu einem gesunden, starken Ausdruck dieses Prinzips noch nicht ausreichend entwickelt. Jedoch bringen wir, was in uns an Potential angelegt ist, immer zum Ausdruck. Wenn eben nicht genug Reife, Kraft oder Mut zu einem freien, lebendigen, schönen Ausdruck vorhanden ist, werden wir es in einer unerlösten, weniger schönen und lebendigen Form leben.

Im unerlösten Ausdruck unterscheiden wir zwei polare Grundtendenzen. Auf der einen Seite das Zuviel, die Übertreibung, die Überbetonung, das Über-das-Ziel-Hinausschießen. Auf der anderen Seite steht das Zuwenig, das zu Schüchterne, zu Zaghafte, zu Vorsichtige, zu Zurückhaltende, zu Kraftlose. So gibt es zu jedem Lebensprinzip den guten, starken Mittelweg, den für alle Beteiligten gesunden und befriedigenden Ausdruck, und es gibt zu beiden Seiten die Straßengräben, in die man rutschen kann – das Zuviel und das Zuwenig des heilsamen Prinzips.

Natürlich ist das kein statischer Zustand. Den gesunden, treffenden Ausdruck müssen wir immer wieder neu finden – deshalb ist es bisweilen unvermeidbar, in einen der beiden Straßengräben zu treten, um dann erneut – ein wenig klüger – wieder die Mitte aufzusuchen. Problematisch, unbefriedigend und unweigerlich schmerzhaft ist es nur, wenn wir uns hauptsächlich auf der unerlösten Seite eines Lebensprinzips befinden, weil wir beispielsweise sehr unerlöste Vorbilder hatten, einseitige Lebensumstände, ungesunde Prägungen oder unverarbeitete Traumata.

Nehmen wir das Basilikumöl als Beispiel: Basilikum steht für die Authentizität, für einen authentischen Ausdruck und Lebensstil. Ein Mensch, der das Basilikum-Prinzip gesund lebt, stellt eine authentische Lebensform über die Konvention oder die Tradition. Bei einem gut gelebten Basilikumprinzip richtet sich derjenige sowohl partnerschaftlich wie beruflich nach seinem inneren Kompass. Das heißt nicht, dass immer alles ideal ist. Jedoch ist ihm ein echtes Streben nach einer authentischen Lebensform zu einer inneren Notwendigkeit und großer Freude geworden. Einem Basilikum-Menschen ist es unerträglich, beruflich eine Tätigkeit auszuüben, die seinen Überzeugungen widerspricht – er wird auf Dauer krank werden, und beispielsweise Magengeschwüre entwickeln. Dies wäre ein Fall von zu schwacher Basilikumkraft, da dieser Mensch zu lange nichts verändert hat, um seinem inneren

Verlangen nach Authentizität nachzukommen.

Das Gegenteil, ein Zuviel davon, läge vor, wenn unser Basilikummensch mit der unbefriedigenden Berufssituation ständig alles hinwirft. Da es ihm wieder nicht wirklich entspricht, wechselt er immer wieder die Stellen und findet zielsicher alle Fehler bei den anderen. Schuld sind stets die anderen – an ihm liegt es nicht. Somatisch könnten Bluthochdruck oder Schlafprobleme die Folge sein.

In beiden Fällen kann keine richtige Entwicklung stattfinden. Eine authentische Lebensform, in der die eigene Rolle und die der anderen reflektiert wird, Dinge so angesprochen werden können, dass man gemeinsam zu etwas Neuem kommt, findet nicht statt. In beiden Fällen würde das Basilikumöl helfen, wieder die Mitte zu finden. Die Kraft des Basilikumölwesens, seine Heilkraft der Authentizität würde sowohl körperliche Heilprozesse in Gang setzen wie auch auf seelisch-geistiger Ebene einen bewussteren Umgang impulsieren.

Der diagnostische Wert der Öle

Unsere Reaktion auf ein Öl, ob sympathisch oder ablehnend, ist grundsätzlich echt, wenn wir uns wirklich von dem Wesen berühren lassen. Es ist eine unterbewusste Reaktion, die wir nicht steuern können. Das heißt, wir haben einen objektiven Maßstab, wo wir uns in seinem Lebensprinzip innerlich befinden, wie unser Entwicklungsstand in diesem Lebensprinzip ist.

Ein Hauch von dem besagten Rosenöl wird uns zeigen, wie wir beispielsweise unseren Liebeskummer verarbeitet haben, ob wir darüber hinweg sind oder eben noch nicht. Und, was noch wichtiger ist, es wird uns helfen, den Liebeskummer zu überwinden, indem es sein reines Prinzip der Liebe vermittelt. Mit dem Rosenöl bekommen wir also Lehrstunden einer reifen Liebeskundigen und das auf allen Ebenen – geistig, seelisch und körperlich. Wenn sich unser Liebeskummer bereits körperlich geäußert hat und wir beispielsweise an Herzbeschwerden leiden, wird das Wesen des Rosenöls sich dessen annehmen.

Somit haben wir die einzigartige Möglichkeit bei einem organischen Problem objektiv zu diagnostizieren und zu verstehen, welches Lebensprinzip dort leidet und sich körperlich eingeschrieben hat. Denn, wie wir wissen, können Herzschmerzen viele andere Gründe haben, andere Lebensprinzipien sich dort organisch manifestieren. Es könnte auch das Basilikum-Prinzip sein oder das Galgant-Prinzip, das dort leidet, oder viele andere. So ermöglichen uns die Öle eine objektive Ursachenforschung und weisen zugleich Wege der Heilung.

Eine antipathische Reaktion auf das Öl kann auch bedeuten, dass das Öl nicht geeignet ist. Das gilt es unbedingt zu unterscheiden. Um diese Frage zu klären, ist das Wissen um die Lebensprinzipien der Ölwesen so entscheidend. Es hilft zu verstehen, was hinter der Ablehnung steckt. Wenn Kinder viele Öle nicht mögen, liegt das in aller Regel nicht daran, dass sie so viele Blockaden haben, sondern eher daran, dass diese Prinzipien entwicklungsmäßig für sie noch gar nicht anstehen – so wie für einen Leseunkundigen Bücher auch keine rechte Hilfe sind.

Eine ganzheitliche Biochemie

Die biochemische Aufschlüsselung eines ätherischen Öles gibt uns eine Art Visitenkarte ihrer Hauptwirkungen. Wie jeder andere

Stoff, so beherbergen auch die einzelnen biochemischen Bestandteile der Öle neben ihrer physischen Qualität eine seelisch-geistige Seite – oder, treffender formuliert, jeder Stoff ist verdichtete seelisch-geistige Substanz. Wenn es uns um ein umfassendes Verständnis der ätherischen Öle geht, ist diese innere Seite der biochemischen Strukturen besonders aufschlussreich. Dieses spannende Gebiet hat der Schweizer Heinz Büchli, zusammen mit seiner Frau Cathy Begründer der Firma Santissa, eingehend erforscht und damit einen neuen Zugang zu den ätherischen Ölen eröffnet. Seine leider nicht veröffentlichten Ausführungen haben mir maßgeblich das Verständnis der inneren Seite der Biochemie von ätherischen Ölen erschlossen. Die enorme Vielzahl der Inhaltsstoffe in ätherischen Ölen lässt sich in einige Hauptgruppen oder Substanzfamilien zusammenfassen. Diese biochemischen Substanzfamilien in ihren inneren Prinzipien zu verstehen, hilft sehr, die biochemische Aufschlüsselung der Öle transparenter zu machen. Wir bekommen ein tieferes Verständnis, vor welchem Hintergrund sich die Wirkung der Öle vollzieht. Suchen wir ein ätherisches Öl für die spezielle Situation eines Menschen, geben uns die Prinzipien der biochemischen Stofffamilien Anhaltspunkte, in welche Richtung wir sinnvollerweise suchen sollten.

Hier nun die wichtigsten Stofffamilien im einzelnen:

Phenole: Die Phenole, wie sie im Nelkenknospenöl (Eugenol), Zimtblattöl, Thymianthymol-Öl, Oreganoöl oder im Öl des Bergbohnenkrauts am meisten vorkommen, sind grundlegende, archaische Überlebensprinzipien. Sie strotzen vor Vitalität und kräftigen unsere Lebensbasis. Phenole stärken unsere Grundlebenskraft und befeuern den Lebenswillen. Hier geht es um robuste, starke Qualitäten, um Mut und Tatkraft, die wir brauchen, um ein Haus zu bauen, zu jagen, Haus und Hof zu schützen, unseren Mann und unsere Frau zu stehen, Krankheiten abzuwehren, wenn nötig, feindliche Angreifer zurückzuschlagen, Kinder zu zeugen und sie zu lebenstüchtigen Mitgliedern der Gemeinschaft großzuziehen.

Am stärksten lebt diese Kraft bei den Naturvölkern. Jedes Stammesmitglied überschaut die einzelnen Lebensvorgänge und packt tatkräftig mit an. Man handelt aus einem stimmigen Bauchgefühl heraus. Im Unterschied zum modernen Leben, das in viele, teilweise schwer durchschaubare Spezialgebiete aufgeteilt ist, bildet das Leben dort noch eine selbstverständliche Einheit. So repräsentieren die Phenole ein kollektives Prinzip. Der Einzelne ordnet sich den bewährten kollektiven Gesetzen unter, die dem Überleben des ganzen Stammes dienen. Hier geht es nicht um Individualismus; der würde nur das Überleben des Stammes gefährden. Wenn die grundlegende Lebensbasis geschwächt ist, wenn sie erschüttert ist, sind die phenolreichen Öle eine wunderbare Hilfe. Durch ihre lebenspraktische Haltung und starke Kraft der Selbstbehauptung können Öle mit einem hohen Phenolanteil bei mancher Depression hilfreich sein. Sie verbinden wieder mit den praktischen Lebensrealitäten, wenn wir zu intellektuell werden.

Von allen biochemischen Stoffgruppen wirken die Phenole am stärksten auf unsere primäre körperliche Abwehrkraft und Erdung. Sie sind im höchsten Maße antiseptisch, fungizid, bakterizid und antiparasitär, teilweise auch virizid – im Unterschied zu Antibiotika jedoch schonend zu unserer Darmflora. Ein weiterer Vorteil: Bakterien oder Viren können keine Resistenzen gegen ätherische Öle aufbauen. Phenole sind stark erwärmend, befeuern den Stoffwechsel und wecken alles Eingeschlafene. Es ist die biochemisch aggressivste Stoffgruppe, geruchlich dominant bis scharf. Phenole helfen, Entzündungen schnell zu überwinden, kochen sie aber auch hoch, falls sie ihren Höhepunkt noch nicht erreicht haben. Bei längerer innerer Einnahme können Öle mit hohem Phenolanteil eventuell leberschädigend sein. Allerdings ist diese Aussage mit Vorsicht zu genießen, da sie auf Studien beruht, in denen ausschließlich isolierte Phenole benutzt wurden. Phenole können für Haut und Schleimhäute stark reizend sein; sie sind daher stets mit einem fetten Trägeröl zu verwenden oder bei innerlicher Einnahme mit Wasser zu verdünnen.

Monoterpene: Die Monoterpene sind mit Abstand die am weitesten verbreitete biochemische Stoffgruppe der ätherischen Öle. Es gibt eine schier unüberschaubare Zahl verschiedener Monoterpene. Manche von ihnen, wie alpha-Pinen, d-Limonen oder beta-Pinen kommen allerdings in sehr vielen Ölen vor. Vor allem die Öle der Zitrusfamilie und viele Nadelbaumöle haben den höchsten Anteil an Monoterpenen. Bei den Monoterpenen geht es um die physische Strukturkraft. Sie stärken die strukturelle Seite des Lebens. In unserer Öleauswahl ist das Zypressenöl ein klassischer Vertreter der Monoterpene. Sie stärken die Formkraft und den physischen Zusammenhalt. Sie helfen unser Lebensgefüge immer wieder an die Bedürfnisse des Lebens anzupassen, so dass es das Leben tragen und uns im Leben tragen kann. Die Kraft der Monoterpene versetzt uns in die Lage, unsere Ideen in eine klare physische Gestaltung zu übersetzen. Ein Architekt mit einer guten Monoterpenkraft wird seinem Bauleiter klare Anweisungen geben können und genau wissen, wie er seine Ideen bis in die Details ausgestaltet. Er kennt sich aus mit den Tücken der Bauumsetzung und muss seinen Plan nicht unendlich viele Male korrigieren. Monoterpene selbst sind zumeist geruchlich nicht sehr auffällig. Für den geruchlichen Charakter sorgen bei Ölen, die zu über 90 % aus Monoterpenen bestehen, erstaunlicherweise die restlichen wenigen Prozente anderer Stoffgruppen. Die Monoterpene mildern andere geruchsintensivere Inhaltsstoffe ab oder neutralisieren die potentielle Giftigkeit anderer, die für sich allein stehend giftig wären. Sie koordinieren, gleichen aus, bauen auf und geben inneren Halt. Sie sind wie Handwerker, die alles wieder in Ordnung bringen. Sie wirken antibakteriell, wenn auch nicht so stark wie die Phenole. Auf der strukturellen Seite helfen sie, die gesunde Ordnung des Körpers wieder herzustellen: Sie lösen Schleim, bringen die Lymphe in Fluss, sind generell stimulierend, haben hormonähnliche Eigenschaften, sind entzündungshemmend und schmerzlindernd. Sie stärken den Tonus der verschiedenen Körpergewebe und ihre Funktion.

Monoterpenole: Die Öle von Rosenholz, Hoholz*, Linaloeholz, Palmarosa, Rosengeranie, Thymian linalol oder Thymian geraniol enthalten besonders viele Monoterpenole. Die Monoterpenole sind mild, angenehm, manchmal süßlich und immer sanft, weshalb monoterpenolreiche Öle auch für Kinder sehr geeignet sind. Bei diesen Hauptvertretern wundert es nicht, dass es bei den Monoterpenolen um die Ausdruckskraft unseres Gefühls geht. Sie sorgen dafür, dass unser Herz mitspricht, sich unsere ganze Seele mehr und mehr ausdrücken kann. Sie sind die Heiler unseres Gefühlslebens, helfen, es zu verfeinern und blockierte Gefühle wieder in Fluss zu bringen und vor allem

* Kampferbaum (*Cinnamomum camphora*), vergl. S. 121

ihnen einen schönen Ausdruck zu verleihen. Die Monoterpenole schließen uns wieder an die Weisheit unseres Herzens an. Es geht um Lebensfreude, um Spontaneität und Lebenslust, um die Liebe, ums Tanzen, Singen und Lachen und alles andere, was die Seele jubeln lässt. Die monoterpenolreichen Öle sind Balsam für die Seele. Sie sind lebenszugewandt und gut für eine positive, freudige Ausstrahlung. Während die Monoterpene klar ein männliches Prinzip vertreten, sind die Monoterpenole genauso eindeutig weiblich. Körperlich sind die Monoterpenole gut hautverträglich, beruhigen den Kreislauf und regen ihn bei Bedarf gleichzeitig an. Sie sind generell tonisierend, insbesondere tonisieren und vitalisieren sie die Reproduktionsorgane beider Geschlechter. Mehr noch als die Monoterpene, regen sie den Lymphfluss an. Sie wirken bakterizid und fungizid. Außerdem werden die Monoterpenole für ihre nervenstärkende und -beruhigende Wirkung geschätzt.

Ester: Über 90 % Ester, mit Abstand die höchsten Esteranteile unter den ätherischen Ölen, enthalten Birkenblattöl und Wintergrünöl. Wenn auch nicht so dominant, so stellen die Ester beim Peru-Balsamöl, Muskatellersalbeiöl, Römischen Kamillenöl, Baldrianöl, Lavendelöl und auch beim Immortellenöl die stärkste Stoffgruppe. Sie haben sehr angenehme Duftnuancen und geben, wenn auch nur in kleinerer Menge anwesend, eine harmonisierende Note dazu. Die Ester haben mit der Reservekraft unserer Nerven zu tun, sie polstern quasi unsere Nerven, bis hin in die organische Innervation. Ein einfaches Beispiel, wie wir merken, dass diese Reservekraft nachlässt, ist, wenn schon der Gang durch ein Kaufhaus oder ein Einkaufszentrum uns richtiggehend auslaugt. Die esterreichen Öle helfen, uns in adäquater Weise ins Geflecht des Lebens einzubetten. Sie glätten die Ecken und Kanten, wenn wir zu eigensinnig oder zu überempfindlich werden. Sie gleichen Einseitigkeiten sanft wieder aus. Wie alle bisher besprochenen Stoffgruppen sind auch die Ester ein kollektives Prinzip – es stärkt unser Nervenkostüm und macht uns damit gelassener.

Das erste Mal habe ich bei einer Seminarteilnehmerin erlebt, wie fundamental sich auf das Leben auswirkt, ob wir diese nervliche Reservekraft ausreichend haben oder nicht. Als alleinerziehende Krankenschwester im Schichtdienst war sie seit Jahren in einer Überforderungssituation. Ganz normale Situationen, in denen ihr niemand etwas Schlechtes wollte, empfand sie als Angriffe. Selbst wenn ihr jemand einen Gefallen tun wollte, fühlte sie sich nicht wohl dabei. Man konnte ihr eigentlich kaum etwas recht machen. Dadurch konnte sie auch keine warmen Beziehungen entwickeln. Zum Abschluss des Seminars, als sie mich fragte, welches Öl ich ihr persönlich empfehlen würde, riet ich ihr zum Wintergrünöl. Als wir uns nach einem halben Jahr wiedersahen, war sie bis ins Äußere ein anderer Mensch. Ich konnte es kaum glauben. Alles, was sie getan hatte, war für einige Monate einmal pro Woche ein Öldispersionsbad mit Wintergrünöl zu nehmen und sich im Alltag immer wieder mit dem Wesen des Öls zu verbinden. Jetzt war sie gelassen, sehr viel freundlicher, wärmer und humorvoller, ihr vorher eher ausgemergeltes Gesicht strahlte und war voller geworden. Ich fragte nach, ob sie zusätzlich andere Therapien gemacht hatte, um ihre Situation zu verbessern. Mit einem breiten Lächeln verneinte sie und sagte: »Ich habe mich einfach mit dem Wintergrünöl angefreundet.« Der größte Unterschied im Alltag war für sie, dass die vielen Dinge, die sonst an ihrem Nervenkostüm zerrten, sie nicht mehr aus der Ruhe bringen konnten. Sie sagte, es sei so, als ob sie einen guten Schutzpuffer um sich habe, den sie vorher gar nicht kannte.

Körperlich sind Ester ausgesprochen beruhigend, schmerzlindernd, wundheilend, hautpflegend, entkrampfend und entzündungshemmend. Sie entspannen das Zentralnervensystem bis in die Organanbindung herein, beruhigen das Herz und helfen bei der Entgiftung. Esterreiche Öle sind völlig unproblematisch in der Anwendung. Das Ester Methylsalizylat kommt nur im Birkenblattöl und Wintergrünöl vor – und zwar gleich in einer Konzentration von über 90 %. Es hat schmerzlindernde und cortisonähnliche Eigenschaften – allerdings ohne die Nebenwirkungen ihres synthetischen Pendants, das wir von vielen klassischen Schmerzmitteln kennen. David Stewart weist in seinem lesenswerten Buch *The Chemistry of Essential Oils made simple* zu deutsch »Die Chemie der ätherischen Öle leicht gemacht«, das es leider nur auf englisch gibt, darauf hin, dass synthetisch hergestelltes, chemisch fast identisches Methysalicylat giftig ist. Das natürliche im Wintergrün und der Birke gewachsene Methysalicylat hingegen ist nicht nur völlig unbedenklich, sondern ausgesprochen hilfreich. Selbst wenn sie chemisch fast identisch sind, ist es ein riesiger Unterschied, ob ein ätherisches Öl synthetisch hergestellt ist oder natürlich gewachsen.[5] Da dieser entscheidende Unterschied von einigen Autoren der englischen Schule der ätherischen Öle nicht gemacht wird, warnen sie irrtümlicherweise vor Birkenöl und Wintergrünöl. Dabei sind die beiden Öle insbesondere für Muskel-, Knochen-, Gelenk- und Sehnenbeschwerden außerordentlich hilfreich.

Äther: Es sind nur wenige Öle mit höheren Ätherwerten bekannt, nämlich Anis, Anismyrte, Basilikum, Estragon, Fenchel, Ravensara anisata und Sternanis (96 % - 72 %). Die wenigen anderen Öle, die Äther enthalten, rangieren zwischen 30 - 40 % (Silberwermut) und 3 % (Davana). Diese sieben Öle mit einem höheren Äthergehalt führen uns jedes auf seine Art zu unserem Wesensausdruck. Anders als bei den Monoterpenolen, wo es um den Gefühlsausdruck und die Lebensfreude geht, wollen uns die Äther dazu bewegen, eine tiefere Schicht unseres Wesens zu verwirklichen. Mit dem Schritt von den Estern zu den Äthern treten wir aus der kollektiven Sphäre in unseren individuellen Wesensausdruck. Die Äther beflügeln uns, unsere eigene Note, unseren unverwechselbaren Stil im Leben jenseits des Allgemeinen immer mehr auszuprägen. Je mehr dies gelingt, je mehr wir aus unserem eigenen Wesen schöpfen können, je mehr wir in die eigene Mitte kommen, desto entspannter und gelassener werden wir. Die Entspannung der Ester rührt eher aus einer konstitutionellen Nervenstärke, einer generellen nervlichen Immunität, unabhängig davon, wie weit der eigene Wesenskern beteiligt ist. Im Unterschied dazu regen die Äther zu einem höheren Grad der inneren Freiheit an. Die Gelassenheit, die dadurch entsteht, ist noch tiefer angebunden. Die starke Verbindung an unseren Wesensausdruck gibt den Äthern eine antidepressive Wirkung. Körperlich sind sie stark krampflösend, wirken in besonderem Maße ausgleichend auf das autonome Nervensystem, verhelfen zu gutem Schlaf und dämpfen Entzündungen. Die Äther haben gewisse antivirale und antibakterielle Wirksamkeit, sie regen den Stoffwechsel und die Verdauung an. Sie sind teilweise hormonwirksam und stark entgiftend.

Aldehyde: Die höchsten Anteile von Aldehyden finden wir in den Ölen von Lemonmyrte, Litsea, Cassiazimt, Lemongrass und des Zitroneneukalyptus. Hohe Anteile von Aldehyden weisen auch die Öle von Zimtrinde, Koriandersamenöl, Cumin, Zitroneneisenkraut und der Melisse auf. Die Aldehyde sind Katalysatoren, die in Bewegung bringen, ohne dafür viel Energie einzusetzen. Es geht ihnen darum, die tieferen Schichten der Sinneseindrücke zu erschließen, sie transparenter zu machen. Jeder Sinneseindruck hat mehrere Mitteilungsebenen. Die unmittelbare ist, was wir sehen, hören, tasten, riechen oder schmecken. Sie ist aber nur das Eintrittstor in die tieferen Schichten. Besonders bei den aldehydreichen Ölen von Lemonmyrte oder Litsea können wir erleben, wie die Aldehydkraft regelrecht weiterdrängt, sich nicht nur in der äußeren Sinnesschicht zu verfangen.

Die Aldehyde bohren sich regelrecht in die Tiefe, um zu entblättern, was sich unter dem Sinnesschleier zeigen möchte. Hinter dem Schleier des Offenbaren zeigt sich der Wahrheitsgehalt, die moralische Qualität, die innere Bedeutung. Was für eine innere Resonanz lösen die äußeren Sinneseindrücke in uns aus? Wie beurteilen wir, was wir sinnlich erleben? Wie berührt es uns in der Tiefe? Was bedeutet es für uns? Und schließlich: Wie beziehen wir Stellung? Was machen wir daraus?

Diese Fragen werfen die Aldehyde auf. Gleichzeitig wecken und schärfen sie unsere tieferen Sinnesschichten, damit wir klare Antworten auf diese Fragen finden. Je tiefer die innere Resonanz auf die Sinneseindrücke, desto besser wissen wir, was sie für uns bedeuten. Wie berührend, wie wahr, wie aufbauend sind die Worte, die wir hören; wie nährt uns, was wir schmecken; welche innere Qualität riechen wir? Je transparenter unsere Sinnestore werden, desto klarer können wir Stellung beziehen, desto mehr Irrtum, Umweg, falsche Hoffnung und Enttäuschung bleibt uns erspart. Aus dieser Sinnesklarheit und -transparenz sind die aldehydreichen Öle impulsgebend für den nötigen und selbstverständlichen Wandel.

Aldehyde sind stark antiviral, entzündungshemmend, fiebersenkend, schmerzlindernd, beruhigend, nervenstärkend, antidepressiv, herzstärkend und konzentrationsfördernd. Außerdem können sie Blutgefäße erweitern und somit auch blutdrucksenkend sein. Auf der Haut ist es empfehlenswert, sie nur in ausreichender Verdünnung von maximal 5 % in fettem Öl anzuwenden.

Oxyde: Es ist die vielseitige und große Eukalyptusfamilie, die die oxydreichsten Vertreter unter den ätherischen Ölen hervorgebracht hat: den Eucalyptus smithi, Eucalyptus globulus und Eucalyptus radiata. Doch auch Cajeputöl, unser Ravintsaraöl, Rosmarin-Cineol-Öl, Niaouliöl und Lorbeeröl sind prominente Vertreter der Oxydfamilie. Auf der inneren Seite repräsentieren die Oxyde die Kraft des Denkens. Sie regen an, dass wir die Zusammenhänge des Lebens in all seinen Facetten gedanklich durchdringen, um auf Grund fundierter Urteile zu handeln. Sie bestärken uns mehr und mehr, die vielen uns umgebenden, ungeschriebenen Gesetzmäßigkeiten zu erfassen und zu formulieren. Die oxydreichen Öle wissen um die enorme Kraft des richtigen Denkens und um die Kraft der Worte. Oxyde beflügeln uns, die ausgetretenen Bahnen vorgekauter Denkschablonen zu verlassen, um frei und schöpferisch in unserem Denken zu werden. Bis in die Gehirndurchblutung hinein erhöhen sie den Sauerstoffanteil des Blutes und steigern damit unsere Konzentrationsfähigkeit. Aus dem gleichen Grund werden sie gerne bei durch mentale Überarbeitung hervorgerufenen Kopfschmerzen eingesetzt. Außerdem sind Oxyde stark schleimlösend, auswurffördernd, entzündungshemmend insbesondere im Lungen- und Blasenbereich und wirken entspannend auf die Atemmuskulatur. Sie sind auch für die innere Einnahme unproblematisch.

Sesquiterpene: Die sesquiterpenhaltigsten Öle sind Myrrhenöl, Atlaszederöl, Sandelholzöl, das Blaue Zypressenöl, Vetiveröl und das Ingweröl. Auch das blaue Chamazulen der Schafgarbe und des Silberwermuts aus unserer Ölsammlung ist ein Sesquiterpen. Hier haben wir wieder ein Beispiel, wie ätherische Öle uns lehren, unser in der Regel quantitatives Denken um das qualitative Element zu erweitern. Das Chamazulen macht nur 15-30% des Schafgarbenöls aus. Die starke Kraft des Chamazulens reicht aus, um Charakter und Wirksamkeit der Schafgarbe stark zu dominieren. Die Sesquiterpene verkörpern innere Werte, das Resultat unserer seelischen Reifung. Die inneren Werte der Sesquiterpene sind den Enttäuschungen, den Schmerzen, den Niederlagen, den schweren Erkrankungen und traumatischen Erlebnissen des Lebens abgerungen. Schaffen wir es, unserer menschlichen Neigung zu hadern, anderen oder ungünstigen Umständen die Schuld zu geben und uns selbst kleinzumachen zu widerstehen und verwandeln stattdessen Schicksalsschläge und gescheiterte Träume in etwas Positives und Aufbauendes, vollziehen wir eine große innere Alchimie. Dann erringen wir die Kräfte, die die Sesquiterpene realisiert haben. Die Biographien eines Nelson Mandelas, eines Viktor Frankls oder eines Jacques Lusseyrans legen Zeugnis ab von dieser enormen Kraft. Es ist die Kraft der Befriedung, des Verzeihens, der Selbstüberwindung. Während die Oxyde einen männlichen Charakter haben, repräsentieren die Sesquiterpene ein weibliches Prinzip. Sesquiterpene sind stark entzündungshemmend. Entzündung ist der körperliche Ausdruck einer Konfliktsituation. Die Sesquiterpene mit ihrer Kraft der friedlichen Zuwendung helfen, diese zu überwinden. Da sie tiefgreifende Kräfte verkörpern, sind sie insbesondere für chronische Erkrankungen hilfreich.

Außerdem sind viele Sesquiterpene ausgesprochen hautfreundlich, schmerzlindernd, krampflösend und verdauungsanregend. Wenn es um schwer belastende seelische Situationen geht, können sie mitunter mehr Entspannung und Lösung bewirken als ätherhaltige Öle. Obwohl diese uns zum Wesensausdruck führen, gehen die sesquiterpenhaltigen Öle mit ihrer Kraft der inneren Werte noch tiefer, haben sie sich doch existentieller mit dem Leid auseinandergesetzt. Es liegt nahe, dass sie bei seelischen Problemen und Traumata große Dienste leisten können. Das Chamazulen der blauen Öle, nicht das häufigste, doch das bekannteste der Sesquiterpene, ist insbesondere entzündungshemmend und antihistamin-wirksam, und da Histamine Allergien auslösen, ist es auch antiallergisch.

Ketone: Die meisten Ketone finden sich in den ätherischen Ölen von Thuja, Beifuß, Rainfarn, Schopflavendel, Poleiminze, Weinraute, Tagetes, Ysop und Salbei. Deutlich weniger als die Erstgenannten, doch immer noch starke 26-38% Ketone, hat auch unser Silberwermutöl. Die Ketone sind die Krönung aller bisherigen Prinzipien. Sie stehen für das Prinzip des Ich. Noch viel zentraler als die Äther, die unseren Wesensausdruck befördern, aktivieren die Ketone direkt das schöpferische Potential unseres Wesenskerns. Sie sind ausgesprochen bewusstseinsfördernd und -fordernd.

Die Ketone helfen, unsere wirkliche Mission hier auf der Erde zu finden und sie auszuführen, sie befeuern uns, unseren höheren Willen auf die Erde zu bringen. Trotz Niederlagen, Enttäuschungen, gegen Widerstände und gegen manch gängige Vernunft ermutigen sie uns, unseren ureigenen Weg zu verfolgen. Bequem oder lieblich sind sie nicht gerade, erinnern sie uns doch an unsere Selbstverantwortung und bestehen sie auf unsere Souveränität. Dadurch wirken sie sich innerhalb der Komposition eines Öles stärker aus als Vertreter anderer Stoffgruppen. Schon eine kleinere Menge Ketone verändern deutlich Duft, Charakter und Wirkungsweise eines Öles.

Stellen wir uns zwei Gruppen von je fünfzig Physikern vor. Bis auf einen, sind alle auf einem vergleichbaren soliden Wissens- und Erfahrungsniveau. Doch dieser eine Physiker ist nun Albert Einstein, der seine Kollegen bei weitem überragt. In ihren Forschungsaufgaben wird die Forschergruppe, in der sich Einstein befindet, viel größere Fortschritte machen können als die andere Gruppe, die eben kein Kaliber eines Einstein unter sich hat. Dabei würde es keine große Rolle spielen, ob die Gruppengröße bei 50, 100 oder 1000 liegt. Ein Mahatma Ghandi unter damals vielleicht 100 Millionen Indern hat ausgereicht, als die Zeit reif war, um Indien auf friedliche Weise von der Kolonialherrschaft zu befreien. Wer weiß, wie lange es ohne ihn gedauert hätte und wie friedlich sich dieser Übergang sonst vollzogen hätte.

Was für Menschen gilt, gilt auch für die Lebensprinzipien der Ölbestandteile: Je bewusster, je weiter diese sind, desto wirkungsvoller können sie sein, desto weniger ist davon nötig, um viel zu bewirken. Wie nicht anders zu erwarten, sind die Ketone höchst umstritten. Es stimmt, dass ketonreiche Öle in hohen Dosierungen (viele Milliliter pur eingenommen – 1 ml sind etwa 20 Tropfen, das wären also mindestens 100 Tropfen) abortiv wirken und epilepsieauslösend sein können. Und es gibt Studien,[6] bei denen hochdosiertes Pfefferminzöl an Ratten verabreicht wurde. Die Dosis von 0,5 - 2 ml pro Kilogramm Körpergewicht führte zu Reflexverlusten, Krämpfen und Lähmungen. Übersetzt man diese Dosis auf einen erwachsenen Menschen von 70 kg, ergibt sich eine Dosis von 35 - 140 ml Pfefferminzöl pro Tag. Kein Mensch, der einigermaßen bei Trost ist, würde zu solchen Dosen greifen. Sie widersprechen jedem gesunden Menschenverstand und gehen gegen alle Regeln naturheilkundlicher Therapieführung. Hier liegt schlicht eine Wirkungsumkehr der normalerweise krampflösenden Pfefferminzeigenschaft durch exzessive Überdosierung vor. Jahr für Jahr benutzen Abertausende von Menschen mit größter Zufriedenheit Pfefferminzöl innerlich gegen Reiseübelkeit oder einfach zur Erfrischung im Trinkwasser. Schauen wir uns den Umstand, dass ketonreiche Öle epileptische Anfälle auslösen können, einmal genauer an: Nach gängiger heutiger Anschauung soll man ja die ketonhaltigen Öle nicht bei epilepsiegefährdeten Menschen anwenden. Paradoxerweise entstammen gerade sie den Pflanzen, die früher als Epilepsieheilmittel gebraucht wurden – beispielsweise Beifuß, Weinraute oder Wermut. Das erklärt sich, wenn man weiß, dass die Epilepsie früher als heilige Krankheit galt, bei der die Erkrankten im Zusammenhang mit dem Anfall höhere Schauungen hatten. Dass heißt, es waren Menschen, die sich für diese hohen Visionen öffnen konnten. Die Bewusstseinskraft dieser Schauungen überforderte allerdings ihr Nervensystem derart, dass es mit epileptischen Krämpfen reagierte.

Die ketonhaltigen ätherischen Öle und Pflanzen, in richtiger Dosierung eingesetzt, halfen diesen Menschen, jenen enormen Bewusstseinszufluss zu bewältigen und damit unter Umständen die epileptischen Anfälle nach den Schauungen zu vermeiden. Heutzutage sind Schauungen im Zusammenhang mit Epilepsie nicht mehr bekannt. Trotzdem sollte man in diesem Zusammenhang nicht übersehen, dass ketonhaltige Öle in niedriger Dosierung das zentrale Nervensystem beruhigen. Sie erregen es nur in hoher Dosierung.

Die Ketone als biochemische Stoffgruppe verkörpern hochbewusste Prinzipien. Aus diesem Grund müssen wir besonders vorsichtig mit ihnen umgehen. Wendet man sie jedoch mit gesundem Menschenverstand, im Bewusstsein ihrer Wirkungen und in angemessener Dosierung an, kann man sie ausgesprochen segensreich einsetzen. In den ketonhaltigen Ölen unserer Hausapotheke, nämlich Silberwermut (26 - 38 % Ketone), Pfefferminze (15 - 35 % Ketone) und Schafgarbe (15 - 28 % Ketone) ist der Ketongehalt hervorragend durch die anderen Bestandteile ausgeglichen. Von daher ist ihr Einsatz völlig unbedenklich. Mehr dazu im Kapitel »Zu der ›Gefährlichkeit‹ von ätherischen Ölen«.

Da sie mit unserem Ich zusammenhängen, sind die ketonhaltigen Öle besonders für Autoimmunerkrankungen interessant. In der Autoimmunerkrankung erkennt das Immunsystem eigene Körperstrukturen nicht mehr, hält sie für fremd und greift sie darum an. Es liegt also eine Ich-Entfremdung vor, die sich bis ins Physische manifestiert hat. Mehr dazu in Kapitel »Die Ich-Kräfte und ihr Bezug zu den ätherischen Ölen«. Insbesondere bei den Öldispersionsbädern können ketonhaltige Öle helfen, diese Entfremdung zu überwinden. Allerdings sollten Autoimmunerkrankungen, da sie ausgesprochen komplex und vorsichtig zu behandeln sind, nur von Heilpraktikern oder Ärzten behandelt werden, die über ausreichend Erfahrung mit ätherischen Ölen verfügen. Allgemein beruhigen Ketone das Nervensystem in schwacher Dosierung, regen es in stärkerer Dosierung hingegen an. Sie sind schleimlösend, entzündungshemmend, galleanregend, verdauungsfördernd, fettlösend, schmerzlindernd und konzentrationsfördernd.

Ketonreiche Öle sind kontraindiziert für Schwangere, kleine Kinder und Menschen mit einem Epilepsierisiko.

Im Zusammenhang mit der Diskussion über die Giftigkeit oder Gefährlichkeit von ätherischen Ölen ist es hilfreich zu verstehen, wie eine Giftwirkung entsteht. Gift entsteht immer, wenn ein höheres Prinzip ein niedrigeres Prinzip überwältigt. Wenn Pflanzen zu stark seelische Kräfte in sich aufnehmen, »verdauen« sie dieses Zuviel an Seelischem, indem sie Gifte herstellen. Bei Tieren führt eine Überdosis von geistigen Kräften zur Giftbildung. Pflanzen und Tiere greifen zu dem Kunstgriff der Giftbildung, wenn sie von einem höheren Prinzip übermannt werden, während uns Menschen ein höheres Prinzip, das wir nicht integrieren können, vergiftet. Deshalb kann man ein ketonreiches ätherisches Öl nur einem Menschen geben, der das Lebensprinzip des Öles zu seinem Vorteil bewusst integrieren kann, andernfalls kann es nicht günstig auf ihn wirken. Aus diesem Grund sind ketonreiche Öle nicht für Kinder oder Schwangere geeignet. Schwangere brauchen alle ihre Kräfte zum Aufbau des Kindes. Zu bewusstseinsfordernde Substanzen wie ketonreiche Öle sind in der Schwangerschaft zu abbauend und wirken damit dem sich aufbauenden Kindeskörper entgegen.

Die schädliche Überforderung ist der Grund, warum halluzinogene Pflanzen, die allesamt Giftpflanzen sind, bei Indianern erst nach langer innerer Vorbereitung Ausgewählten bei der Initiation zur Bewusstseinserweiterung gegeben wurden. Werden diese Substanzen ohne diese innere Schulung, einfach des »Highs« halber genommen, sind sie giftig und machen süchtig. Dieser Mensch ist der Bewusstseinskraft der Pflanze nicht gewachsen und nimmt Schaden.

Insofern hängt es, insbesondere bei den ketonreichen Ölen, sehr stark vom Bewusstsein ab, ob ein Öl »giftig« ist oder nicht. Speziell, wenn das Öl unangenehm riecht, braucht man die Fähigkeit, sich Unangenehmem zu stellen, es durchzuarbeiten und in etwas Positives zu verwandeln. Letztendlich kann nur der Betroffene selbst entscheiden, ob er sich einem ihm unangenehmen Öl stellen will oder ob es zu viel und damit schädigend ist. Die fast schon abergläubische Furcht mancher Menschen vor selbst den harmlosesten ketonhaltigen Ölen wie dem Pfefferminzöl ist ein Zeitsymptom. Der Zusammenhang der Ketone mit unseren Ich-Kräften macht sie nicht nur zu hochpotenten Heilkräften, sondern auch zu starken Helfern unserer Ich-Entwicklung. Verlangt dies einerseits einen verantwortungsvollen Umgang mit ihnen, würde man andererseits durch ihre pauschale Ablehnung doch das Kind mit dem Bade ausschütten. Es gibt heutzutage einen regelrechten Kampf um das Ich.

Je mehr wir in unserer Ich-Entwicklung fortschreiten, desto kreativer, innovativer, wirkungsvoller, freier, selbstbestimmter und weniger kontrollierbar sind wir. Wir sind dann nicht mehr Teil der leicht manipulierbaren und steuerbaren Masse. Im Gegenteil, wir durchschauen die Angriffe auf die freie Entfaltung unseres Wesenskerns, auch wenn sie mit der wohlmeinenden Maske unserer vermeintlichen Sicherheitsinteressen und Gesundheitsfürsorge daherkommen. Das betrifft fragwürdige Impfungen, den immer häufiger anästhesierten Geburtsvorgang, exzessive und Resistenzen erzeugende Antibiotikagaben oder auch genmanipulierte Nahrung oder Organtransplantationen. Gerade bei den Organtransplantationen wird konsequent die Realität ausgeblendet, dass nicht nur das physische Organ transplantiert wird, sondern ebenso das dazugehörige ätherische, seelische und geistige Organ. Das bleibt nicht ohne weitreichende, teilweise verheerende Konsequenzen, inklusive beängstigender Persönlichkeitsstörungen mancher Empfänger. Der Alltag der Transplantationspsychiatrie ist dabei nur die Spitze des Eisberges. Glücklicherweise sind unsere Ich-Kräfte in der Lage, die meisten dieser schädlichen Wirkungen wieder auszugleichen. Und eben deshalb sind sie so umkämpft.

Die prozentualen Mengenangaben der biochemischen Bestandteile in den einzelnen Ölkapiteln sind, soweit nicht anders angegeben, Mittelwerte aus Angaben unterschiedlicher Destillateure. Ebenso wie bei Weinen, variiert der biochemische Aufbau der Öle je nach Witterung und Bodenverhältnissen von Jahr zu Jahr selbst im gleichen Anbaugebiet. Um so mehr wirken sich die unterschiedlichen klimatischen Bedingungen, Höhenlagen, Erntezeitpunkte, Destillationsweisen und Bodenverhältnisse der gleichen Pflanze aus unterschiedlichen Gegenden und Erdteilen auf den biochemischen Aufbau ihres Öles aus. Von daher können biochemische Mengenangaben immer nur Näherungswerte sein. Trotz all dieser Unterschiede sind Öle der gleichen Pflanze, auch aus unterschiedlichen Herkunftsgebieten, in ihrer therapeutischen Wirkung oft erstaunlich konsistent. Viel mehr wirkt sich in dieser Hinsicht oft die Qualität der Destillation aus.

Zu der »Gefährlichkeit« von ätherischen Ölen

Bei all den widersprüchlichen und irreführenden Informationen zu den Gefahren im Zusammenhang mit ätherischen Ölen kann man nur durch eine gründliche Auswertung der Faktenlage ein klares Bild gewinnen. Zunächst einmal zum Grundverständnis von Dosierung und Giftwirkung:

Die richtige Dosis entscheidet. Alles, was stark im Guten wirkt, kann auch ungünstige Wirkungen haben; dann nämlich, wenn es falsch angewandt wird. Nichts wirkt nur gut, ohne schaden zu können. Selbst Wasser, wenn viel zu viel davon getrunken, wirkt schädlich und ist im extremen Übermaß tödlich. Es gibt so etwas wie eine Wasservergiftung allein durch zu viel Trinken sauberen Wassers. Sie geht einher mit Übelkeit, Schwindel und Erbrechen bis hin zu Herzrhythmusstörungen. Man demineralisiert, der gesamte Elektrolythaushalt gerät aus den Fugen.

Das führt uns geradewegs zu Paracelsus, der schon wusste: »Alles ist Gift, nichts ist ohne Gift, alleine die Dosis macht, was Gift ist.« Alles ist also eine Frage der richtigen Dosierung. Ätherische Öle sind hochkonzentriert, deshalb ist es so wichtig, sich an den in diesem Buch angegebenen Dosierungen zu orientieren. Ebenso gilt: Auch diese Dosierungen können nur Näherungswerte sein. Was für einen hochsensiblen, gar momentan geschwächten Menschen schon zu viel ist, mag für eine kräftige Bärennatur noch unterhalb der Schwelle liegen, wo überhaupt etwas passiert. Deshalb muss jede Dosierung individuell sein. Es ist unerlässlich, genau zu beobachten, wie jemand auf eine Anwendung von ätherischen Ölen reagiert. Nur so können wir beurteilen, wie wir sie weiter anwenden können. Wenn man sich an den Rahmen der hier angegebenen Dosierungsvorschläge hält, sind die in diesem Buch angegebenen Öle allesamt nicht nur unbedenklich, sondern ausgesprochen hilfreich. Diese Aussage basiert auf über zwanzig Jahren konkreter praktischer Erfahrung mit diesen Ölen bei Menschen.

Wie im Kapitel »Eine ganzheitliche Biochemie« bereits erwähnt, sind die Ketone eine kontrovers diskutierte Stoffgruppe der ätherischen Öle. Sie repräsentieren ein hochbewusstes Prinzip. Die Ketone aktivieren unsere Ich-Instanz. Von daher sollten ketonreiche Öle grundsätzlich nur für Menschen eingesetzt werden, die in der Lage sind, diese Kraft gewinnbringend in sich aufzunehmen. Wem der Geruch eines ketonreichen Öls sehr unangenehm ist, braucht genug Ich-Stärke, um damit umgehen zu können. Das Öl wird ihn mit einer zentralen Schwäche konfrontieren, die es zu überwinden gilt. Es ist genau dieser Umstand, der die ketonreichen ätherischen Öle besonders wirkungsvoll macht. Oft ist es gerade die Überwindung einer zentralen Schwäche, die das ganze Blatt wendet. In diesem Zusammenhang kann ich nur auf eine sorgfältige Ölauswahl hinweisen. Ist man im Zweifel, ob ein Öl eine Überforderung darstellt, sollte man immer zu dem leichter verdaulichen, für diesen Menschen angenehmer riechenden Öl greifen. Gibt man jemandem zwei Öle zu riechen und bittet ihn, sich mit den beiden Ölen zu verbinden, haben die meisten Menschen ein sehr gutes Gefühl dafür, welches Öl ihnen am besten helfen würde. Wer in der Öledifferenzierung noch einen Schritt weiter gehen will, vom richtigen Gefühl zu einer objektiven Unterscheidung, dem sei die ätherische Wahrnehmung empfohlen. Mehr dazu in Kapitel »Die ätherische Wahrnehmung – so unbekannt und doch unschätzbar für die Arbeit mit ätherischen Ölen«.

Im Kapitel »Eine ganzheitliche Biochemie« erläutere ich ausführlich, wie unsere innere Entwicklung damit zusammenhängt, ob ein ätherisches Öl für uns giftig ist oder nicht. Von einigen Seiten wird pauschal die Meinung vertreten, dass bestimmte ätherische Öle per se schädigend seien. Aus unserer Auswahl betrifft das Basilikum und Silberwermut. Deshalb lohnt es sich, dies einmal genauer zu betrachten und zu prüfen, wie viel Substanz die Argumente enthalten: Das am stärksten ketonhaltige Öl in unserer Sammlung ist das Silberwermutöl. Wie bereits erwähnt, ist es in seinem biochemischen Aufbau durch die zu den Sesquiterpenen zählenden Chamazulene ausbalanciert und harmonisch eingebettet. In ihrer seelischen Wirkung sind die Chamazulene ausgesprochen beruhigend und befriedend. Sie stärken den inneren Halt und ermutigen, den eigenen inneren Werten treu zu bleiben. So haben wir mit dem Silberwermutöl ein kraftvolles und segensreiches Öl, das, vor dem Hintergrund seines Lebensprinzips eingesetzt, seinesgleichen sucht. Basilikum enthält zu mehr als 90 % das zu den Äthern gehörende Methylchavicol, auch Estragol genannt. Nun hat man Ratten synthetisches Estragol als isolierte Einzelsubstanz wiederholt injiziert, worauf sich Krebserkrankungen gebildet haben. Wie ist das einzuschätzen? – Als erstes ist synthetisches Estragol nicht mit natürlichem Estragol zu vergleichen. Auch wenn beide den gleichen chemischen und molekularen Aufbau haben, trennen sie Welten. Natürliches Estragol wird in der Pflanze als Teil des Pflanzenstoffwechsels aufgebaut. Die Pflanze nimmt irdische Substanz in sich auf und verdichtet die Kraft der Sonne in ihrem ätherischen Öl. Synthetisches Estragol entsteht im Labor oder der Chemiefabrik als ein Mineralölderivat. In vielfältigen Prozessen werden Anteile des Mineralöls so isoliert und verändert, bis die chemische Formel des Estragols herauskommt. Es enthält weder aufbauende, organisierende Ätherkräfte, noch konnten lebensspendende Sonnenkräfte einfließen. Aus diesem Grund fehlt synthetisch hergestellten Substanzen die organisierende, ordnende Kraft, um aus dem Lot geratene körperliche Prozesse wieder einer höheren Ordnung zuzuführen. Da verwundert es nicht, dass es, in hohen Dosen injiziert, bei Ratten Krebs erzeugt.

Die Behauptung, weil es Estragol enthält, sei Basilikumöl krebserregend, ist noch aus einem anderen Grund irreführend: Abgesehen davon, dass Basilikumöl zu 60 - 90 % aus natürlichem Estragol besteht, ist es durch eine Vielzahl anderer Inhaltsstoffe bereichert und abgerundet. Man kann eine aus dem sinnvoll gewachsenen Zusammenhang gerissene isolierte Einzelsubstanz nicht mit einem ganzen Konzert von Stoffen vergleichen, das von der Weisheit der Natur aufeinander abgestimmt komponiert wurde und eine völlig andere, harmonische Gesamtwirkung ergibt. Insofern wird verständlich, dass Basilikumöl, durch Studien belegt, sogar eine bemerkenswert antitumorale Wirkung hat.[7]

Ein Beispiel für die unterschiedliche Wirkungsweise der isolierten Einzelsubstanz im Vergleich zum vollständigen ätherischen Öl ist das Nelkenknospenöl. Zur Wunddesinfektion wird beispielsweise beharrlich der Hauptbestandteil des Nelkenknospenöls, das Eugenol benutzt, obwohl natürliches und vollständiges Nelkenknospenöl, mit seiner Vielzahl an Inhaltsstoffen, dreimal stärker desinfizierend wirkt. Der gesunde Menschenverstand kann sich da zwar nur wundern, Medizin und Pharmazie bestehen jedoch auf standardisierte Produkte, die immer zu 100 % identisch sind. Das dreimal so wirksame vollständige Nelkenknospenöl hat eben den unverzeihlichen Schönheitsfehler, dass es in seinem biochemischen Aufbau von Anbaugebiet zu Anbaugebiet und von Jahr zu Jahr immer ein klein wenig anders ist. Wenn wir über schädliche ätherische Öle reden, gilt das besonders für die synthetisch hergestellten Öle. Meist sind sie aus Mineralölderivaten hergestellt. Sie sind nicht ätherisiert und evolutionär an uns Menschen angepasst, sondern künstliche Substanzen, deren Verstoffwechselung den Körper belastet. Für die therapeutische Behandlung sind sie allesamt ungeeignet. Leider werden oftmals synthetische Öle als natürliche verkauft. Die einzige Art, sich davor zu schützen, ist einen Öllieferanten zu haben, dem man vertrauen kann.

Allergien: Auch wenn das Thema der Allergien nichts mit Giftigkeit zu tun hat, handelt es sich hierbei doch um individuelle Überreaktionen, die sich im Zusammenhang mit den ätherischen Ölen vermeiden lassen. Will man vor der Anwendung überprüfen, ob man gegen ein Öl allergisch reagiert, reibt man das pure Öl in die Armbeuge ein. Entsteht keine Reizung oder Rötung, ist mit keiner allergischen Reaktion zu rechnen. Auch bei Allergien können uns die Öldispersionsbäder helfen: Da die Öle dabei potenziert werden, sie also dynamischer gemacht werden, wirkt die stoffliche Seite weniger stark und ist somit unproblematischer. Aus diesem Grund vertragen Menschen, die allergisch gegen ein Öl sind, ein Öldispersionsbad mit demselben Öl oftmals problemlos. Je nach ätherischem Öl werden 1 - 4 Tropfen in Olivenöl pro Bad gegeben. Siehe dazu die Angaben in den Ölkapiteln. Obwohl die Einnahme der ätherischen Öle sehr weit verbreitet und zum Beispiel in der französischen Schule der ätherischen Öle seit über 100 Jahren selbstverständlich ist, gibt es auch hier kontroverse Ansichten. Das Thema der Einnahme behandle ich ausführlich im Kapitel »Wege der Anwendung«.

Die Ätherischen Öle

Die Botschaften der Ölwesen und die Beschreibungen ihrer Lebensprinzipien

Mal spreche ich von ätherischen Ölen und mal von den Wesen der Öle. In diesem Buch meinen die verschiedenen Bezeichnungen für die Öle immer dasselbe: Es geht um die Wesen der ätherischen Öle. Es war für mich ein echter Geburtsprozess, zusammen mit den Wesen der Öle dieses Buch zu schreiben. Obwohl ich mich so lange mit den Ölwesen befasse, habe ich mich nie zuvor für eine längere Zeit so eingehend mit einem einzelnen Ölwesen befasst. Ich habe mit ihm richtiggehend gelebt, bis ich soweit war, eine ganz neue Ebene seines Wesens zu empfangen und mitzuteilen.

Die Beschreibungen der Öle gliedern sich in drei Bereiche:

Für den Teil, in dem ich das Wesen des Öles selbst zu Wort kommen lasse, habe ich mich meditativ mit dem Ölwesen verbunden und aufgenommen, was es sagen möchte. Für mich war das der berührendste Teil des Schreibens, war es doch jeweils eine solch intime Begegnung, die mich die Ölwesen tiefer verstehen ließ als je zuvor. Bewusst habe ich alle Erfahrungen und alles Wissen komplett zurückgestellt, um ihnen wie zum ersten Mal zu begegnen.

Im Abschnitt zum Lebensprinzip des Öls habe ich zusammengetragen, wie ich das Lebensprinzip und die Wirkungsweise des Ölwesens bislang erlebt habe. Zum einen sind darin die Ergebnisse aus vielen Seminargruppen eingeflossen, in denen wir die Ölwesen auf verschiedenen Wegen erforscht haben, zum anderen sind sie die Essenz meiner gesammelten Erfahrungen mit Patienten.

In den anderen Abschnitten zur Pflanze, Signatur, Biochemie, den Wirkungen und Indikationen greife ich den bekannten Faktenhintergrund auf und ergänze ihn aus meiner eigenen Erfahrung und Forschung. Wo sinnvoll, knüpfe ich Verbindungen und führe weiter aus.

In den Beschreibungen der Lebensprinzipien (mehr dazu in Kapitel »Das Öl als ein lebendiges Gegenüber und Träger eines höheren Lebensprinzips«) stelle ich das Wesen eines Öles wie einen Menschen dar. So lassen sich neben dem idealen Prinzip auch die unerlösten Seiten des Prinzips veranschaulichen, mit denen wir es beim Menschen bisweilen zu tun haben. Das erscheint paradox, da ein ätherisches Öl kein Mensch, sondern ein Elementarwesen mit einer physischen Präsenz ist, das andererseits bis in kosmische Sphären der Ideen und Ideale reicht und ein reines höheres Lebensprinzip verkörpert. Da die Wesen der Öle und wir Menschen bei allen offensichtlichen Unterschieden über unsere gemeinsame geistige Quelle innig verwandt sind, liegt die Bezugnahme auf den Menschen gar nicht so fern. (Mehr dazu in Kapitel »Die Ich-Kräfte und ihr Bezug zu den ätherischen Ölen«.)

Es gibt noch eine andere Antwort für die berechtigte Frage, wie es denn sein kann, dass ein ätherisches Öl als ein Pflanzenprodukt solch menschliche Züge annehmen kann. Dieselbe Frage gilt ja auch für die Charakterbilder der Homöopathie, der Bachblüten oder der Phytotherapie. Dies leuchtet ein, wenn wir in Betracht ziehen, dass alles in unserer Schöpfung wesenhafter Natur ist.

Jedes Mineral, jede Pflanze, jedes Tier und selbstverständlich auch jedes ätherische Öl hat zu seiner physischen Erscheinung ein höheres geistiges Wesen, was beispielsweise alle Pflanzen einer Art, alle Tiere einer Art überragt und vereint. Bei den ätherischen Ölen, die ja Schwellenwesen sind, Übergangswesen von der physischen zur geistigen Welt, ist es nur wesentlich leichter, ihr Wesen zu erschließen als bei Tieren, Pflanzen oder gar Mineralien. Der Mensch ist das einzige Wesen, der seinen Geist auf der Erde realisiert. Wir sind seelische und geistige Wesen in einem physischen Körper. Tiere sind seelische Wesen in einem physischen Körper. Ihr Geist hat sich nicht inkarniert, sondern lebt als Gruppenseele oder Gruppengeist in der geistigen Welt. Pflanzen sind lebendig, vegetativ. In der Blüte beziehungsweise im Duft sind sie vom Seelischen angehaucht und manche in der Giftbildung tiefer davon ergriffen, ihre Seele und ihr Geist leben jedoch nicht im Stoff. Mineralien treten nur unbelebt physisch in Erscheinung, ihr Lebensleib, ihre Seele und ihr Geist bleiben in der geistigen Welt. Es gibt verschiedene Wege, wie man die höheren Wesensglieder von Mineralien, Pflanzen oder Tieren zugänglich machen kann: Zum einen naheliegenderweise über die Meditation, aber auch über die Destillation, die Potenzierung und die Essenzherstellung.

Wenn ich die Lebensprinzipien der Ölwesen oder die ganzheitliche Biochemie beschreibe, geschieht das zumeist in Form eines weiblichen oder männlichen Lebensprinzips. Dabei darf man das weibliche oder männliche Prinzip nicht mit dem Geschlecht im Sinne von Mann und Frau verwechseln. Wir alle, unabhängig davon, ob Frau oder Mann, tragen beide Prinzipien in uns, leben sie beide und brauchen beide. Mancher Mann lebt mehr seine weibliche Seite als seine männliche und muss dies auch so tun, um seinen Lebensauftrag vollbringen zu können. Umgekehrt gibt es genauso Frauen, die stärker ihre männliche Seite als ihre weibliche ausdrücken. Manchmal hängt die einseitige Betonung eines der beiden Prinzipien auch mit einer bestimmten Lebensphase zusammen. Einige Jahre später kann es sein, dass das andere Prinzip wieder viel mehr zum Tragen kommt. Für das richtige Verständnis der weiblichen oder männlichen Lebensprinzipien ist es wichtig, dass wir sie unabhängig vom Geschlecht der Menschen sehen, für die wir sie einsetzen wollen. Die Beschreibungen der Öle sind durch die Erfahrungen in meiner Praxis, die gemeinsame Erforschung in den Seminaren und meine eigene Forschung gewachsen. Sie sind das Destillat von über 25 Jahren Begegnung mit den ätherischen Ölen und ihren Wesen auf den verschiedenen Ebenen.

In der Meditation zeigt sich ein Ölwesen verschiedenen Menschen durchaus in sehr unterschiedlichen Verkleidungen – das kann als Mensch oder als ein geistiges Wesen sein, wie sie uns in den verschiedensten Märchen geschildert werden. Ihr Charakter, ihre Themen, ihre Lebensprinzipien, der gemeinsame Nenner, vor dessen Hintergrund sich alles abspielt, bleibt jedoch derselbe. Das Bild wird nur immer differenzierter und reicher. Es ist vergleichbar mit einem weisen Menschen, den man viele Jahre kennt und an dem man trotzdem immer noch neue, teilweise ganz unerwartete Seiten entdeckt – und manche eben erst, wenn man dafür reif ist. Das Phänomen, dass unabhängig voneinander an verschiedenen Orten zu verschiedenen Zeiten Menschen sich an denselben geistigen Inhalt anschließen und ihn vertiefen können, kennen wir auch aus anderen Bereichen: Ein Mensch oder eine Gruppe erschließt sich eine neue Fertigkeit oder neues Wissen zu einem bestimmten Thema. Wenn nun, unabhängig davon, eine andere Gruppe, ohne von der Vorarbeit irgendetwas zu wissen, sich desselben Themas annimmt, kann sie direkt an das anknüpfen, was vorher dazu erarbeitet wurde. Dieses Phänomen zieht sich wie ein roter Faden durch die ganze Arbeit, unabhängig von dem Ort oder Land, wo ich Seminare gebe. So offenbaren die Wesen der Öle immer wieder neue Wesensschichten, wenn die gemeinsame Bewusstseinsschale, die eine Gruppe bildet, dies ermöglicht. So hilft diese Art der Forschungsarbeit sowohl den beteiligten Menschen wie den Wesen der Öle sich weiterzuentwickeln.

Die Zeichnungen der Ölwesen

von Ana Pogačnik

Ana: »Als ich sechzehn Jahre alt war, habe ich die Möglichkeit entdeckt, mit den anderen Welten zu kommunizieren. Schon damals wurde ich in die Sprache der Zeichnungen eingeführt.

Energetische Botschaften aus anderen Welten, Dimensionen oder von anderen Wesenheiten sind nie fest in die Worte gelegt, sondern existieren in Kraftform. Erst wenn wir sie in unsere materielle Dimension holen, bekommen sie eine konkrete feste Form. So ist es möglich, die gleiche spirituelle oder energetische Botschaft in sehr unterschiedliche Formen und Sprachen zu übersetzen. Worte, Zeichnungen, Musik, Kosmogramme oder Malereien sind solch unterschiedliche Ausdrucksformen, und doch können sie alle Träger des gleichen Energieflusses sein.

Ich habe mich mit jedem Ölwesen mit Hilfe des Duftes verbunden und die jeweilige Kraft in die Zeichnungen übersetzt. Es geht nicht um automatisches Zeichnen, weil ich eine bewusste Verbindung mit den Wesen hatte und damit an dem Prozess der Entstehung aktiv beteiligt war. Meine Hand wird dabei physisch geführt. Der Anfang wird immer mit dem Ende der Linie verbunden.

Hier ein Vorschlag, wie man vorliegende Zeichnungen benutzen kann. Das Wichtigste ist, sich für die Kraft, die durch die Zeichnungen strahlt, zu öffnen und sich von ihr tief im Herzen berühren zu lassen. Um die Verbindung noch zu vertiefen, kann man sich im Herzen eine strahlende Sonne vorstellen, aus welcher man einen Strahl auf einen Punkt auf der ausgewählten Zeichnung führt. Mit diesem Lichtstrahl und Blick folgt man für eine Weile im eigenen Rhythmus der Linie in der Zeichnung, bis man spürt, dass sich das Herz geöffnet hat und die Verbindung zwischen dem Herzen und der Zeichnung entstanden ist. Alles, was man dann noch tun sollte, ist, die Kraft fließen lassen.

Eine andere Möglichkeit für die Verbindung ist, die Zeichnungen zu fotokopieren und sie nach der eigenen Intuition mit Buntstiften auszumalen.

Die Zeichnungen kann man sich als ein Tor vorstellen, durch welches wir in die anderen Dimensionen schauen können. Genauso bekommen auch die anderen Welten eine Möglichkeit, mit unserer Welt Kontakt aufzunehmen.«

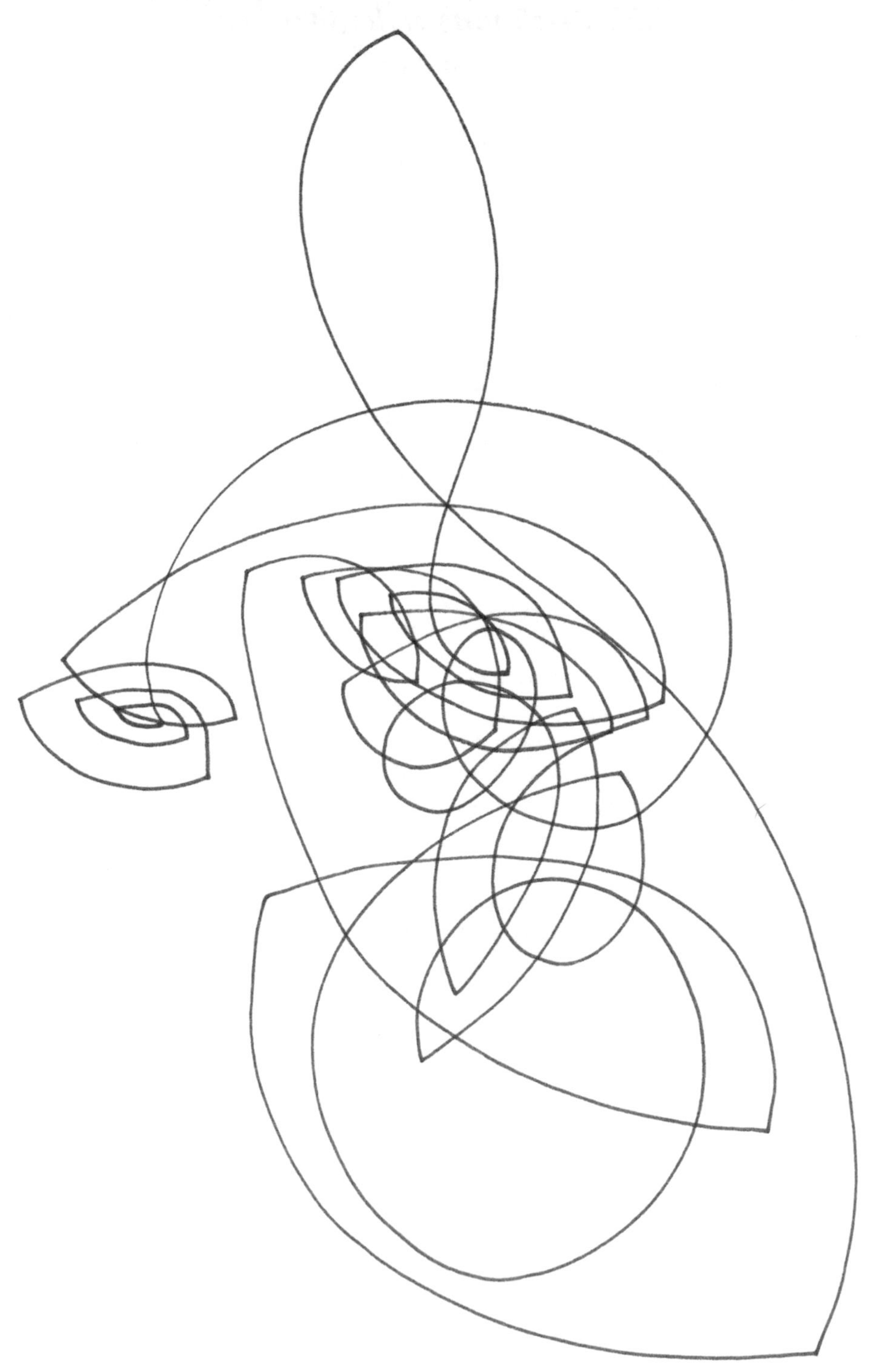

Das Basilikumöl

(*Ocimum basilicum*, Chemotyp* Methylchavicol)

Obwohl Basilikum ursprünglich seine Reise aus Indien nach Südeuropa angetreten hat, die europäische Variante also der exotischen entstammt, sind der europäische und der exotische Basilikum geruchlich, biochemisch und in ihrer Wirkung recht verschieden. Hier geht es um den exotischen Basilikum. Im indischen Ayurveda nimmt er seit alters her eine zentrale Stellung ein. Jedoch auch der europäische Basilikum erfreut sich vielfältiger medizinischer Anwendungen. Der lateinische Name leitet sich aus dem Griechischen ab und bedeutet »königlich duftend«. Hierzulande heißt es auch Hirnkraut oder Königsbalsam – man ist sich seines erhabenen Wesens also wohlbewusst. Im alten Indien wie in Ägypten rankt sich viel Mythologisches um den Basilikum. Es war die Pflanze schlechthin, um das Familienglück gedeihen zu lassen. Verstorbene schützte sie vor bösen Geistern und wies den Weg zum neuen Leben. Im Liebeszauber konnte das besondere Kraut zur ersehnten Liebe verhelfen. Ihren schlafenden Männern streuen karibische Frauen heute noch zerriebenes Basilikum auf die Brust, um sie vom Fremdgehen abzuhalten. Neben seinen königlichen Qualitäten weiß Basilikum also auch von der Mäßigung und vom Trost ein Lied zu singen. Deshalb wurde »Frau Armut« wohl auch als alte Frau neben einem Basilikumbusch dargestellt. Besonders bemerkenswert ist die bulgarische Sage, wonach der Teufel Gott verraten haben soll, wie eine unbefleckte Empfängnis gelingen könne. Er müsse eine Nacht lang mit einer Basilikumblüte unter dem Kopfkissen schlafen. Am Morgen solle er sie der auserkorenen Jungfrau zu riechen geben, die dann ein Kind empfangen würde. Gott tat, wie ihm geraten, und ließ die Blüte vom Erzengel Gabriel an die Jungfrau Maria überbringen. Sie roch daran und empfing das Christuskind. Wahrlich keine kleinen Wundertaten, die dem Basilikum zugeschrieben werden![8]

* Chemotyp bezeichnet die Differenzierung in verschiedene Unterarten mit unterschiedlicher biochemischen Zusammensetzung. Oft sind sie biologisch sehr ähnlich, manchmal auch etwas unterschiedlich. Zuweilen kommt ein bestimmter Chemotyp nur in einem bestimmten Verbreitungsgebiet vor, manchmal in bestimmten Höhenlagen oder hängt vom Erntezeitpunkt ab.

Die Pflanze und Signatur

Der exotische Basilikum ist etwas größer und buschiger als unser europäischer. Ähnlich dem europäischen Basilikum prägen die ovalen, fleischigen, sattgrünen, zugespitzten Blätter das Bild der etwa 90 cm hohen Pflanze. Wie Pfefferminze, Thymian, Salbei, Lavendel oder Rosmarin gehört Basilikum zur Familie der Lippenblütler. In Indien beheimatet, wird er mittlerweile neben den geeigneten europäischen Gefilden von Ägypten bis Madagaskar, in Süd- und Mittelamerika, den Komoren und in Südostasien angebaut. Basilikum verträgt keinen Frost, daher ist er in kühleren Regionen einjährig. In wärmeren Gefilden verholzt die Staude. Je mehr Sonne er bekommt, desto reicher sein Gehalt an ätherischem Öl. Über den Blattbereich erheben sich die in Trugdolden stehenden weißen oder lila Blütenähren. Lippenblütlertypisch geht es bei den Blüten nicht so sehr um Schmuck oder Sinnlichkeit. Sie muten eher bescheiden und sachlich an.

Biochemie

Wie Thymian oder Geranie weist auch Basilikum eine große Vielfalt an verschiedenen Chemotypen mit unterschiedlichen Geruchsnuancen auf. Besonders bewährt hat sich der von den Komoren und aus Vietnam stammende Chemotyp des Methylchavicol, den wir hier besprechen. Wegen seines zentralen Lebensprinzips und der daraus resultierenden breiten symptomatischen Vielfalt ist das Basilikumöl eine Perle unserer Hausapotheke.

90% Methylchavicol (Äther)[9], 1% Methyleugenol (Äther), 2 - 6% 1,8-Cineol (Oxyde). Basilikumöl zählt mit seinem 90%-Anteil von Methylchavicol (auch Estragol genannt) zu den wenigen Ölen mit einem hohen Ätheranteil. Seelisch-geistig stehen die Äther mit dem eigenen Wesensausdruck in Verbindung. Das macht sie ausgesprochen entspannend, beruhigend und krampflösend. Die Präsenz der Cineole sorgt für ein gutes Reflektionsvermögen. 1 - 4% Eugenol (Phenol) vermitteln dem Basilikumöl Zugang zu einer Spur von Urkräften und Erdtiefe. Nach diesen Vorschusslorbeeren sind wir umso gespannter, welches hohe Lebensprinzip im Basilikumöl nun zur Wirkung kommt. Lassen wir dazu zuerst das Basilikumölwesen selbst zu Wort kommen:

Das Wesen des Basilikumöls

Wie du riechst, bin ich von subtiler Natur. Es ist nicht das Vordergründige, was mich interessiert. Die tieferen Schichten sind es, deine tieferen Schichten. Ich suche dein Herz. Dort finde ich dein Innerstes – dein Zartestes und zugleich dein Stärkstes. Dein Unverwechselbares, das Einmalige an dir, der besondere Zauber deines Wesens, der Ausdruck deiner innersten Freude. Ich bin der Begleiter deines langen Weges zu deinem Kern. Ich erinnere dich, wenn du fremde Stimmen mehr beachtest als deine innere. Hast du dich verirrt, leuchte ich dir den Weg zurück zu deinem eigenen Herzen. Ich schüttle dich, wenn du dein Inneres vernachlässigst, wenn du dein eigentliches Wesen untergräbst, wenn du mit deinen wahren Schätzen fremdelst. Spürst du mein alles durchdringendes Wesen? Nichts bleibt mir verborgen, was der Fülle und der Freude deiner Echtheit im Wege steht. Ich bin die Essenz des Wesentlichen, und es ist dein Wesentliches, was ich suche. Spürst du meine feine Süße in dir? Wie fühlt sie sich an? Es ist die Süße deiner eigenen Transparenz. Wenn dein inneres Wesen in deinen Worten klingt, in deinen Taten erstrahlt, blühe ich auf in dir. Dann werden wir eins und sind dabei so weit, so unbegrenzt, so voller Freude. Bist du für dich selber transparent, bist du es auch für andere. Du befürchtest, dass du so das Geheimnis deiner selbst preisgibst? Im Gegenteil – erst so schöpfst du aus deiner Ewigkeit, wirst unerschöpflich geheimnisvoll. So wirst du zum Hüter deines Wesens, zum Hüter deines ewigen Kerns.

Ich weise dir den Weg zurück zu deiner Leichtigkeit – die Natur des Herzens ist es, leicht zu sein. Schüttle ab, was dein Herz beschwert! Zur Wahrheit und Schönheit deines Herzens, deines Wesens helfe ich dir zu finden. Mit mir kannst du durchlässig werden, mein Wesensduft kündet davon. Mit durchlässig meine ich, dass du aufnehmen kannst, was um dich herum lebt, dich davon bereichern lässt. Dass du auch auf das Unerwartete eine spielerische, leichte Antwort hast, die aus der Wahrheit deines Wesens sprudelt. Ich bin der Anwalt deiner Überraschung, deiner Erquickung durch dich selbst, deiner Erneuerung aus dir selbst heraus.

Du kennst die stille Freude, wenn du jemand anderem in seinem Wesen begegnest, sei es im Gespräch oder durch einen Blick.

Merkst du, dass es dann immer ein bisschen stiller wird? Du weißt um die beglückende Erfüllung, etwas Allgemeinem deine besondere Note aufzuprägen. Du weißt, wie befriedigend es ist, wenn du mehr und mehr deinen ganz eigenen Stil ausprägst. In eurem Wesen seid ihr alle so besonders, und darum geht es mir. Ich ermuntere euch, das in euch zu finden und es in die Welt zu bringen. Und erblickt mit den Augen eures inneren Wesens genauso das Besondere der anderen. Dann kann das Besondere dem Besonderen begegnen. Ja, dazu braucht es Mut, und der wird reich belohnt.

In den Tiefen seid ihr Menschen euch zur Freude bestimmt, auch wenn der Weg dahin bisweilen länger ist. Deine Wahrheit ist nichts, was du anderen um die Ohren schlagen musst. Souverän, ansteckend und freilassend will sie sein. Je mehr deine Wahrheit aus dir strahlt, um so freier wirst du, desto weniger brauchst du dich abzugrenzen. Im Zusammenklingen der Seelen Schönheit und Einzigartigkeit lebe ich auf. Mit mir wirst du weder belehren, dominieren oder gar manipulieren noch dein Licht unter den Scheffel stellen. Ich bin zugleich Prüfer und Befeuerer deiner Echtheit, deiner Integrität. Sie sind mein wirkliches Anliegen für dich. Sie sind die Substanz und der Schlüssel, mit denen ich dich in eine immer größere Erfüllung tragen möchte. Spürst du die Würze in meinem Duft unterhalb der Transparenz, der Durchlässigkeit, unterhalb der feinen Kraft des Subtilen, unterhalb der Stille? Bevor ich nach außen führen kann, führe ich nach innen. Deshalb findest du in meinem Wesensduft immer auch die Stille. Sie ist Teil des Wesenhaften, des Wesentlichen. Ohne Einkehr, ohne Stille lernst du dich nicht wirklich kennen und auch niemand anderen. Die Stille bringt das gesunde Maß, mit dem alles steht und fällt – weder zu laut noch zu leise, nicht zu heiß und nicht zu kühl.

Du spürst es vielleicht, ich bin der Botschafter deiner Echtheit und Lebensfreude. Drum rufe ich dir zu: Tanze den Tanz deines Wesens, verleih' ihm Flügel mit der Würze deiner Wahrheit!

Das Lebensprinzip des Basilikumölwesens

Nähern wir uns dem Basilikumölwesen über den Duft, überrascht seine enorme Frische. Sie überlagert die darunterliegende pfeffrig-feurige Note und dämpft sie ab. Ehe man sich versieht, hat sich das Basilikumölwesen wie eine erquickende, süßwarme Sommerbrise, beinahe unerkannt, im ganzen Körper ausgebreitet. Dabei geht es dezenter, subtiler und freundlicher als das vergleichsweise kühlscharfe Pfefferminzöl vor. Eben weil es, im Gegensatz zum Pfefferminzölwesen weniger lautstark antritt, anschmiegsamer und wärmer daherkommt, wird es problemloser in alle Körperbereiche quasi durchgewunken. Wärmere Gefilde lassen grüßen und künden von einer frohen, beinahe leichtfüßigen Botschaft. Das Basilikumölwesen strahlt Wohlwollen aus, sorgt für Wohlbehagen – man wird innerlich weicher, entspannter, zugleich beweglicher. Eine milde, eher luftige Süße breitet sich aus. Körperlich wie seelisch wird es leichter. Gleichzeitig stellt sich das Gefühl ein, einstweilen angekommen zu sein. Im Gegensatz zum Vetiverölwesen ist es nicht die dunkle Erde, die einen aufnimmt und substantiell erfüllt. Es ist eher eine lichte, offene und warme Sommerlandschaft, in die man versetzt ist. Man könnte in einem phantasievollen Baumhaus sitzen – der Blick in eine große Weite tut sich auf. Es ist Nachmittag, eine laue Wärme liegt in der Luft. Die Gedanken schweifen, neue innere

Horizonte tun sich auf. Was ist der nächste Schritt, die nächste Aufgabe, die kommende Herausforderung, damit, was ich innerlich fühle, nach außen klarer, stimmiger und stärker zum Ausdruck kommen kann? Keineswegs beliebig – eher ein freudiger, je nach Situation auch strenger oder gar gebietender Imperativ macht sich geltend.

Das Basilikumölwesen stellt mich mir selbst gegenüber. Es geht um den wirklich eigenen Ausdruck jenseits von Konditionierungen, äußeren Erwartungen, familiären oder gesellschaftlichen Vorgaben – selbstverständlich auch jenseits aller inneren Hemmungen, Schüchternheiten, mangelnden Mutes, eigener Erwartungen, Ausreden oder Tabus. Was sich turmhoch und unüberwindbar anhören mag, kann dabei so leicht sein! Das ist die Botschaft des Basilikumölwesens. Bist du ehrlich zu dir selbst, sprichst du aus deinem Herzen, dann werden die Menschen dir zuhören. Sie werden dich verstehen, sie werden dich akzeptieren und sie werden dich schätzen. Die Wahrheit deines Herzens wird sich immer durchsetzen, wenn du ihr nur traust, ihr das angemessene Gewicht und die rechte Form verleihst. Eigentlich kann es leicht sein. Wer mit dem Basilkumölwesen auf gutem Fuße steht, dem wird es leichtfallen.

Für viele jedoch ist es zunächst alles andere als leicht. Weil wir oft genau das nicht nur nicht gelernt haben, sondern im Gegenteil – es wurde uns ausgetrieben. Oder unsere frühe Umgebung hatte dazu selbst keinen Zugang. »Stell dich nicht so an! Was sollen denn die anderen denken? Sei nicht so empfindlich! Kannst du nicht so sein wie die anderen? Wenn das jeder machen würde! Das schaffst du nie!« und so weiter und so fort. Diese Liste von nicht einmal böse gemeinten Entmutigungen, Begrenzungen und Beschneidungen ließe sich endlos fortsetzen. Das hat zur Folge, dass nicht wenige Menschen einen guten Teil ihres Erwachsenendaseins damit verbringen, all die bereits verinnerlichten und selbstverständlich gewordenen Entfremdungen von sich selbst wieder zu überwinden. Dazu kommen die Dinge, die nie ausgesprochen werden, jedoch als kollektive Muster um so stärker wirken. Alle die ungeschriebenen Gesetze, wie man sein soll und wie nicht, die wir unbewusst übernommen haben, um akzeptiert und gemocht zu werden.

Auf all das macht uns das Basilikumölwesen aufmerksam. Unmissverständlich zeigt es, wenn wir Dinge tun, die nicht unserer Wahrheit entsprechen und uns somit schwächen. So kann die Begegnung mit dem Basilikumölwesen sehr befreien, entspannen und beglücken, weil unser inneres Wesen endlich zur Geltung kommt. Ist jedoch der Berg der Selbstentfremdung, den es umzuwandeln gilt, noch groß, zeigt es uns diesen Berg. Dann kann das Basilikumöl übelriechend bis stinkend für uns sein. Das kann zunächst erschrecken und bedrücken. Begeben wir uns allerdings unerschrocken an die innere Arbeit, freunden uns mit dem Basilikumölwesen an; ganz gleich, wie unangenehm es zunächst riechen mag, erleben wir, wie mit jedem Schritt das Leben erfüllter wird und das Basilikumöl dabei immer besser riecht. Was nicht heißen soll, dass das Leben deshalb nur leichter wird. Die Chancen stehen nicht schlecht, dass erst einmal das genaue Gegenteil eintritt: Unbequeme Wahrheiten drängen ans Tageslicht und genauso unbequeme Entscheidungen wollen getroffen werden. Die frohe Botschaft? In jedem Fall erwartet uns eine reiche Belohnung! Die innere Erfüllung, die Lebensqualität verbessern sich dramatisch.

Das Basilikumölwesen weist den Weg von der Fremdbestimmung zur Selbstbestimmung.

Es zeigt, wann es an der Zeit ist, sich zurückzuziehen, um seine wirkliche Position zu finden. Und umgekehrt: Wenn die Zeit reif ist, ermutigt es, hinauszugehen und zu tun, was zu tun ist. Es lässt uns fühlen, was stimmt und was nicht, und hält uns an, das in angemessener Weise kundzutun. Es sensibilisiert, die wahre innere Stimme von den vielen anderen zu unterscheiden, die sich dafür ausgeben. Es befördert unterschwellige Gefühle ans Tageslicht, die beachtet werden wollen, und macht bis dato ungefühlte Spannungen bewusst. Es lehrt Rückmeldungen zu geben, ohne die anderen vor den Kopf zu stoßen. Es ist das Gefühl für das rechte Maß, das uns Taktgefühl verleiht – ein Raum der Freiheit öffnet sich.

Die Prüfung des Basilikumöles ist die: Bist du bereit, zu dem zu stehen, wer du bist – deinem Ureigensten Ausdruck zu verleihen? Nicht wenige weichen eben deshalb erschreckt vor dem Basilikumölwesen zurück. Es erschüttert eingeschlafene Ehen, rüttelt an verrosteten oder nicht mehr stimmigen Freundschaften, hinterfragt fragwürdige, jedoch lukrative oder bequeme Karrieren – kurz, es kann ausgesprochen unangenehm sein, sich dem Imperativ des Basilikumölwesens zu stellen. Und genau aus demselben Grund ist es so enorm heilsam. Was passiert denn, wenn wir uns den unangenehmen Fragen nicht stellen? Uns lieber zerstreuen, ablenken oder in die Arbeit stürzen? Das, was als ein unvermeidlicher Imperativ in uns lebt, als ein Imperativ zur Entwicklung, von dem nichts weniger, als unser Wohl abhängt, bahnt sich seinen Weg in jedem Fall. Unsere Seele und damit verbunden unsere gesamte Physiologie ist auf inneres Wachstum und zunehmende Authentizität ausgelegt. Wir können das ignorieren, aber dann werden wir den Preis dafür bezahlen. Der Preis ist ein immer höherer innerer Druck. Die Entfaltung ist zurückgehalten – und das übt Druck aus. Je nach Konstitution äußert sich das in Bluthochdruck, Tinnitus, Herzbeschwerden, Potenzproblemen, Menstruationsbeschwerden, körperlichen Spannungen, Rückenschmerzen, Schlafproblemen, Unruhe, nervösen Ticks, Spannungskopfschmerzen, Migräne, Magengeschwüren, nervösem Darm, Durchfall, Albträumen, Ängsten und im späteren Verlauf dann Burnout und Depressionen.

Das Gegenteil liegt vor, wenn man noch weitgehend im Tiefschlaf oder der Entfremdung lebt und die innere Stimme kaum vernimmt. Das zeigt sich in hypotonen Symptomen wie zu niedrigem Blutdruck, zu schlaffer wie zu fester Muskulatur, trägem Stoffwechsel, chronischer Müdigkeit, Schwindel, Autoritätsglauben oder Entscheidungsschwäche. In beiden Fällen hilft das Basilikumölwesen, den Symptomen auf den Grund zu kommen, und bestärkt darin, der eigenen Authentizität und Integrität mehr Ausdruck zu verleihen. In aller Regel verläuft der Weg der Heilung so, dass der Prozess der Somatisierung, also das Absinken des Problems aus dem Bewusstsein in den Körper hinein, wieder zurückgeführt wird. Die Energiezufuhr, der Authentizitätsschub durch das Basilkumölwesen hebt das Problem wieder von der körperlichen Ebene ins Bewusstsein. Die körperlichen Symptome lassen nach, dafür tritt das ürsprüngliche Problem in voller Pracht wieder in den Vordergrund. Nun gilt es, unbequeme Erkenntnisse zuzulassen und mutige Schritte zu tun, die man bisher vermieden hat – echtes Neuland zu betreten, um mehr seiner inneren Natur zu entsprechen. Geschieht das nicht, kehren die körperlichen Beschwerden in

»alter Treue« wieder zurück.Ätherische Öle sind ja keine Wundermittel, die einfach nur Symptome beseitigen. Sie sind kristallisierte, Substanz gewordene göttliche Lebensprinzipien und vermitteln diese. Es liegt ganz an uns selbst, wie fruchtbar wir dieses Geschenk machen können. Im Vergleich zum Schafgarbenöl fordert das Ölwesen des Basilikums mehr eigene Teilhabe und Initiative. Es steht eine größere Dringlichkeit dahinter.

Das Basilikumölwesen ist der Seismograph des Zugangs zu unserem innersten Wesen. Es schaut uns durch die Brille unserer eigenen Integrität an, bis in die tiefsten Winkel unseres Körpers. Einmal mehr zeigt das Basilikumölwesen eindrücklich, wie jede innere Haltung sich im gesamten Körper niederschlägt. Mangelnde Integrität ist nicht nur seelisch unbefriedigend, sie strapaziert unsere gesamte Physiologie. Die beeindrukkende symptomatische Bandbreite des Basilikumöls offenbart, was es mit dem Körper macht, wenn wir gegen unsere Seele leben. Daher auch die starke Wirkung des Basilikumölwesens auf das Herz. Das Herz ist unser Wahrheitsorgan. Es leidet besonders, wenn wir ihm nicht zuhören und unser Leben wider seine Impulse führen – so unbewusst dieser Vorgang auch sein mag. Öle wie Rose, Galgant, Gewürznelke oder Engelwurz haben auch eine starke Wirkung auf das Herz, aber eben durch den Scheinwerfer und die Wirkkraft *ihres* Lebensprinzips. Bei der Integrität, die das Basilkumölwesen fördert, geht es um die Anliegen unseres Herzens, unseres innersten Wesens. Diese Wahrheit ist immer wohltuend und befreiend, auch wenn sie sich nicht mit den gerade geltenden Vorstellungen deckt. Wie sein anderer Name »Königsbalsam« es treffend formuliert – ist es die Königsinstanz in uns, der das Basilikumölwesen Flügel verleihen möchte, der es ein Balsam ist. Das Basilikumölwesen entspannt, beruhigt, erfreut und erfüllt so sehr, weil es unserem eigentlichen, wahren Ausdruck zum Durchbruch verhilft. Dadurch kommen wir nicht nur mehr zu uns selbst, wir sind auch verbundener mit der Welt und können andere tiefer erkennen. Das ist der Grund, warum das Basilikumölwesen ein so beliebtes Antidepressivum ist. Wie es das Wort schon ausdrückt, ist in der Depression etwas Entscheidendes in uns bedrückt oder gar unterdrückt. Man wird in sich gekehrt und verliert auch den Kontakt zu sich selbst – eine zähe, graue Decke überdeckt alles. Das Gefühl wächst, sich selbst und den anderen fremd zu sein. In dieser Situation kann das Basilikumölwesen seine Stärken ganz zur Geltung bringen. (Bei stärkeren Depressionen eher Silberwermut anwenden.)

Das Ölwesen des Basilikums steht an der Schwelle vom kollektiven zum individuellen Bewusstsein. Im kollektiven Bewusstsein kommt es nicht auf die individuelle Meinung an – sie kann sogar ungemein stören. Der Fortbestand des Kollektivs hat Priorität. Jeder richtet sich nach den vorgegebenen Regeln, die auf das Heil des Kollektivs ausgerichtet sind. Der Schreiner macht seine Tische mehr oder weniger so, wie das schon seine Vorfahren taten. Der Basilikum-Schreiner jedoch hat eine besondere Freude daran, seinen Möbelstücken seine eigene Prägung zu geben. Mit ganzer Hingabe schafft er etwas, was die Menschen besonders erfreut. Schon von Weitem erkennt man den unverwechselbaren Stil seiner Möbel.

Auch wenn in vielen Teilen der Welt das kollektive Bewusstsein noch sehr stark ist, leben wir im Zeitalter der Individualisierung mit allen seinen Vorzügen und Fallen. Die Individualisierung kann jedoch nur fruchtbar werden, wenn sie aus echten inneren Impulsen gespeist ist und nicht von äußerlichen

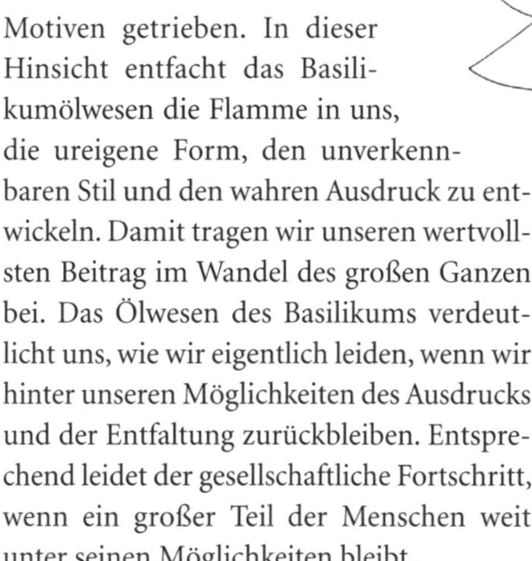

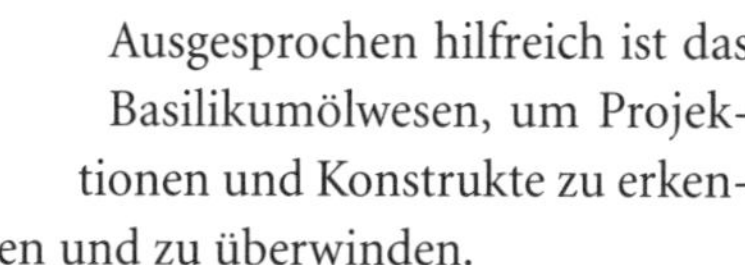

Motiven getrieben. In dieser Hinsicht entfacht das Basilikumölwesen die Flamme in uns, die ureigene Form, den unverkennbaren Stil und den wahren Ausdruck zu entwickeln. Damit tragen wir unseren wertvollsten Beitrag im Wandel des großen Ganzen bei. Das Ölwesen des Basilikums verdeutlicht uns, wie wir eigentlich leiden, wenn wir hinter unseren Möglichkeiten des Ausdrucks und der Entfaltung zurückbleiben. Entsprechend leidet der gesellschaftliche Fortschritt, wenn ein großer Teil der Menschen weit unter seinen Möglichkeiten bleibt.

Wie schon erwähnt, kann die Begegnung mit dem Basilikumölwesen durchaus heftig sein. Dies liegt an den Hindernissen, die den Zugang zu unserem inneren Wesen verstellen. Das Basilikumölwesen identifiziert, welche traumatischen Erlebnisse, eigenen Einstellungen, Scham- oder Minderwertigkeitsgefühle oder Überheblichkeit uns daran hindern, sein Prinzip in Freiheit auszuleben. Der verstellte Zugang zu sich selbst geht mit einer meist unbewussten Trauer einher, die eigenen tieferen Herzensanliegen und Bedürfnisse nicht zur Geltung zu bringen. Wird diese Traurigkeit gefühlt und zugelassen, ist der erste Schritt getan, um wieder an das eigene Wesen anzuknüpfen – die Tür zum eigenen Wesenskern öffnet sich. Eng damit verbunden ist unser Gewissen. Ist die eigene Gewissensinstanz fremd, führt das zunächst durch eine Phase der Verwirrung: »Was gilt jetzt noch? Ist alles, was ich von außen angenommen habe, nicht mehr gültig? Wie soll ich jetzt wissen, was wirklich richtig ist?« Ähnliches gilt für überstrukturierte und zu mentale Menschen. Die Lösung aus dieser Einseitigkeit führt zunächst durch die Unsicherheit des Loslassens und Freilassens, bis eine neue innere Sicherheit entsteht.

Ausgesprochen hilfreich ist das Basilikumölwesen, um Projektionen und Konstrukte zu erkennen und zu überwinden.

Immer wieder erlebe ich, wie Menschen im Prozess mit dem Basilikumöl sich durch eine, manchmal heftige, Schicht von Trauer, Ohnmacht, Hilflosigkeit oder Wut durcharbeiten müssen, bevor sie in ihre Authentizität kommen. Wenn das geschieht, kommt alles darauf an, sich nicht entmutigen zu lassen, sondern zu wissen: Meist ist der Spuk nach Tagen bis Wochen vorbei und danach fährt man eine reiche Ernte ein! In der Regel kann man selbständig durch diesen Prozess gehen, so man bereit und in der Lage ist, sich dem zu stellen, was hochkommt. Auch hier geht es wieder darum, die aufsteigenden Gefühle zu fühlen und zu spüren, wo sie körperlich sitzen und was sie genau körperlich bewirken. Es sind ungefühlte oder nicht genug beachtete Gefühle. Alleine schon das Fühlen ist ein bedeutender Schritt der Integration, das Warum und Wieso steht an zweiter Stelle. Indem ich fühle, werde ich Zeuge, verinnerliche und werde vollständiger. Bleibt der Prozess stecken, muss man das Öl wechseln – dann braucht es ein anderes Lebensprinzip, um die Verarbeitung zu Ende zu bringen (zum Beispiel Silberwermut, Immortelle). Sollten traumatische Situationen, zunächst verdeckte starke Depressionen oder Ängste hochkommen, ist es ratsam, eine geeignete professionelle therapeutische Begleitung in Anspruch zu nehmen. Auf der anderen Seite weinen Menschen Tränen des Glücks aus dem ganz neuen Gefühl der Verbundenheit, zu dem das Basilikumölwesen sie geführt hat – verbunden mit sich selbst, mit der Welt und mit der göttlichen Welt. Andere empfinden durch die Integrationskraft des Basilikumölwesens das erste Mal, dass alles im Körper eine Einheit ist und sie selbst eine Ganzheit. Der Basilikumölprozess führt dazu, dass wir weniger manipulierbar werden. Die überwundene Trennung von Herz und Verstand bringt den vertrockneten Fluss zwischen den beiden wieder zum Fließen. Ein neuer Kraftquell ist erschlossen. Verschleimungen lösen sich, die Vernebelung lichtet sich und sorgt für eine neue Klarheit im Kopf, der nun vom Herzen beraten wird. Das Ölwesen des Basilikums ist wie ein guter Freund, der unsere Stärken und Schwächen bestens kennt. In seiner Gegenwart verstehen wir uns selbst auf einmal viel besser und können tiefer entspannen. Sogar über unsere kleineren oder größeren Fehler können wir mit ihm herzhaft lachen. Nehmen wir seinen Duft in uns auf, können wir förmlich zusehen, wie Sorgen und Probleme auf handhabbare Größen zusammenschrumpfen. Unsere Bedenken fegt er vom Tisch und bedeutet uns, endlich unsere Träume wahr werden zu lassen. Wie wenige andere glaubt er an uns. Er ist der Inspirator, mit dem wir Ideen entwickeln können, auf die wir vorher nicht gekommen wären. Die Begegnung mit ihm beglückt und erfrischt.

Im Gegensatz könnte eine unerlöste Basilikumsituation beispielsweise so aussehen: Mit einigen anderen sitze ich am Tisch. Ich weiß genau: Das, was mir am meisten am Herzen liegt, interessiert keinen der anderen. Es wäre sinnlos, es auch nur zur Sprache zu bringen. Ich beteilige mich zwar am Gespräch – mein Herzensfeuer kann hier jedoch nicht lodern. Keiner gibt viel von sich preis. Man tauscht Meinungen und Erlebnisse aus, berührt sich jedoch nicht wirklich und interessiert sich auch nicht allzu sehr für den anderen. Am Ende bin ich froh, wenn es vorbei ist – es war nämlich anstrengend. Die hohe Basilikumkunst besteht natürlich darin, auch in einer solchen Situation sich treu zu bleiben – mit Enthusiasmus, Wohlwollen, mit der eigenen Wesenskraft so ansteckend zu wirken, dass auch die anderen sich erwärmen und öffnen können. Das Ölwesen des Basilikums lässt uns spüren, welch große alchimistische Kraft darin liegt, aus intimer Wesensverbindung heraus authentisch zu wirken und zu handeln. Unser Beitrag für die Welt wird wertvoller, die Beziehungen erfüllter.

Bisher habe ich die Wesensbeschreibung vom Basilikumölwesen von seinem Geruch und seinen Wirkungen her entwickelt. Doch was ist das für ein Wesen, das uns so unnachgiebig zu unserem eigenen Kern, unserer eigenen Authentizität ruft? Obwohl es tief in unsere Welt eingreift, ist es nicht von dieser Welt. Es ist von feiner, edler, männlicher Gestalt, dem Göttlichen sehr nahe stehend. Trotz oder, besser gesagt, wegen seiner großen Reife weiß er um den Quell des Jungborns und tänzerisch anmutender Beweglichkeit. Wie der Name der Hauptinhaltsstoffe des Basilikumöls – Äther – schon kündet, arbeitet das Ölwesen mit der Substanz des »Äthers«. In diesem Fall ist mit Äther nicht nur die Grundsubstanz des Lebendigen gemeint (wie in den Eingangskapiteln beschrieben), sondern eher das, was mit dem altdeutschen Wort Lebensodem umschrieben ist. Es umfasst auch seelisch-schöpferische Kräfte und kann als eine Art treibende Kraft des Wesens beschrieben werden. In der Meditation erlebe ich, wie das Ölwesen des Basilikums mit dieser Kraft arbeitet und einen erfüllt. Es ist eine Art von »Ich-bin«-Substanz, die enorm Raum gibt, freilässt und gleichzeitig unsere vollbewusste Anwesenheit verlangt. Wie eine Urkraft des Seelenausdrucks gibt er sich mit nichts weniger als dem lebendigen Ausdruck unserer ganzen Wesensfülle zufrieden. Das Basilikumölwesen haucht uns mit seinem seelennährenden und zugleich seelenfordernden Odem an. Aus hochschöpferischen Gefilden kommend, möchte er unser Schöpferisches aktiv im Leben sehen. Insofern kommen wir hier wieder an, wo uns die Mythologie eingangs schon andeutungsweise hingeführt hat.

Wirkungen

- krampflösend ++++ wenige Öle entspannen und entkrampfen so stark wie Basilikum: Magen-, Darmkrämpfe, Gebärmutterkrämpfe, Menstruationskrämpfe, Spannungskopfschmerzen, Hustenkrämpfe, Migräne, verspannte Kaumuskulatur, Tinnitus (Einreibung oder Öldispersionsbäder = Ödb)
- antidepressiv +++ vielgenutzt bei Depressionen (meditatives Riechen oder Ödb), (vergl. Silberwermut: eher stärkere Depressionen)
- entgiftend und blutreinigend +++ wie auch Immortellenöl und Schafgarbenöl ist Basilikumöl stark entgiftend: als Einnahme oder Ödb bei Kater, Drogen-, Medikamenten- oder Genussmittelmissbrauch. Nahrungsmittelvergiftung, verdorbenes Essen – innerlich 1 - 2 Tropfen. Bei Skorpion- und Schlangenbissen zusammen mit Immortellenöl einige Tropfen direkt pur auftragen oder als Ödb.
- antiemetisch +++ Übelkeit, Erbrechen (innerlich 1 Tr, wenn die Übelkeit kommt)
- antitumoral +++ Basilkumöl führt zum eigenen Wesen, zur eigenen Authentizität. Bei Krebs liegt oftmals die Schwierigkeit vor, in die eigenen tieferen Schichten vorzudringen und da heraus zu handeln.[9] Insofern liegt die antitumorale Wirkung von Basilikumöl nahe (Ödb). Diverse Studien belegen seine antitumorale Wirkung.[10]
- schleimlösend +++ chron. Neben- und Stirnhöhlenentzündungen, sorgt zunächst für eine Verschlimmerung der Symptome, da die chronische Entzündung aktiviert werden muss, um ausgeheilt werden zu können. So kommt es zunächst zum Verflüssigen des Schleims und erhöhter Schleimlösung durch Nase und Mund (Inhalation oder Ödb).

Indikationen

Alle genannten Indikationen zeigen, dass das gesunde Lebensprinzip des Basilikumölwesens nicht ausreichend vorhanden ist. Das Ölwesen kann nur helfen, wenn die vorliegende Symptomatik Ausdruck seines fehlenden gesunden Lebensprinzips ist. So ist bei jedem Symptom zu klären, welches Lebensprinzip hier primär vonnöten ist. Mehr dazu in Kapitel »Wege zum richtigen Öl – die Ölefindung«.

Kopf: Migräne, die ihren Ursprung im Leber-/Gallegebiet hat, Spannungskopfschmerzen, Schwindel: Öl tief einatmen und wirken lassen; kann helfen, verlorenen Riechsinn wiederherzustellen (wenn es nicht an Tumoren liegt) (immer wieder riechen oder Ödb) Kater: 1 - 2 Tr abends nach der Sause und am Morgen danach rücken jedem Kater auf den Leib.

Nerven: stark nervenberuhigend – das Nux vomica der ätherischen Öle, Schlaflosigkeit, Schwindel, das Anti-Stressöl schlechthin, hervorragend für mentale Überarbeitung, Prüfungsstress, virale Encephalitis, nächtliches Zähneknirschen – für die seelische »Verdauung« des Nachts (meditatives Riechen, Einreibung oder Ödb)

Hals, Nase, Ohren: Otitis, Tinnitus, Laryngitis (Einreibung oder Ödb)

Atemwege, Zwerchfell: Sinusitis, Bronchitis, Keuchhusten, Hustenkrämpfe, Asthma, entspannt das Zwerchfell (Inhalation, Einreibung oder Ödb), Schluckauf (innerlich 1 Tr), Schnupfen: 1 - 2 Tr auf etwas fettes Öl auf den Nasenrücken einreiben

Herz: Arrythmien, Tachykardie, beruhigt das Herz (Einnahme, Einreibung oder Ödb)

Gelenke, Sehnen: Tendinitis, Arthritis, Fibromyalgie (Einreibung oder Ödb)

Muskeln: verkrampfte Muskulatur, entspannt zu hohen Muskeltonus (Einreibung oder Ödb)

Blut, Blutgefäße, Kreislauf: verbessert die Blutzirkulation, Hypertonie, Hypotonie, Krampfadern (venenentstauend) (Einreibung oder Ödb)

Magen, Darm: nervöser Magen (in den Magen »hineinriechen«, Einreibung oder Ödb), Dyspepsie (Einnahme), Gastralgien (Einnahme), Blähungen, Magen-/ Darmspasmen, regt die Peristaltik an: Einnahme oder als Einreibung einige Tr pur im Uhrzeigersinn einmassieren, Magenübersäurung (3x 1 Tr innerlich),

Leber, Galle: cholesterinsenkend (Einnahme), Galleninsuffizienz – steigert den Gallefluss, leberentstauend: (Einnahme oder Ödb)

Nebennieren: stimuliert die Nebennieren, regenerierend nach langen Cortisongaben, chron. Fatigue, Burnout (Einnahme, Einreibungen oder Ödb)

Prostata: Prostatitis, Prostatareizung (Einnahme, Einreibungen oder Ödb)

gynäkologisch: Menstruationskrämpfe, Schleimhautentzündungen des Urogenitaltraktes, Eisprung fördernd, Kinderwunsch, Wechseljahrsbeschwerden, uterusreinigend, geburtsfördernd, fördert auch die Nachgeburt, milchtreibend (Einreibung oder Ödb)

Haut: Akne (Einreibungen, Ödb)

Kinder: Schulstress, »seelisches« Bauchweh, bei Sprachstörungen (meditatives Riechen, Einreibungen oder Ödb)

allgemein: zieht Gifte heraus: Wespen, Hornissen, Skorpione, Schlangen – lokal pur auftragen oder Ödb

seelisch: Depressionen, manisch-depressive Zustände, Ängste, Überlastung, mentale Konfusion (meditatives Riechen oder Ödb)

Dosierung, soweit oben nicht anders angegeben,

äußerlich: Einreibung: 1 - 2 Tropfen auf etwas fettem Trägeröl; Öldispersionsbäder: 4 Tropfen auf 3 ml Olivenöl

Einnahme: 1 - 2 Tr in etwas warmem Wasser 3 x tägl.

Kontraindikationen

- Nicht während der Schwangerschaft, Stillzeit
- nicht für kleine Kinder
- Vorsicht für Diabetiker, die blutzuckersenkende Mittel einnehmen – Basilikumöl ist blutzuckersenkend.
- Vorsicht für Bluthochdruckpatienten, die Blutdruckmedikationen nehmen: Basilikumöl ist auch blutdrucksenkend.

Herkunft: Komoren, Vietnam, Ägypten, Madagaskar

Destillierte Pflanzenorgane: blühende Pflanze

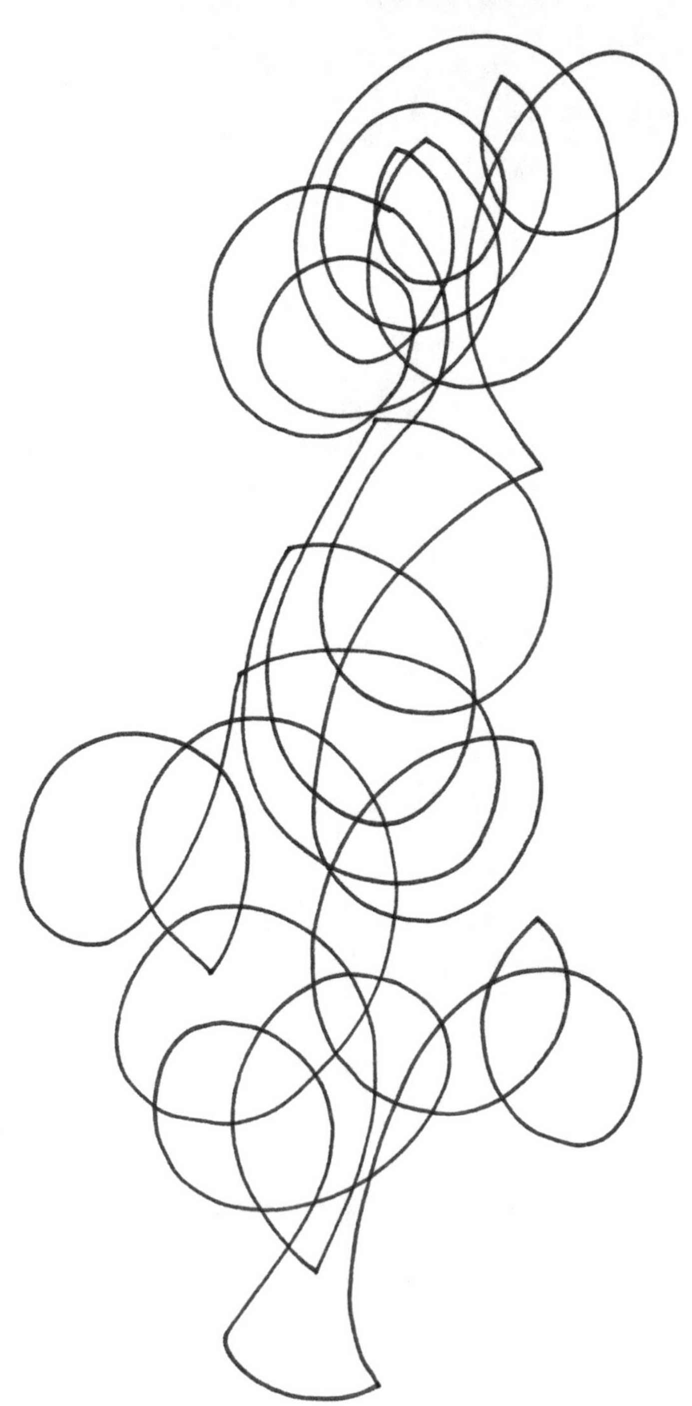

Das Immortellenöl

(Helichrysum italicum)

Heli, aus dem griechischen *helios*, steht für die Sonne und *chrysos* für Gold. Die lateinische Namensgebung gilt nicht nur für die Blütenfarbe der Immortelle, sondern deutet schon auf die Kräfte, die durch sie wirken. Erst in den 1990er Jahren hat das Immortellenöl wegen seiner außergewöhnlichen Eigenschaften größere Kreise gezogen. Als sogenanntes Superarnika oder Lavendel[2] ist es aus der medizinischen Anwendung der Öle seitdem nicht mehr wegzudenken. Das kostbare Immortellenöl ragt als eines der Hauptöle unserer Hausapotheke mit einer Reihe von einzigartigen Eigenschaften hervor.

Pflanze und Signatur

In Größe und Form ist die Immortelle dem Lavendel recht ähnlich – äußerlich betrachtet ist sie die zartere Schwester. Die graugrünen Blätter sind schmaler, fast nadelförmig, jedoch weicher als beim Lavendel. Ein feines Silberhäutchen schützt gegen zuviel Verdunstung. Reibt man es ab, kommt die darunter liegende dunkelgrüne Farbe der Blätter zum Vorschein. Der Geruch der Blätter erinnert tatsächlich entfernt an Curry, was man vom ätherischen Öl nicht sagen kann – daher ihr anderer Name Currykraut. Gegen Ende des Kochens für ein paar Minuten in das Essen gegeben, verleiht es einen leichten Currygeschmack. Ähnlich wie beim Lavendel erheben sich die Blüten wie ein Wald von Antennen über den kleinbuschigen Blattbereich. Von Juni bis August erblühen die in einer Scheindolde angeordneten goldgelben und stark duftenden Korbblüten. Am Strand in Sardinien habe ich sie in 10 cm kleinen Miniaturvarianten gesehen. Normalerweise wird die Immortelle 30 – 60 cm groß und besiedelt auch luftigere Höhen bis zu 1000 m. Beheimatet ist sie im gesamten Mittelmeerraum und verwandten klimatischen Gegenden. So findet sie sich auch an der südlichen Westküste Kanadas, in den USA oder im südlichen Afrika. Die hier besprochene Helichrysum italicum wächst in Südfrankreich, Korsika, Italien und Kroatien. Sie kommt mit kargsten, trockenen Bodenverhältnissen aus und stellt eigentlich nur eine Bedingung: viel, viel Sonne, die sie in ihr kostbares Öl verwandelt. Der Name Immortelle, die Unsterbliche, rührt daher, dass ihre verblühten Blüten die goldgelbe Farbe lange bewahren. Noch bemerkenswerter ist allerdings, dass die von der Pflanze abgetrennten Blüten auch in verblühtem Zustand noch lange und stark duften (viel stärker als Lavendel). Meine in Korsika gesammelten Immortellenblüten riechen immer noch, Jahre später, so stark wie damals. Als Künderin des Ewigen weiß die Immortelle von dem Geheimnis, die vergänglichen klassischen Lebenszeichen, wie Blütenfarbe und Blütenduft, weit über ihre Lebensspanne hinauszutragen. So offenbart sie ihren Zugang zu Kräften, die uns normalerweise verschlossen sind.

Biochemie

Ester 24 - 66 %, darunter Nerylacetat 20 - 62 %; Monoterpene 24 %; Ketone 15 - 22 %, darunter Dione 11 - 20 % und andere. Je nach Herkunft, Bodenverhältnissen und klimatischen Bedingungen kann die Biochemie des Immortellenöls stark variieren. Für die untengenannten Wirkungen sollte der

Nerylacetatgehalt nicht unter 30 % und der Diongehalt nicht unter 12 % liegen. Obwohl sie zu der Gruppe der Ketone zählen, sind die Dione auch für Kinder unbedenklich. Die Dione sind so zentral, da sie unter anderem für die stark regenerative und die blutverdünnende Wirkung ausschlaggebend sind. Der Nerylacetatgehalt liegt den beeindrukkenden entkrampfenden und muskelentspannenden Qualitäten des Immortellenöls zugrunde. Die beeindruckende Kombination von Estern, Monoterpenen und Ketonen verbindet die hohe Ich-Anbindung durch die Ketone mit der kräftigen Nervenstärkung und Schmerzstillung der ausgleichenden Ester und der Strukturstärkung durch die Monoterpene. Das macht das innere Gerüst, die solide und gleichzeitig hocheffektive Zusammensetzung des Immortellenöls aus.

Das Wesen des Immortellenöls

Zarteste himmlische Süße zieht mit mir in dich ein. Ich erinnere dich an deine himmlische Herkunft, an die ursprüngliche Mission, die du vom Himmel auf die Erde mitgebracht hast. Bist du doch ein Himmelswesen, das sich mutig für die Erdenschule entschieden hat. Doch solltest du das nicht vergessen. Denn viele vergessen. Sie müssen dann unsanft gerüttelt werden, um sich zu erinnern. Wie schade! Es ginge auch anders – und davon möchte ich dir künden. Spürst du meinen zarten, süßen Hauch, der durch dich weht? Spürst du meine himmlische Substanz, die dich erfüllt? Spürst du, wie alles in dir aufatmet und entspannt? Fühlst du die hohe Speisung deiner Zellen, deines Gewebes, die Beruhigung und Beglückung für Geist und Seele?

Fast ist es zu schön, um wahr zu sein, aber eben nur fast. Mit mir verbindest du dich mit himmlischem Balsam, mit himmlischem Segen. Das eröffnet dir wundersame Möglichkeiten und fordert dich im Tiefsten zugleich. Mein Wesen verheißt die unmittelbare Wirksamkeit himmlischer Schicksalsfäden, in die du dich mit mir einleben kannst. Schicksalsfäden, die dir zeigen, wie du Ungeahntes, Wunderbares hier auf Erden bringen kannst. Wider alle Zweifel, wider alle Einwände, wider alle weltliche Vernunft helfe ich dir zum Sprung in die nächste Oktave. In dem Moment, in dem du dich bewusst in den Dienst der Himmlischen stellst, dich zum Mitarbeiter der Schöpfung aufschwingst, eröffnest du völlig neue Wege.

Gelingen kann dies jedoch nur, so dein Vorhaben mit dem geeigneten inneren Vermögen, der rechten innerlichen Haltung einhergeht. Und da komme ich ins Spiel. Verbinde dich mit mir, lausche mir und ich führe dich Schritt für Schritt auf diesem Pfad. Du wirst staunen, welche Wendungen sich auftun, wenn du anfängst, die große Verwandlung in dir zu vollziehen, wenn du mehr und mehr aus der Sicht des Himmels auf die Menschen, auf die Verhältnisse schaust, sie tiefer verstehst und unvorhergesehen liebevoll anregen kannst. Damit ändert sich alles!

So wandere mit mir. Jeden Tag ein Stückchen weiter, jeden Tag beglückter. Auch wenn die unvermeidlichen Rückschläge sich einstellen. Sie sind nämlich besondere Lehrstunden deiner Meisterschaft. Ja, um nichts weniger geht es mir. Ich führe dich zur Meisterschaft derer, die sich hier auf der Erde in den Dienst der Himmlischen stellen. So überwältigend die Freuden dabei sind, so schwierig kann es werden. Denn soviel ist sicher: Wir werden geprüft. Je weiter wir schreiten, um so gründlicher. Ich bin deine innere Fackel auf diesem steinigen Weg schönster Erfüllungen. Willkommen in der Welt der Wunder. Reihe dich ein in die kleine, doch unermesslich starke Schar derer, die sich dem Wunder auf Erden öffnen. Es hat sie immer gegeben, und es wird sie immer geben. Gerade in dieser Zeit werden sie so sehr gebraucht. Je inniger du mir folgst, je tiefgreifender du dich wandelst, desto köstlicher die Ergebnisse. Der erste Schritt in den Wunderraum ist, dass du Wunder als natürlich betrachtest. Auch wenn jetzt noch die Allerwenigsten einem solchen Gedanken folgen können, seid ihr als Menschen dazu bestimmt, Mitschöpfer des Wunders zu werden. Es ist nichts weniger als eure menschliche Bestimmung, Geburtshelfer des Wunders zu werden. Dazu kann und möchte ich dich führen. Verbinde dich immer inniger mit mir, gehe schwanger mit meinem Duft und beheimate mehr und mehr meine Wesenswirklichkeit in dir. Du wirst sehen, welch neue Wendungen sich auftun, wie dir das Himmlische vertrauter und vertrauter wird, wie dir das Wunderbare näherkommt.

Das Lebensprinzip des Immortellenöls

An wenigen Ölen scheiden sich die Geister so stark wie am Duft des Immortellenöles. Für die einen ist es himmlische Verheißung schlechthin – paradiesische Süße. Für andere ist es unerträglich, wie pures Gift – je nachdem, wie man sich für das Lebensprinzip des Immortellenölwesens öffnen kann oder sich davon bedroht fühlt. Eines steht fest, dieses Öl ist unglaublich stark. Als Ölwesen nimmt die Immortelle einen ganz besonderen Platz ein, deshalb ist sie nicht so leicht in Worte zu fassen. Ein vielversprechender Weg sich ihr anzunähern, ist die reiche Sprache ihrer Äußerungen und Wirkungen.

Gehen wir erst einmal nur von ihren prominentesten physischen Wirkungen aus, so beginnt schon ein Bild ihres inneren Vermögens zu erstehen. Kein anderes ätherisches Öl weist eine so stark regenerierende und stärkende Wirkung auf das Gewebe auf – sei es bezogen auf die Haut bei Wunden und Verbrennungen oder auf die Blutgefäße bei Rosacea oder Krampfadern. Kein anderes Öl stillt so effektiv lokale Schmerzen, ob bei Verbrennungen oder starken Prellungen. Diese Wirkungen sagen uns schon einiges über die Kraftentfaltung des Immortellenölwesens. Beschränken wir uns aber zunächst einmal auf seine hervorragende schmerzstillende Wirkung. Es gibt nur zwei Wege, Schmerzen zu stillen. Der eine ist der wohlbekannte, zu allermeist beschrittene Weg der Nervenbetäubung, sei es mit pflanzlichen Stoffen wie Opiaten oder deren synthetischen Varianten. So erlösend, erleichternd und unumgänglich das sein kann, wenn wir beispielsweise nur an den Besuch beim Zahnarzt denken, so spannend ist der zweite Weg. Um diesen zweiten Weg zu verstehen, müssen wir uns etwas näher mit dem Phänomen Schmerz befassen. Wie in den Eingangskapiteln beschrieben, ist unser physischer Leib durchflutet von ihn tragenden, aufbauenden und ernährenden Lebenskräften, den Ätherkräften. Diese wiederum sind durchdrungen von empfindender Substanz, den Astralkräften, die uns über die Nerven zum Beispiel Schmerzen melden. Bildlich gesprochen entsteht Schmerz, wenn das Ätherbett (zum Beispiel durch Verletzung, Verbrennung, Entzündung) zu dünn geworden ist und die astralen Kräfte direkt auf dem Physischen aufschlagen. Sobald wieder genug aufbauende Ätherkräfte die abbauenden Astralkräfte abpuffern, verschwindet der Schmerz. Die Natur hat dies weisheitsvoll eingerichtet, da wir durch den Schmerz die betroffenen Bereiche schonen und sich dadurch die Ätherkräfte besser regenerieren können. In ähnlicher Weise lindert der ätherische Zustrom des Immortellenölwesens auch Krämpfe, die mit einem

Zuviel an Astralkräften und ein Zuwenig an Ätherkräften zusammenhängen.

Hier setzt jetzt die zweite und elegantere Variante der Schmerzstillung an – nämlich Ätherkräfte zuzufügen, die sofort heilend auf die Wunde oder Verbrennung einwirken und das lebensstiftende Ätherkleid wiederherstellen. So kann der Schmerz nachlassen. Die nötigen Heilungsprozesse setzen unmittelbar ein – die Haut regeneriert und erneuert sich. Die enorme Kraft und Wirksamkeit des Immortellenölwesens erklärt sich dadurch, dass es in der Lage ist, geradezu ein Füllhorn von Ätherkräften auszuschütten. Besonders bemerkenswert ist dabei, dass die Immortellenpflanze das Öl unter kargsten ätherischen Umständen herstellt – nämlich auf unergiebigen, trockenen Böden. Sie nimmt also nicht, wie Schafgarbe oder Arnika dies tun, die Ätherkräfte des direkten Umkreises auf. Auch in ihrer Pflanzengestalt gibt sie keinen besonderen Hinweis auf ihre üppig vorhandenen Ätherkräfte. Im Gegenteil, in der physischen Ausgestaltung ihrer Pflanze hält sich die Immortelle zurück. Ihr Überfluss an Ätherkräften lebt ganz im ätherischen Öl, das die Blüte noch lange weiterduften lässt, selbst wenn sie längst verblüht ist. Das Geheimnis ihres ätherischen Reichtums liegt darin, dass sie es vermag, Sonnenkräfte in Ätherkräfte zu verwandeln und in ihrem Öl in physisch-ätherischer Form zur Verfügung stellt; im Gegensatz zur Sonnenblume zum Beispiel, die ihre Ätherkräfte ganz für sich selbst und ihren viel üppigeren Ausdruck beansprucht.

Die Fähigkeit der Immortellenpflanze, ihren Duft weit über ihre Lebensspanne hinaus zu tragen, weist schon darauf hin, dass sie sich in besonderem Maße die Wege zwischen Diesseits und Jenseits erschlossen hat. Für das Ölwesen gilt das um so mehr. Als Künderin des Überzeitlichen im Zeitlichen weiß sie um die Vorraussetzungen, wie man sich im Leben die geistigen Quellen höherer Wirksamkeit erschließt. Da sie in beiden Welten gleichermaßen zuhause ist, vermag sie die irdische Welt ständig mit den Lebenskräften und Lebensimpulsen der geistigen Welt zu befruchten. Ihr Wesen ist weniger weltgerichtet, sondern geistgerichtet. Durch ihr hohes geistiges Vermögen kann sie stärkste Wirkungen im Irdischen vermitteln. Sie erhebt sich ins Geistige und wirkt von dort ins Irdische hinein. Sie zeigt uns, unser irdisches Leben so zu gestalten, dass wir es mehr und mehr mit geistigen Wirkungen befruchten können.

Die Goldmarie aus Grimms »Frau Holle« hängt innig mit dem Lebensprinzip des Immortellenölwesens zusammen: Als Mädchen wird sie von ihrer Stiefmutter schikaniert. Schließlich soll sie die in den Brunnen gefallene Spindel zurückholen. Durch das Tor des Brunnens gelangt sie in die geistige Welt, wo sie zu immer neuen Aufgaben gerufen wird. So ruft das fertige Brot danach, aus dem Ofen geholt zu werden, die reifen Äpfel wollen vom Baum geschüttelt werden. Schließlich kommt sie zur guten Frau Holle, der sie zur Hand gehen soll. Sie schüttelt die Betten aus – worauf es auf der Erde schneit. Als sie das Heimweh plagt und sie sich verabschieden will, überschüttet sie ein Goldregen. Zuhause begrüßt sie der Hahn: Kikeriki! Unsere goldene Jungfrau ist wieder hie! Das Gold will die faule und hässliche Stiefschwester selbstverständlich auch und macht sich auf den gleichen Weg. Allerdings fällt sie ihrer Faulheit und Berechnung zum Opfer und besteht keine der Prüfungen. Anstelle des Goldregens trifft sie ein lebenslang anhaftender Pechregen.

Viele Menschen erleben mit dem Immortellenölwesen diesen Goldregen, der in die Aura kommt, so man sich innerlich ihrem Wesen öffnen kann. Kennzeichnend für viele Menschen mit höheren Fähigkeiten ist ein oft schwieriges irdisches Leben, das nicht selten mit einem Außenseiterdasein einhergeht. Hier beruhigt das Ölwesen der Immortelle. Sie hilft umfassend Frieden zu schließen mit den irdischen Verhältnissen. Die irdischen Härten steigern die Sehnsucht nach der anderen Welt, bis der Durchbruch in die geistige Welt gelingt – unter Umständen durch Unglücke, Unfälle, Krankheiten oder durch einen geistigen Schulungsweg – oft kommt beides zusammen. Dort allerdings müssen wir die Prüfungen bestehen. Unsere Gutwilligkeit, unser Mitgefühl, die Hilfsbereitschaft, Ehrlichkeit, unser Mut, unsere Demut wie unsere Opferfähigkeit werden auf die Probe gestellt. Sie sind die Eingangspforte zu den höheren Weihen. Dann folgt der Goldregen – natürlich ist dies nicht physisch gemeint, sondern lebt in dem Glücksgefühl der segnenden und offenbarenden Verbindung mit der geistigen Welt und bringt ein ganz neues Lebensgefühl mit sich.

Kommen wir zum Duft der Immortelle: Im Vordergrund des Dufts steht seine betörende, reiche und volle Süße. In Töne übersetzt, würde sie hohe Töne erklingen lassen. Eine himmlisch goldene Süße legt sich nährend und liebevoll um einen, durchdringt zart Haut und Unterhaut, um dann in die tieferen Regionen des Leibes zu gelangen. Diese Süße ist nicht von dieser Welt. Ihre Süße so zu erleben, bedarf allerdings in der Regel eines Weges mit ihr.

Wie eingangs erwähnt, erleben nicht wenige ihren Duft alles andere als himmlisch süß, sondern als giftig, künstlich süß, eklig süß, bis hin zu Brechreiz auslösend. Damit zeigt uns das Immortellenölwesen, wo wir uns in unserem Entwicklungsweg mit ihrem Lebensprinzip gerade befinden. Was wir riechen, ist unser Entwicklungsstand in ihrem Lebensprinzip. Je weiter unsere Lebenspraxis, die Glaubenssätze oder innere Einstellung von ihrem Prinzip entfernt ist, desto befremdlicher wird das Immortellenöl für uns riechen. Zum Glück hilft uns das Immortellenölwesen gerne, ihr Lebensprinzip für uns fruchtbar zu machen .

Im Vergleich ist die Süße von Ölwesen wie Perubalsam oder Vanille schwerer und irdischer, die von Jasmin oder Neroli kosmischer, die des Rosengeranienöles weicher und weniger direkt – sie lässt mehr Raum. Das Immortellenölwesen ist enorm direkt. Es weiß um die Bedingungen, seine himmlische Süße zu irdischer Wirksamkeit zu bringen. Im Vergleich zum Ölwesen der Rosengeranie ist die Immortelle konzentrierter und stärker abgegrenzt. Um ihr Prinzip zur Wirkung zu bringen, muss sie eine klare, akzentuierte Botschaft vermitteln, die keine Kompromisse zulassen kann: Lass alle Zweifel, alles Zögern und Zaudern hinter dir. Erhebe dich zu deiner höheren Bestimmung. Vergiss nicht, vom Himmel kommst du und zu nichts weniger bist du angetreten, als Himmlisches auf die Erde zu bringen. Darum künde in deiner eigenen Weise von den süßen himmlischen Kräften und lasse sie hier auf der Erde zur Wirklichkeit werden. Selbstverständlich kann das Immortellenölwesen nur weiblich sein, lieblich weiblich.

Steht eine Frau dem Wesen des Immortellenöls nahe und bringt ihr Lebensprinzip zur Geltung, gilt ihre Lieblichkeit durchaus auch ihrem männlichen Gegenüber; um so mehr allerdings, je stärker der gemeinsame Fokus auf die Lieblichkeit der geistigen Welt gerichtet ist. Da geht ihre größte Sehnsucht hin, da spürt sie ihre wirkliche Heimat, und in dieser Verbindung kann sie ihre Potentiale erst richtig zum Ausdruck bringen. Für die oft feenhaften Frauen (meist sind es Frauen, doch ausnahmsweise auch Männer), die dem Wesen der Immortelle nahestehen, ist es mitunter nicht einfach, bei diesen starken Antennen zur geistigen Welt ihr eigenes Wesen zu finden. Unentschlossenheit, Hin-und-hergerissen-Sein zwischen den vielen Einflüssen macht es für sie schwieriger als für andere, ihr eigenes Ich zu finden und auszudrücken. Auf der körperlichen Ebene neigen sie zu Allergien, sind oft verfroren, eher blasser Natur und vertragen meist nur wenig Sonne. Ihnen hilft das Immortellenöl, die Füße besser auf den Boden zu bekommen und die irdischen Verhältnisse entschlossener anzugehen.

Die Präsenz des Immortellenölwesens hat unmittelbare Konsequenzen. Wenn es nicht anders geht, kann sie durchaus streng, scharf und kompromisslos sein; nicht jedoch laut oder hart, eher würde sie zu Rückzug neigen. Ihre strengere Seite kommt nur durch, wenn sie auf Eigenschaften und Verhältnisse stößt, die mit ihrem Wesen nicht vereinbar sind. Unmissverständlich macht sie klar, dass Heilsames nur entstehen kann, wenn der Kopf im Dienste des Herzens steht. Kopfgeburten, fixen Vorstellungen und Kopflastigkeit verstellen ihrem Wesen und ihrer Kraft den Weg. Kopflastigen Menschen zeigt sie diesen Umstand durch Kopfschmerzen, einen schweren Kopf oder Schwindel, wenn sie ihren Duft riechen. Gleichzeitig ermuntert uns das Immortellenölwesen wieder zur süßen Freude einer intimen Verbindung, zu den Wundern des Lebens – dem Flügelschlag des Schmetterlings zu lauschen oder vom Zauber des Sternenhimmels zu kosten. Sie befeuert unsere Sehnsucht, innig einzutauchen in die Mystik und die Magie des Lebens. So lässt sie die wirklichen Fragen des Lebens wieder auferstehen. Alles äußerlich Getriebene verliert seine Kraft und wird an seinen angemessenen Platz gestellt. Als Mittlerin der geistigen Welt ins Irdische ist es ihr Anliegen, in uns diese Verbindung zu stärken. So kann sie helfen, unser drittes Auge zu öffnen, unsere geistigen Ohren wachsen zu lassen, die gesamte Wahrnehmung zu verfeinern. Sie ist innig mit den feinsten Erscheinungen des Lebens verbunden, den Feen und Sylphen wie den Engeln. Da ist sie zuhause. Von dieser Welt will sie künden, aus dieser Sphäre speist sie sich.

Allerdings sollte man sich nicht vertun! – Sie ist im höchsten Grade lebenspraktisch und im Irdischen verankert. Ebenso wie sie vom Himmlischen kündet, besteht sie auf größter Erdenverankerung und Erdentüchtigkeit. Wie soll denn Himmlisches irdisch werden, ohne dass wir uns zutiefst mit den Erdenverhältnissen verbinden? Um ihr gerecht zu werden, müssen wir um so inniger zum Erdenbürger werden. Nichts liegt ihr ferner, als eine weltfremde Spiritualität im Wolkenkuckucksheim. Weltflucht und Realitätsferne können ein Grund sein, weshalb ihr Duft zunächst unangenehm erlebt wird – sie vertragen sich nämlich in keinster Weise mit ihrem Prinzip.

Eine Teilnehmerin tupfte sich eher unbedarft während der Arbeit zuhause am Laptop einen Tropfen des Immortellenöls unter die Nase. Als sie weiterarbeitete, stieg ihr ein giftiger, nach verschmortem Plastik riechender Geruch in die Nase. Voller Panik, ob vielleicht etwas in der Küche oder gar in ihrem Laptop durchschmorte oder ob von draußen giftige Dämpfe hereinkamen, suchte sie nach der Ursache, fand jedoch nichts. Dieses Aufgerütteltsein veranlasste sie, sich endlich um ihre seit Monaten aufgeschobene Anmeldung bei der freiwilligen Krankenversicherung zu kümmern. Aus existentieller Angst und Unsicherheit hatte sie dies liegengelassen, um nicht damit konfrontiert zu sein. Allerdings bemerkte sie, wie sehr sie dieses Unerledigte durch Enge in der Brust und ein Gefühl von nervösen, fahrigen, manchmal schreckhaften, fast fremdgesteuerten Bewegungen bis ins Körperliche belastete.

Nachdem sie ihren Antrag eingereicht hatte, fühlte sie die Erleichterung. Ein riesiger, lange lastender Felsbrocken hatte sich von ihrer Seele gelöst. Und siehe da, auch der Duft des Immortellenöls hatte sich verändert. Eine tiefe, satte, fruchtig reife Note kam jetzt zum Vorschein. Sie erkannte, dass der vorher für sie giftige Gestank nach verbranntem Plastik ihrer momentanen Verfassung des Immortellenölprinzips entsprach – sich nicht um die materiellen Notwendigkeiten zu kümmern. Auf einmal wurde ihr klar, wie viel geistige Führung ihr Leben lang eigentlich stets anwesend, bislang jedoch durch eine peitschende Selbstverurteilung und Selbstsabotage für sie nicht fühlbar war.

Nun erlebte sie die nährende Weisheit des Immortellenölwesens und erkor sie zu ihrer Wegbegleiterin für die nähere Zukunft. Es war ihr klar, da lastete noch mehr Unerledigtes auf ihrem Herzen, was sie durch die Verbundenheit und den Beistand des Immortellenölwesens auch meistern würde. Mit der tiefen Empfindung, doch nicht ganz von der göttlichen Welt verlassen zu sein, kamen ihr am Morgen danach die Tränen. Sie wurde an ihre innere Führung erinnert und in ihrem Enschluss bestärkt, sich wirklich in den Dienst des Geistes zu stellen.

Wer hätte gedacht, wie lebenspraktisch streng, doch letztendlich in der Wirkung weltlich fürsorglich so ein himmlisches Ölwesen für uns sein kann!

Heißt man das Immortellenölwesen willkommen, kann es sein, dass es über Hitzewellen in den Körper kommt, um die große Verwandlung zu vollziehen, alles zu verbrennen, was der Verfeinerung im Wege steht. Es ist unser eigenes höheres Ich, das über die Wogen der Wärme vom Immortellenölwesen beflügelt, tiefer in uns Einzug hält. Das Immortellenölwesen beleuchtet alles in uns, was unserer Höherentwicklung und Verfeinerung im Wege steht. Oftmals sind das Dinge, die nicht einmal bewusst sind – weil sie so selbstverständlich sind, wir es nicht anders kennen oder weil sie ins Unterbewusste verdrängt sind. Ein ernstes Hindernis kann dabei unser Eigensinn sein, der es unmöglich macht, zu Höherem vorzudringen.

All die verdrängten, unbewussten Gefühle und Erinnerungen sind wie Fremdkörper in uns, die darauf warten, ans Tageslicht des Bewusstseins zu kommen. Nur dann können sie verarbeitet und verwandelt werden. Erst dann können sie, wie ein guter Kompost, wieder fruchtbar werden. Davor sind sie wie vernachlässigte Anteile unserer selbst, die ihr Eigenleben führen. Im günstigsten Fall kostet uns dieses Eigenleben nur Kraft, je stärker die verdrängten Gefühle sind, desto mehr. Im ungünstigeren Fall gibt dieses Eigenleben den Nährboden für Erkrankungen ab – und zwar durchaus gravierende Erkrankungen. In jedem Fall jedoch ist ein erheblicher Teil nicht nur unserer Kraft, sondern auch unserer Potentiale dort gebunden. Und an dieser Stelle kennt unser Immortellenölwesen kein Pardon, kann sie kein Pardon kennen, wenn sie sich selbst treu bleiben will. Ihr Kraftpotential kann sich nur in uns entfalten, so wir bereit sind, anzuschauen und zu wandeln, worauf sie hinweist.

Eine beeindruckende Lehre der ätherischen Öle für mich war, zu verstehen, wie unterschiedlich der seelisch-geistige Hintergrund einer Symptomatik oder Erkrankung von Mensch zu Mensch ist. Deshalb gibt es bei der Arthritis zum Beispiel so viele Öle, die in Frage kommen. Ein Öl kann nur innerhalb seines Kontextes wirken und helfen. Deshalb kann es auch nicht ein Öl geben, das für alle oder auch nur die meisten Arthritiden hilft. Bei Arthritis haben wir es mit Ablagerungen zu tun, die kristallisiertes Seelisches sind. Und die Heilwirkung eines Öles beruht darauf, dass es in der Lage ist, dieses geronnene Seelische zu lösen, zugänglich zu machen und ans Tageslicht zu befördern. Das Ölwesen kann dies jedoch nur, wenn der »Seelenstoff« des Menschen wesensverwandt ist mit seinem eigenen Seelenstoff. Für den Betroffenen ist das zunächst einmal unangenehm, weil er es statt mit physischem nun mit seelischem Schmerz zu tun hat, was durchaus schwerer zu ertragen sein kann. Der in der Arthritis geronnene Seelenstoff kommt hoch und schreit nach Beachtung. Wird das in der Arthritis gebundene Leid durchgearbeitet und erlöst, kann die Arthritis heilen. In diesem Sinne wirken viele Öle entzündungshemmend, was jedoch nur der sekundäre Faktor ist. Unterdrücke ich dagegen die Entzündung und lindere so den Schmerz, ohne das dort gebundene Thema zu lösen, versteht es sich von selbst, dass ich ein Leben lang die Entzündung weiter unterdrücken muss. Andernfalls würde sie immer wiederkommen.

Primär gilt es also zu verstehen, ob ein Schafgarbenölthema vorliegt, ein Immortellenölthema, ein Silberwermutölkontext oder ein anderer Kontext. So kann das Immortellenöl, wenn der Kontext stimmt, für Arthritiden hervorragend sein. Bei einer Seminarteilnehmerin zum Beispiel haben sich ihre rechtseitigen zuvor stummen arthritischen Knie- und Ellenbogenschmerzen durch das Riechen des Immortellenöls wieder stark bemerkbar gemacht und damit gezeigt, das diese Schmerzen mit dem Lebensprinzip des Immortellenölwesens zu tun haben. Gleichzeitig kamen ihr Erinnerungen aus der Kindheit hoch. Ihr Vater konnte sie in ihrem Wesen nie wirklich verstehen und belegte sie entsprechend immer wieder negativ. Frühe negative Prägungen graben sich in unser ganzes Lebensgefüge ein, färben das Selbstwertgefühl, unsere Beziehungen, unseren Ausdruck und natürlich unseren Weg in die geistige Welt. Deshalb zeigte das Immortellenölwesen in dem Substanzabgleich zwischen ihrem Wesensduft und dem Gewebe (körperlicher, geistiger und seelischer Art) der Teilnehmerin, dass in Knie und Ellenbogen ihr Lebensprinzip leidet. Darum kann das Immortellenölwesen dieses Leiden überwinden helfen.

Aus diesem Grund ist das Immortellenöl auch bei frühen seelischen Verletzungen wirksam, dem daraus resultierenden Rückzug und der seelischen Erkaltung. Ihre starken Sonnenkräfte helfen, diese Situation zart, aber durchgreifend zu erwärmen und zu erlösen. Vielen Menschen verleiht das Immortellenöl noch mehr Geborgenheit als das Schafgarbenöl.

Eine andere Art, den Zugang zu den Kräften des Immortellenwesens in uns zu verstellen, besteht darin, sich Zweifeln, Ängsten, seiner Schwere oder Unentschlossenheit gegenüber der geistigen Welt zu ergeben. Der Kompass zur Wirksamkeit des Immortellenölwesens ist eine konsequente Ausrichtung auf die Realität und die immerwährende Wirksamkeit der geistigen Welt. Das Ölwesen der Immortelle schöpft aus dieser Ausrichtung. Ihre Stärke und ihre Heilkräfte rühren daher. Ihr innigstes Anliegen ist es, dieser Ausrich-

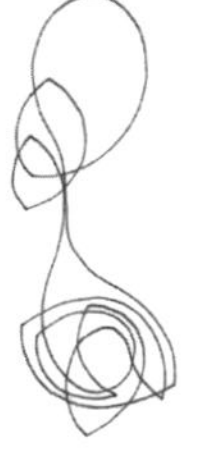

tung in uns zum Durchbruch zu verhelfen. Die andere Seite der Verfeinerung ist die Empfindlichkeit. Bei aller Sensibilisierung lauert durchaus die Gefahr der Überempfindlichkeit. Körperlich ausgedrückt, wären das Allergien. Hierbei kennt und stärkt das Immortellenölwesen den feinen Grad zwischen gesunder und ungesunder Sensibilisierung. Sie hilft Empfindlichkeit in Empfindsamkeit zu wandeln. Wenn wir schnell zu sehr betroffen sind, hilft sie, mehr in sich selbst zu ruhen, und stärkt die Fähigkeit zur Zeugenschaft, die den nötigen Abstand gibt. Je mehr wir uns dem Geistigen öffnen, uns verfeinern, um so wichtiger wird die Erdung. Nichts ist gefährlicher und ungesünder, als einen geistigen Weg zu beschreiten und dabei seine Erdung zu vernachlässigen oder gar zu verlieren. Viele geistig Strebende können davon ein Lied singen – im günstigsten Falle kommt man auf seinem geistigen Weg einfach nicht voran. Im weniger günstigen Fall winken Stoffwechselentgleisung, Psychosen, Depressionen, chronische Müdigkeit oder chronische körperliche Schwäche.

Je nachdem, wie tief wir den Immortellenduft und somit ihr Wesen in den Körper aufnehmen können, erkennen wir, wie gut wir geerdet sind – wie tief wir unseren eigenen Körper durchdringen. Sie hilft, uns wieder besser im Körper zu verankern. Sie weiß um die idealen Bedingungen ihres Lebensprinzips und hilft uns, diese zu verwirklichen.

Damit wären wir schon bei den unerlösten Seiten ihres Lebensprinzips: Ein Zuwenig ihres Prinzips bewirkt die Vernachlässigung oder gar Verleugnung unserer Feinfühligkeit, Sensibilität und höheren Fähigkeiten, unserer Antennen in die andere Welt. Das Zuviel davon kann sich in schlechter Erdung, Überempfindlichkeit, Abgehobenheit, Weltflucht oder hoher Allergiebereitschaft äußern.

Das Immortellenölwesen kann eine entscheidende Hilfe für sensible Menschen sein, die es schwer haben, ihren Stoffwechsel zu durchdringen und dadurch eine chronische Stoffwechselschwäche haben. Wird der Stoffwechsel nicht richtig durchdrungen, verhärten und devitalisieren die Organe. Als unserem Zentralorgan widmet sich die Immortelle ganz besonders dem Herzen. Eine Kursteilnehmerin beschrieb die Wirkung des Immortellenölwesens folgendermaßen: »Sie kam in mich hinein und zog mein Herz so stark auseinander, dass ich dachte, meine Knochen würden brechen. Darauf kam die Botschaft: ›Öffne dein Herz und lasse die Liebe herein.‹« Vom Herzen aus durchflutete dann eine Welle von Lebendigkeit und Wärme den ganzen Körper. So hilft sie, das Herz zu weiten, ihm Raum zu geben und es zu erwärmen. Sie entspannt die Herzkranzgefäße und beruhigt das aufgeregte Herz.

Im Herzen ist unsere Liebeskraft beherbergt, lebt unsere Herzenswärme, zugleich ist es unser zentrales Wahrheitsorgan. Im Herzen fühlen wir den Unterschied der guten von den unguten Geistern, egal wie gut sie getarnt sind. Deshalb ist die innige Verbindung zum Herzen und die Befreiung unseres Herzens grundlegend für den geistigen Weg. Und bekanntlich ist das Herz wesentlich intelligenter als unser Gehirn. Zudem hat die große geistige Kraft des Immortellenölwesens eine starke Wirkung auf das Blut. Als Träger unserer Ich-Kräfte und unseres Immunsystems hängt die Qualität unseres Blutes neben der Ernährung maßgeblich davon ab, wie wir unsere wirklichen geistigen Impulse leben. Führt unser Geist, wird das Blut lebendiger, schneller und flüssiger. Zu dickes Blut ist ein Zeichen, dass wir zu materialistisch, ängstlich, zweifelnd oder egoistisch geworden sind. Die tiefe Verwandlung, die das Immortellenwesen mit uns vollzieht, erklärt ihre Blut verflüssigende Wirkung.

Was am Wesen des Immortellenöls hervorsticht, ist ihre Schnelligkeit, ihre enorme Beweglichkeit und feine Präzision. Bevor man ihrer richtig gewahr wird, ist sie schon längst weiter. In Windeseile findet sie, was sich in uns weiten und wandeln soll, um ihre Speisung empfangen zu können. Sie zeigt es uns und hat ihren Teil für unsere Wandlung schon vollbracht, ehe wir recht begriffen haben, worum es geht. Dem nie geliebten Kind schenkt sie Liebe und zeigt, warum die Eltern selbst nicht lieben konnten. Den nie gefühlten großen Gefühlen, die aus ungeahnten Tiefen rufen, verschafft sie Raum und zeigt sie uns. Sie öffnet die rostigen Stahltüren zu unseren karmischen Verfehlungen, ohne deren Ansicht und Anerkennung wir ihre Wirkungen nicht empfangen können. Sie zeigt uns die unbewussten Schuldgefühle, deretwegen wir uns für das Himmlische nicht würdig fühlen und es deshalb nicht in uns hineinlassen können. Sie kann sogar bewirken, dass wir am eigenen Körper spüren, was wir anderen angetan haben. Zu einer viel volleren Größe ruft sie uns auf. Aber ja, alle Öle tun dies – doch das Immortellenölwesen tut es im Hinblick auf unsere feinen Antennen und Verbindungen zu den subtilen Kräften und den Botschaften der geistigen Welt. Sie weiß, wir sind berufen, unser Scherflein dazu beizutragen, dass himmlische Wirkung zu irdischer Wirksamkeit kommt. So viele Wunder warten darauf, das Irdische zu beschenken, wenn wir uns nur innerlich bereiten. Davon kündet sie, dafür möchte sie uns vorbereiten. Ihre geradezu phänomenalen schmerz- und blutungsstillenden oder hautheilenden Eigenschaften sind nur ein Vorgeschmack auf das, was sie mit uns noch alles vollbringen möchte. Allerdings ist es an uns, uns zu unseren höheren Fähigkeiten aufzuschwingen, zu höherem Wollen und Mitvollziehen. Und es braucht eine Würdigung und wirkliches Verständnis ihres Wesens, um diese Wirksphäre betreten zu können. Da wir ja bereits sehen, wie viel das Immortellenölwesen zu bewirken vermag, selbst wenn wir ihrem Wesen völlig unbedarft gegenüberstehen, beginnen wir erst zu ermessen, was möglich wird, wenn es zu einer wirklich vereinten Wesenswirksamkeit von Mensch und Immortellenölwesen kommt.

Wirkungen

- blutstillend ++++ kann direkt tropfenweise in offene blutende Wunden gegeben werden; kann die Blutung zum Stehen bringen, bei größeren Wunden Kompressen benutzen. Hämorrhagien: ein Öldispersionsbad mit dem Immortellenöl kann unmittelbar blutstillend wirken
- blutverdünnend ++++ der beste Blutverdünner unter den ätherischen Ölen
- antikoagulierend ++++ das stärkste ätherische Öl in dieser Kategorie: bei Blutgerinnseln in Gehirn, Lunge, Herz, Arterien und Venen (Öldisperisionsbäder = Ödb)
- Gewebe regenerierend ++++ Wundheilung, Hautregenerierung
- antiallergisch ++++ Nahrungsmittelallergien, Kälteallergie, allergische Reaktionen der Atemwege (Einreibung oder Ödb), anaphylaktischer Schock – unmittelbar innerlich einige Tropfen in Wasser alle fünf Minuten einnehmen – sobald Besserung eintritt, ein Immortellen-Öldispersionsbad nehmen
- stark schmerzlindernd ++++ Prellungen, Verrenkungen, Verbrennungen, Verstau-

chungen, Sportverletzungen, Knochenschmerzen, Muskelschmerzen

- wundheilend ++++ auf frische Wunden 2 x tägl. pur, bis die Wunde geschlossen ist
- entzündungshemmend +++
- entkrampfend +++ durch die starke Ätherisierung stark entkrampfend: Asthma, Magen-Darm-Krämpfe, Krampfhusten, Keuchhusten, Kopfschmerzen, Migräne – inhalieren, 3-4% einreiben oder Öldispersionsbäder
- entgiftend +++
- antiseptisch +++ direkt auf die gereinigte, blutende Wunde, um Infektionen und Sepsis vorzubeugen – Cave: Ersetzt nicht die Notwendigkeit die Wunde zu reinigen!
- diuretisch +++ wassertreibend, hilft Gifte mit dem Urin auszuschwemmen, kann dadurch auch blutdrucksenkend wirken
- Kreislauf ausgleichend +++ wirkt besonders auf den arteriellen Kreislauf
- Drüsen stärkend +++ insbesondere Bauchspeicheldrüse
- schleimlösend +++ hilft auch, zähen Schleim zu lösen, sowohl in den Bronchien wie in den Stirnhöhlen
- Lymphfluss anregend +++

Indikationen

Alle genannten Indikationen zeigen, dass das gesunde Lebensprinzip des Immortellenölwesens nicht ausreichend vorhanden ist. Das Ölwesen kann nur helfen, wenn die vorliegende Symptomatik Ausdruck seines fehlenden gesunden Lebensprinzips ist. So ist bei jedem Symptom zu klären, welches Lebensprinzip hier primär vonnöten ist. Mehr dazu in Kapitel »Wege zum richtigen Öl – die Ölefindung«.

Kopf: Migräne, regt die rechte Gehirnhälfte an, die für das kreative, ganzheitliche Denken zuständig ist, Zahnfleischentzündung, Bindehautentzündung, die antikoagulierende Wirkung kann besonders bei Blutgerinnseln im Gehirn sehr hilfreich sein – allerdings Vorsicht bei gleichzeitiger Einnahme von allopathischen Antikoagulantien (Einreibung, Inhalation oder Ödb)

Nerven: Nervenverletzungen: kann auch Nervengewebe regenerieren, Neuralgien, nervenstärkend (Einreibung oder Ödb)

Atemwege: Sinusitis, Bronchitis, Husten, spastischer Husten, Keuchhusten, reinigt die Schleimhäute und legt einen Schutz über sie. (Einreibung oder Ödb)

Haut: verleiht neue Elastizität, Akne, Herpes labialis, Verbrennungen, Sonnenbrand, allergische Hautausschläge, Altersflecken, Insektenstiche – neutralisiert Insektengifte, Sklerodermie, Abszesse, Ekzeme, Rosacea, Dermatiden, Vitiligo, Ulcus cruris, Psoriasis, bei der es auf der emotionalen Ebene oft alte Wunden gibt; auch eine Möglichkeit bei Hautkrebs (Einreibung oder Ödb)

Gelenke, Sehnen, Knochen: Knochenbrüche, Arthritis, Polyarthritis, Arthrose, Karpaltunnel-Syndrom, Sehnenscheidenentzündung (Einreibung oder Ödb)

Blut, Blutgefäße, Kreislauf: wirkt blutverdünnend (Ödb oder oral 5 x tägl. 3 Tr in etwas Wasser), stärkt die arterielle und venöse Durchblutung, regt die Mikrozirkulation an, blutreinigend, Arteriosklerose, Krampfadern – venenstabilisierend durch die Bindegewebsstärkung, Hämorrhoiden, Venenentzündung, Arterienentzündung, Cholesterin senkend (Einnahme oder Ödb), regt zu niedrigen Blutdruck an und beruhigt einen zu hohen (Ödb), antikoagulierend – für Blutgerinnsel in Gehirn oder Beinen (Einnahme oder Ödb)

Herz: beruhigt das Herz, stärkt Herzkranzgefäße, Arrythmien, Herzrasen, Nachbehandlung des Herzinfarktes, starke Wirkung auf das Herzchakra (Einreibung oder Ödb)

Pankreas: Diabetes – kann den Blutzuckerspiegel senken, regt die Verdauungssäfte an (Einnahme oder Ödb)

Leber, Galle: sehr stark Leber regenerierend – fördert die Neubildung von Zellen in der Leber, entgiftend, Hepatitis, regt die Gallensekretion an – daher nicht bei Gallenwegsobstruktionen – Kolikgefahr! (Einnahme oder Ödb)

gynäkologisch: Menstruationsschmerzen – stark entkrampfend, Mastitis, Mastose, Gebärmutterfibrome (Einreibung oder Ödb)

Prostata: Prostatitis (Einnahme, Einreibung oder Ödb)

Muskeln: entspannt zu hohen Muskeltonus, Restless-legs-Syndrom (Einreibung oder Ödb)

Kinder: eine gute Möglichkeit bei Kindern mit Wachstumsstörungen (Ödb)

seelisch: Kindheitstraumen, Depressionen, Autismus? (Einreibung oder Ödb)

allgemein:

Blutergüsse: kann Blutergüsse rasch auflösen, regt den Lymphfluss an.

Narbenprophylaxe/Narbenbehandlung: wenn die Wunde geschlossen ist 1 Tr + Trägeröl 3 x tägl. auftragen, um die Narbenbildung zu minimieren oder gar ganz zu verhindern. Kann helfen, alte Narben unauffälliger werden zu lassen: dazu mindestens 6 Monate lang 3 x tägl. auftragen

Anwendung, wenn nicht bereits anders beschrieben,

äußerlich: Einreibung: 1 - 2 Tropfen auf etwas fettem Trägeröl; Öldispersionsbäder: 1 - 2 Tropfen auf 3 ml Olivenöl; bei Verbrennungen, offenen Wunden, Hämatomen, Sehnenscheidenentzündungen das Immortellenöl unverdünnt auftragen, als Schmerzbehandlung bei geschwollenen, heißen arthritischen Gelenken vorzugsweise Ödb oder als Sofortmaßnahme pur auf die betroffenen Stellen gut einreiben. Im weiteren Verlauf 1 - 2 Tropfen auf ein fettes Trägeröl benutzen

Einnahme: nach den Öldispersionsbädern die zweitbeste Lösung für Blutverdünnung, Thrombosebehandlung und erhöhte Cholesterinwerte – dazu 3 x tägl. 5 Tropfen in etwas Wasser einnehmen

Kontraindikationen

- Schwangerschaft
- Vorsicht bei Einnahme von allopatischen Blutverdünnern – nur in Absprache mit dem behandelnden Heilpraktiker oder Arzt
- nicht bei Gallenwegsobstruktionen – Kolikgefahr!

Herkunft: Mittelmeer und ähnliche Klimazonen in der Welt

Destillierte Pflanzenorgane: blühende Zweige

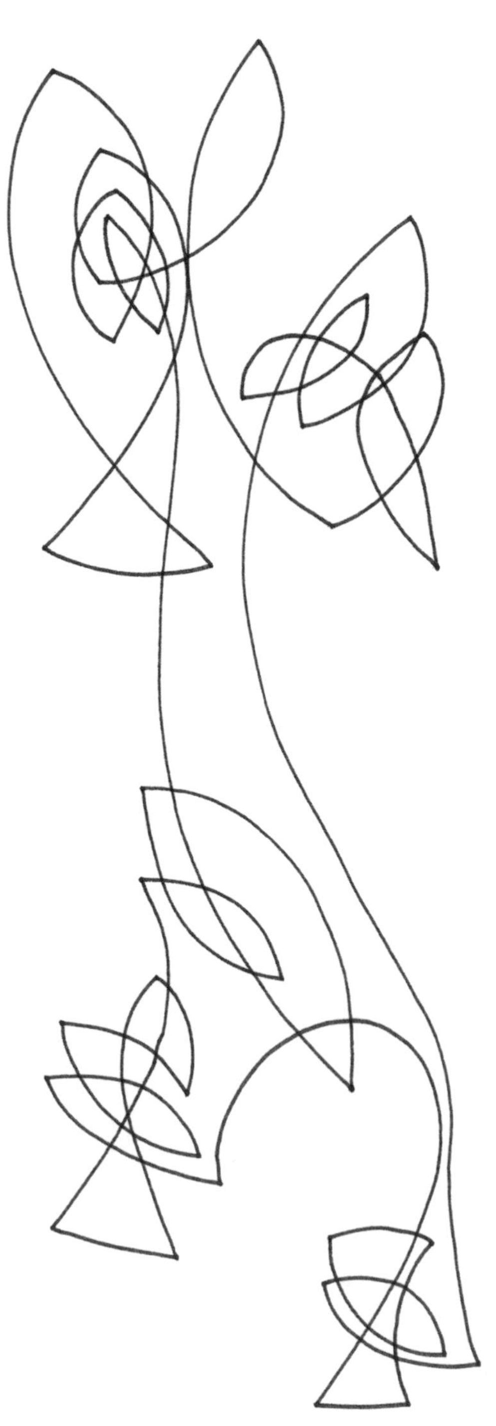

Das Ingweröl

(Zingiber officinale)

Seit Jahrtausenden ist der Ingwer ein großes Heilmittel der chinesischen Medizin und des Ayurveda. Seine famosen Heilkräfte und kulinarischen Qualitäten haben ihn längst in die ganze Welt getragen. Sushifreunde schätzen ihn, da er den Geschmackssinn frei macht von dem Eindruck des vorherigen Genusses. So wird die nächste Portion ungefärbt und neu erlebt. Mit dem Ingweröl haben wir wieder ein Beispiel eines weltweit geschätzten und vielbenutzten Öles, das in seinem Wesen, seiner zentralen Botschaft, jedoch noch entdeckt werden will. Wie bei allen Ölen mit einem so breiten Spektrum an Heilwirkungen liegt dem auch beim Ingweröl ein ganz zentrales Lebensprinzip zugrunde. Das Ingwerölwesen in seinem wahren inneren Anliegen zu erkennen, wird uns noch weitere Türen seines enormen Potentials eröffnen.

Pflanze und Signatur

Wie Galgant und Curcuma gehört der Ingwer zur Familie der Ingwergewächse und ist in den heißen tropischen Zonen von Sri Lanka, Indien über Südchina bis nach Malaysia zuhause. Neben der tropischen Wärme braucht er eine hohe Luftfeuchtigkeit. Heute kommen ausgezeichnete Ingweröle auch aus Madagaskar und Jamaika. Das Öl wird aus dem Rhizom gewonnen. Wie beim Engelwurz ist jedoch die ganze Pflanze durcharomatisiert. Es zeugt von besonderer Feuerkraft, wenn eine Pflanze neben den überirdischen Teilen auch das Wurzelwerk mit dem Feuerprinzip des ätherischen Öls durchdringt, insbesondere, wenn diese Wurzeln gerne im Nassen stehen. Der sich knollenförmig verzweigende Rhizom kriecht horizontal im Boden und dient neben der Vermehrung vor allem als Speicherorgan und dem Überwintern. Er bildet quasi das Rückgrat des Ingwers, aus dem dann die bis zu einen Meter hohen schilfähnlichen Sprossen in die Höhe treiben. Obwohl unter der Erde befindlich, gehören Rhizome botanisch interessanterweise nicht zum Wurzel-, sondern zum Sprossystem, von ihnen gehen nach oben die blattreibenden Triebe und nach unten die Wurzeln aus. Drei große grüne Deckblätter umstellen die grünlich-violett-bräunliche Blütenähre – insgesamt ist der äußere Blühprozess des Ingwers zugunsten des die ganze Pflanze durchdringenden ätherischen Öls zurückgenommen.

Biochemie

Sesquiterpene (60 - 85 %), Monoterpene (14 - 22 %) und Monoterpenole (2 - 12 %). Mit den Sesquiterpenen in prominenter Stellung zeigt uns der Blick auf die Biochemie, wie stark das Ingweröl auf Entzündungshemmung, tiefe seelische Verarbeitung und die inneren seelischen Werte ausgerichtet ist. Die stark stoffwechselanregende, wärmende und aktivierende Wirkung des Ingweröls ist getragen von einer beeindruckenden seelischen Reife und Abgerundetheit. So wird das Ingweröl nie über das Ziel hinausschießen, seiner starken Kräfte immer Herr bleiben. Der größte Einzelposten der verschiedenen Sesquiterpene, das Zingiberen (22 - 50 %) kommt dabei einzig im Ingweröl vor. Da die meisten biochemischen Einzelsubstanzen häufig in mehreren, manchmal in vielen Ölen vorkommen, ist diese Alleinstellung der mengenmäßig größten Einzelsubstanz,

Zingiberen, ein Zeichen, dass das Ingweröl hier eine einzigartige Qualität ausgebildet hat. Lassen wir uns überraschen...

Das Wesen des Ingweröls

Sei willkommen in meiner Wärme und fühle, wie dein Brustraum sich ausdehnt, wenn du mein Wesen in dich aufnimmst. Nach und nach durchströme ich deinen ganzen Körper mit meiner Würze. Meine Würze ist deine Würze. Meine Lebenswürze sucht meinesgleichen in dir. Diese gelassene Lebendigkeit, diesen gut gelaunten Tatendrang, den jovialen Humor – ich will sehen, wie du Berge versetzt, ob im Kleinen oder Großen – das spielt gar keine Rolle. Hauptsache, es fließt, es geht voran. Die Wege werden sich schon zeigen – fang erst einmal an! Fang erst einmal an! Lass diese Lebensfreude dein Wegweiser sein. Auch dann, wenn gerade gar nichts weiterzugehen scheint. Bleibe dran und behalte deine Zuversicht, deine unbegrenzte Zuversicht.

Das ist die Magie, mit der du Erstaunlichstes vollbringst, Unwahrscheinlichstes auf die Beine stellst. Und halte dabei alles im Fluss, der Fluss bahnt sich selbst seinen Weg. Mühelos findet er die beste Route, die meist nicht die Gerade ist. Die rechte Windung umfließt jeden Widerstand. Weißt du, ich kämpfe nicht. Der Kampf ist meine Sache nicht; zu schade und zu sinnlos, mich darin zu vergeuden. Doch fließe ich mit großer Macht – darin liegt meine wahre Kraft. Ein Fluss der Lebenswürze, der voller Lebensfreude und Lebendigkeit gelassen und kraftvoll seinem Ziel entgegenfließt. Keine Hast, kein Kampf und genauso wenig Stillstand, Zögern oder Zaudern. Die Kraft will fließen – deine Kraft will strömen, dir und allen anderen zur Freude. Sobald du dich verhakst, verbeißt, erinnere dich meiner und du findest die richtige Weise. Denk dran, jeder Fluss findet sein Ziel – nur nicht unbedingt auf dem Weg, den sich manche klugen Köpfe denken, schon gar nicht die Verbissenen.

Vertraue dem Fluss – er kennt seine freudige Bestimmung und weiß, niemand kann sie ihm nehmen. Schau dir einmal die Flüsse auf der Landkarte an oder fliege hoch über ihnen und sieh, welch große Umwege sie manchmal machen, wieviele Hundert Windungen und manchmal gar für eine Weile in entgegengesetzter Richtung ihres Zieles sie fließen. Wie schön ihre Reise dadurch wird! Ich habe die Kraft der Geduld, doch kann ich genauso schnell und mächtig fließen, wenn die Umstände danach sind. Und niemand wird mich aufhalten, niemand kann es. Manche Flüsse entschwinden gar ganz dem sichtbaren Auge, um dann unversehens an unerwarteter Stelle in voller Pracht dem Boden wieder zu entsteigen und munter ihre Reise fortzusetzen.

Ich kenne das Geheimnis deines tiefen Lebensstromes, des Stromes, der deine Fähigkeiten in die Welt trägt. Glaube mir, nichts lasse ich unversucht, ihn in lebendigem Fluss zu sehen. Dieser Fluss ist nährend – er nährt dich und alle anderen. Man kann sich laben an ihm, man kann sich entspannen in ihm, man erfreut sich an ihm. Er spendet Leben. Vertraue dich mir an, und endlose Freuden sind dir gewiss, dir und allen anderen, die du beglücken wirst.

Das Lebensprinzip des Ingweröls

Charakteristisch für den Ingwerduft ist seine warme, durch das wässrige Element gemilderte Schärfe. Untertöne einer erwärmten Zitronennuance runden das Ganze ab. Etwas orientalisch Geheimnisvolles geht von ihm aus, das von großer Fülle und Tiefe spricht, sich jedoch nicht so gleich erschließen möchte. Was das Wesen vordergründig zeigt, ist noch nicht, worum es im Zentrum geht.

Es ist zunächst nur der Schleier, der eine erste Ahnung zulässt. Im Sinne von Polarität und Steigerung hat sich das Ingwerölwesen die Steigerung der polaren Elemente Feuer und Wasser errungen, die man vielleicht am ehesten mit einer fließenden, ausbalancierten, satten, vollen Feuerwürze beschreiben kann. Zweifellos ist es in tiefe Geheimnisse vorgedrungen, hat Extreme bezwungen und sich eine hohe Fähigkeit der Synthese erschlossen. So weiß es um die Kunst, starke Gegensätze in der Erhöhung zu vereinen. Es ist warm und doch frisch, würzig-scharf, dabei abgerundet und führt einen ohne Umweg in die Tiefe. Hier ist ein Meister am Werk. Der wohlbalancierte, abgerundete Charakter flößt Vertrauen ein. Sein Ruf aus der Tiefe beängstigt nicht, sondern hat etwas Folgerichtiges. Das ist es, was als Nächstes ansteht. Dabei geht es nicht um die dunkle, unergründliche Schöpfungssphäre, in die uns das Silberwermutwesen führt oder die Archaik des Nelkenknospenölwesens, eher um ein Alchimistenlabor, wo Vorhandenes auf höherer Ebene neu gemischt und zusammengefügt wird. Bestehendes wird in Fluss gebracht und neu gefügt. Bevor dieses hohe Werk jedoch geschehen kann, hat das Ingwerölwesen in der Regel einiges an Vorarbeit an uns zu vollbringen: Was ist es denn, das unserer zentralen Mission im Wege steht, worauf das Ingwerölwesen hinzuweisen nicht umhin kommt? Es fängt mit all unseren guten Ausreden an, warum andere Dinge wichtiger sind oder wir eben nicht in der Lage sind, zu tun, was uns erfüllen, beglükken und begeistern würde: Selbstzweifel, Selbstmitleid, Minderwertigkeitsgefühle, Zerstreutheit, falsche Prioritäten; Hinderungsgründe, die bei genauerem Hinsehen keine sind oder nur aus der Angst zu scheitern bestehen.

Glasklar führt das Ingwerölwesen vor Augen, wie eng Selbstbild mit Initiativkraft in uns zusammmenhängt. Es zeigt, an welcher Stelle deshalb sein Prinzip in uns leidet. Mein wahres Werk schaffe ich nur, wenn ich an mich und an mein Werk glaube. Unmittelbar an dieser Stelle setzt das Ingwerölwesen an und hilft, die Fallen der Selbstsabotage und Minderwertigkeitskomplexe hinter sich zu lassen. Da unser Selbstbild seelisch innig mit dem Magen zusammenhängt, erklärt sich die außerordentliche Wirkung des Ingwerölwesens auf verschiedene Magenleiden, etwa verkrampften, zusammengezogenen Magen, Magendruck oder Magenschleimhautentzündung.

In einer Gruppe von ausgesprochen emanzipierten und selbständigen Frauen kamen durch das Ingweröl überwältigende Minderwertigkeitsgefühle auf, nicht schlank genug, schön genug und damit per se nicht diskutabel zu sein; oder, im Gegenteil, in einer Männerwelt nur als schmückendes Beiwerk zu dienen. Sehr zu ihrer eigenen Überraschung zeigte das Ingwerölwesen ihnen, welche Glaubenssätze in ihren tieferen Schichten leben und wirken, trotz aller offensichtlich erreichten Selbständigkeit und Unabhängigkeit.

Solche Erfahrungen zeigen, wie wichtig es ist, unsere tiefen Schichten zu durchleuchten. Je unbewusster solch ein Gedankengut ist, desto mächtiger wirkt es. Dies erklärt, warum so viele, trotz aller Bemühungen und obwohl die Möglichkeiten vorhanden sind, nicht in ihren Schicksalstrom und ihre Lebensaufgabe gelangen. Darauf angesprochen, wie sie ihr Selbstbild als Frau beschreiben würden, hätten sie wesentlich vorteilhaftere und souveränere Antworten gegeben. Das unterstreicht, wie zentral das Ingweröl ist, um unerkannt im Untergrund wirkende destruktive Gedankenmuster zu identifizieren und aufzulösen. Diese Episode verdeutlicht die Macht kollektiver Bilder, die in Filmen, in der Werbung und vom kollektiven Unterbewusstsein ausgestrahlt werden.

Da es unsere tieferen Aufgaben anspricht, zeigt das Ingwerölwesen uns, welche Bedingungen wir brauchen, welche Menschen die rechten Verbündeten sind, um an unser Ziel zu kommen. Er fragt: Umgibst du dich mit Menschen, die dich hindern, dich unterstützen oder mit gar keinen? Er indentifiziert die unerkannten Motive einer eventuell unglücklichen Menschenwahl. Er deckt auf, was wir noch nicht erfüllt haben, uns jedoch wünschen und auch vermögen.

Ich sage »er«, weil auch das Ingwerölwesen ein männliches Wesen ist. Bei aller Gerichtetheit auf das eigentliche Werk bleibt er geschmeidig, humorvoll, gibt Halt, ist großzügig und strotzt vor Zuversicht. In orientalischer Gelassenheit und Souveränität lädt er in eine größere, reife Fülle des Lebens ein. Diese Mischung aus abgerundeter wohliger Lebensfülle, markanter Schärfe und seiner geheimisvollen, kaum ergründlichen Tiefe zieht einen unwillkürlich in den Bann.

Er ist ein hervorragender Gastgeber, dem es ganz um das Wohl seiner Gäste geht. Ausgesprochen gesellig geht es bei ihm zu, die Zeit ist ausgedehnt, das Mahl opulent – »leben und leben lassen« die Devise. Dabei ist seine Geselligkeit keineswegs Selbstzweck, sondern die Lebensart, auf der seine eigentlichen Lebensimpulse gedeihen. Ein Beispiel dafür ist die alte Hammamkultur der Badehäuser im vorderen Orient, wo man sich nicht nur traf, um auf heißen Marmorplatten in einem ausgiebigen, wunderbaren Zeremoniell gewaschen, massiert, mit kalten und heißen Güssen übergossen zu werden, fein zu essen und heißen Tee zu trinken, sondern auch, um dort erhobenen Geistes, gelöst und mit Muße neue Visionen, Pläne oder Geschäfte zu besprechen. Der Ingwer weiß um die Alchimie des höheren Werkes: Hohes Werk und hohes Leben schließen sich nicht nur nicht aus, sie brauchen einander. Dichter, Künstler, Komponisten – alle Kreativen wissen um die besonderen Bedingungen, die ihren Schaffensdrang beflügelt. Wieso landen wir denn in der Überlastung, der nervösen Erschöpfung und zu guter Letzt in der Erschöpfungsdepression, dem Burnout? Eben weil wir uns so einseitig auf die Aufgabe stürzen, die wir bewältigen wollen. Wir ordnen ihr alles andere unter und machen uns selbst zu Getriebenen, zu Knechten unserer Aufgabe. Blickfeld und Handlungsspielräume verengen sich, wir berauben uns aller guten, aufbauenden Kräfte und landen geradewegs in der Wüste der Erschöpfung und des Überdrusses. Das Ingwerölwesen führt uns daraus wieder in die grüne Oase, in der erfrischende Regenerationskräfte sprudeln, sich die Horizonte weiten, Selbstvertrauen wieder wächst, wo die Zeit zum Freund und Berater wird und man wohlversorgt in die Fülle des Lebens zurückkehren kann. Erfüllt von schöpferischer Phantasie, ist das Ingwerölwesen eine Erlösung in jeder Schaffenskrise. Er kennt das Geheimnis höherer Effektivität, in der Gelassenheit, Geselligkeit, kreative Pausen, Humor und Freiheit unabdingliche Ingredienzien des hohen Zieles sind, da sie alle von ihm getränkt sind und ihm dienen. Müßiggang, Zerstreutheit, Orientierungslosigkeit oder Trägheit – sie alle künden von dem Unglück, das wahre Ziel noch nicht wirklich zu kennen. Das Ingwerölwesen kann da weiterhelfen. Er muntert auf, sich innerlich und äußerlich neue Räume zu erschließen, weist Perspektiven, zeigt, wo wir einseitig oder unflexibel geworden sind und festhalten, wo

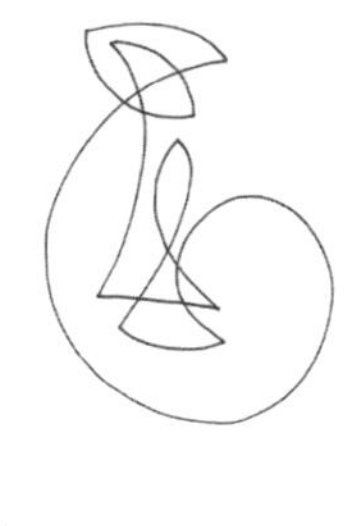

wir längst hätten weitergehen sollen. Körperlich, seelisch und geistig, auf allen Ebenen verleiht er Beweglichkeit und Lebendigkeit. Er öffnet die Schleusen innerer Staudämme und bringt wieder in Fluss, was fließen möchte. Das Ingwerölwesen zeigt auf, wo wir uns verzetteln, Kraft verlieren und sich dadurch die Wärmebasis ausdünnt. Er versteht es, in Aktion zu sein, bewegt, ohne dabei Kraft zu verlieren; das richtige Maß von Öffnung und Sich-Halten, das rechte Verhältnis von Punkt und Peripherie, sich auf den Weg machen und doch dabei ganz bei sich zu bleiben. Das Ingwerölwesen gibt die Richtung an und ermutigt, sich auf den großen Flug zu begeben. Gemeint ist damit der Flug des Willens, der Tätigkeit. Der Flug als das Symbol von Leichtigkeit in Bewegung, mit geringem Aufwand getragen zu sein und dabei sehr weit zu kommen; magnetisch angezogen von höheren Zielen, dem inneren Kompass, das Richtige zu tun. Es ist, mit anderen Worten, der sanfte Wille, der ebenso rezeptiv wie aktiv ist, der trägt und führt – im Gegensatz zum eisernen Willen, indem wir uns schnell verirren und verausgaben. Seinen eigenen tiefen Lebensstrom gilt es zu finden oder, besser gesagt, sich finden lassen – unsere eigenen einzigartigen Beiträge hängen davon ab. In aller Regel findet unsere Aufgabe uns, nicht wir sie. Sie kann weder beliebig, noch von Eltern oder Gesellschaft vorgezeichnet sein. Sie ruft aus der Zukunft und wird von der Zukunft aus getragen. Der ureigene Beitrag speist sich aus unserem Lebensstrom, erwächst aus ihm. Jener Lebensstrom ist das Thema des Ingwerölwesens. Er ermutigt, darin einzutauchen und daraus zu handeln. Dabei führt das Ingwerölwesen vor Augen, wie innig unser wirklicher Beitrag mit der Freiheit verknüpft ist, wie sehr er uns befreit und beglückt. Insofern ist er ein begeisterter Verfechter unserer Entwicklung zu einer freien Individualität.

Dazu braucht es das Erwachen von allem, was wir nicht sind, wo wir alten Spuren folgen, alte Motive bedienen, nicht wir selbst sind, nicht aus eigenen Impulsen handeln. Das Ingwerölwesen ist der Anwalt unserer wahren Handlungsimpulse. Darum zeigt er auf, wovon unsere wahren Impulse überlagert sind, wodurch sie gelähmt und geschwächt sind. Bei einer Teilnehmerin zum Beispiel hat das Ingweröl ein überwältigendes Lähmungs- und Kältegefühl hervorgerufen. Sie konnte nicht verstehen, warum es ihr nicht gelang, bedeutende Dinge in ihrem Leben zu Ende zu führen; als ob etwas sie von ihrer eigentlichen Aufgabe abhalten würde – obwohl sie, äußerlich betrachtet, eine ausgesprochen erfolgreiche Karriere gemacht hatte. Im weiteren Prozess mit dem Ingwerölwesen kamen Bilder hoch, in denen sie in einer vergangenen Inkarnation sich freiwillig als Kind in einer Opferzeremonie geopfert hatte. So war ein wesentlicher Teil ihres freien Willens dort gebunden und hinterließ die unbewusste Botschaft: Wenn ich meinem freien Willen folge, gehe ich zugrunde. Mit Hilfe des Ingwerölwesens und ihres Engels wuchsen ihre Willensflügel wieder – sie konnte diese Situation erlösen und überwinden. Ihre chronisch schwachen Nieren, die sich leer und kalt anfühlten, füllten sich energetisch auf – der ganze Rücken wurde wohlig warm durchströmt. Alle Müdigkeit verflog, und sie war ganz beglückt. Im weiteren Verlauf kündigte sie ihre zwar hoch angesehene, doch für sie letztendlich unbefriedigende Stelle, um sich einen ganz neuen Raum zu erschließen.

Bei einer anderen Teilnehmerin brachte das Ingwerölwesen einen großen Herzschmerz über nicht realisierte Vorhaben hervor, als ob sie etwas Tiefes verloren hätte. Da die Ölwesen keine Gefühle in uns hineinlegen, sondern nur vorhandene, bislang unbewusste, ungefühlte Gefühle hochholen, verdeutlichen diese Beispiele, wie groß der meist unbewusste Schmerz ist, wenn wir unseren innersten Lebensimpulsen nicht folgen. Wie schmerzvoll sind der Verlust und die Schwächung, wenn wir unsere Herzensimpulse vernachlässigen oder gar noch nicht einmal wirklich kennen! Neben den Nieren und der Verdauung führt uns das zu einem weiteren Wirkungsschwerpunkt – dem Herzen. Wie das letzte Beispiel eindrucksvoll zeigt und wie es das Wort schon sagt, ist das Herz untrennbar mit unseren sprichwörtlichen Herzensanliegen verbunden – nicht im romantischen Sinne (damit befassen sich andere Ölwesen), sondern im Sinne unserer tiefen Lebensimpulse. Das macht den Zugang und die starke Wirksamkeit des Ingwerölwesens auf unser Herz aus. Empfindet jemand durch das Riechen am Ingweröl eine große Trauer im Herzen oder Herzbeklemmungen, wissen wir: Hier leidet ein zentrales Lebensthema. Das Ölwesen des Ingwers wird dann eine große Hilfe sein – auch wenn sich zunächst vielleicht eine größere Trauer Bahn bricht. Das Ingwerölwesen fördert unbewusste Hinderungsgründe zutage, die uns im Wege stehen: Die Angst, es nicht zu schaffen, Angst vor dem Realisieren, dem Zuendeführen, das Gefühl, es nicht wert zu sein, oder die Angst, etwas falsch zu machen. Erst wenn sie bewusst werden, können wir sie überwinden. So hilft das Wesen des Ingweröls emotionale Verstrickung, Zweifel und Lethargie hinter sich zu lassen, um in unseren ureigenen Willensstrom zu kommen. Er stärkt unseren wahren Willen so wirksam, dass Selbstmitleid, Ausflüchte und die Geschichten, die wir uns selbst einreden, dahinschmelzen. Endlich wird Vergangenheit wirklich Vergangenheit, wir können uns umdrehen und in die Zukunft schreiten. Wir erkennen, es gibt einen tiefen Strom, der uns die ganze Zeit getragen hat. Dieser Strom hat unmittelbar mit unseren Nieren zu tun – meditativ kann man erleben, wie dieser Strom von hinten direkt in die Nieren fließt. So erklärt sich die starke Wirkung des Ingwerölwesens auf die Nieren und der Kontext, in dem das Ingwerölwesen auf die Nieren wirkt (es gibt diverse andere nierenwirksame Öle – nur eben jeweils in ihrem eigenen Kontext).

Bei aller Gelassenheit und Lebensart hat seine Schaffenskraft etwas Unbedingtes. Der Christussatz: »Stehe auf, nimm dein Bett und gehe hin« passt hervorragend zu ihm. Mit anderen Worten: »Nimm dein Schicksal jetzt wirklich in die Hand.« In anderer Weise als für das Silberwermutölwesen ist für ihn nichts unmöglich – es ist die Kraft der Alchimie, die Mensch wie Materie erhebt und veredelt; die genau weiß: Die Verwandlung von Blei zu Gold gelingt nur, wenn der Alchimist diese Verwandlung qualitativ in seiner Seele vollzieht. Das Ingwerölwesen möchte uns auf unseren wirklichen Platz in der Weltenschöpfung erheben – unseren Beitrag in der Evolution, der uns selbst erlöst und für die anderen so wichtig ist. Kein »ich bin doch nicht so wichtig« oder »ich bin noch nicht so weit« kann vor ihm bestehen. Unnachgiebig fordert er, aus den selbstgezimmerten Höhlen herauszukriechen und hinaus in die Welt zu gehen. Seine Mission ist zu wichtig, um uns mit Samthandschuhen anzufassen. Je nachdem, wie tief wir unser wirkliches Potential vergraben haben oder in der Kindheit davon entfremdet wurden, kann das Ingwerölwesen durchaus starke Reaktionen hervorrufen. Er mobilisiert, was seinem Prinzip im Wege steht, bringt tiefe Ängste, eisige Kälte oder bleierne Schwere, die durch unverarbeitete Erfahrungen in uns sitzen, Ohnmachtsgefühle, Hilflosigkeit, aber auch bereits zu körperlichen Schmerzen kristallisierte unangenehme Gefühle (zum Beispiel rheumatischer Art) zum Vorschein. Glücklicherweise hilft das Ingwerölwesen die Ketten zu sprengen und zu bewältigen, was er heraufbefördert. Ebenso zeigt er, wo wir auf uns nehmen, was nicht zu unserem Weg gehört. Ist die Verwandlung erst einmal geschehen, wartet ein volleres, freudiges Lebensgefühl, tiefe Geborgenheit und die Kraft zu vollbringen. Trotz des enormen Schubes, den uns das Ingwerölwesen verleihen kann, bleiben wir in unseren Handlungen und Impulsen völlig frei – solange wir unseren echten Impulsen folgen. Das weiß er wohl zu unterscheiden. Nur soviel steht fest – er bringt uns auf Trab. Kein Weg führt daran vorbei, es geht nur geradewegs hindurch, wie im Geburtskanal, wo das Ingweröl, wen wunderts, wortwörtlich sehr hilfreich ist – und für alle weiteren Geburten in ein erfüllteres und reicheres Dasein.

Wirkungen

- krampflösend ++++ Magen/Darmkrämpfe, Koliken, Menstruationskrämpfe, Muskelkrämpfe (Öldispersionsbäder = Ödb oder Einreibung)
- stoffwechselanregend ++++ regt den gesamten Stoffwechsel stark an (Einnahme oder Ödb), regt die Peristaltik an (Einnahme), regt Speichelproduktion und die Produktion der Verdauungssäfte (Magen und Bauchspeicheldrüse) an (innerlich), Appetitmangel (Einnahme)
- erwärmend ++++ eines der am nachhaltigsten erwärmenden Öle, auch wenn sonst kein anderes Öl erwärmen konnte, chronisch kalte Füße und Hände (Einreibungen oder Ödb)
- entzündungshemmend ++++ insbesondere bei Arthritiden (Einreibung oder Ödb), nach Nelkenöl der zweithöchste ORAC-Wert (Bindung von freien Radikalen und Entzündungshemmung)
- antiemetisch ++++ Reiseübelkeit (Auto, Schiff, Flugzeug 1 Stunde vorher 1 - 2 Tr innerlich), Morgenübelkeit, Erbrechen, Übelkeit von schlechtem Essen, Schwangerschaftsübelkeit – 1 Tr. innerlich pur oder auf Stückchen Brot – nicht zu häufig, da Ingweröl auch die Wehentätigkeit anregen kann; nicht bei Übelkeit in Zusammenhang mit Colitis ulcerosa/Morbus Crohn
- antitumorwirksam +++ Studien belegen eine Antitumorwirksamkeit von Ingwer bei Leberkrebs[11], Prostatakrebs[12], Eierstockkrebs[13], Colorectalkrebs[14] (Ödb)
- zytostatisch +++ gut bei Präkanzerose (Inhalation oder Ödb)
- schleimlösend +++ löst auch alten Schleim (Ödb oder äußerliche Einreibung an den betroffenen Stellen)
- schweißregulierend +++ regt zu geringe Schweißbildung an, reduziert Nachtschweiße, Hitzewallungen in der Menopause (Einnahme oder Ödb)
- blutverdünnend +++ als Vorbeugung vor Thrombose und Schlaganfall (Einnahme oder Ödb)
- schlaffördernd +++ insbesondere bei gedanklicher Ruhelosigkeit, Grübeln und Sorgen (Einreibung auf Schläfen und Nacken oder Ödb)
- entgiftend +++ traditionell in China und Indien bei Vergiftungen eingesetzt, hilft Toxine ausleiten, Nahrungsmittelvergiftungen (innerlich 1 Tr alle 15 min, bis es besser wird)
- Lymphfluss anregend ++ bringt Staus der Lymphe und der Organe wieder in Fluss (Ödb oder Massage)

Indikationen

Alle genannten Indikationen zeigen, dass das gesunde Lebensprinzip des Ingwerölwesens nicht ausreichend vorhanden ist. Das Ölwesen kann nur helfen, wenn die vorliegende Symptomatik Ausdruck seines fehlenden gesunden Lebensprinzips ist. So ist bei jedem Symptom zu klären, welches Lebensprinzip hier primär vonnöten ist. Mehr dazu in Kapitel »Wege zum richtigen Öl – die Ölefindung«.

Kopf: Kopfschmerz, Migräne – durch Stoffwechselschwäche (Ödb oder Einreibung auf Schläfen, Nacken und Bauch), stärkt den Haarwuchs

Augen: stärkt die Sehkraft, Augenentzündungen, eitrige Augen (meditatives Riechen oder Ödb)

Nerven: seelische Erschöpfung, Burnout, Erschöpfungsdepression, Morbus Parkinson (Ödb), Ischialgie (Einreibung oder Ödb)

Hals: Angina (Inhalation, Einnahme oder Ödb)

Mund: Zungenlähmung (Ödb)

Atemwege: chron. Bronchitis, chron. Husten, lindert Hustenreiz, Lungenentzündung (bes. bei Kindern), Sinusitis: (Inhalation, Einreibung oder Ödb)

Herz: Herzbeschwerden durch Verdauungsschwäche, Herzarrhythmien, herzberuhigend und – stärkend, Rekonvaleszenz nach Herzinfarkt (Einreibung oder Ödb)

Muskulatur: hervorragend für steife, kalte, verspannte Muskulatur, Muskelspasmen, Muskelschwäche (Einreibung oder Ödb)

Gelenke: Arthritis, Arthrose, Gicht – regt die Durchblutung und Ernährung des Knorpels an (Einreibung oder Ödb)

Blut, Blutgefäße, Kreislauf: verbessert die Blutzirkulation, Hypotonie, gleichzeitig leicht Blutdruck senkend bei Hypertonie (Inhalation, Einnahme oder Ödb), leicht antikoagulierende Wirkung (Einnahme oder Ödb), senkt den Cholesterinspiegel (Einnahme oder Ödb)

Magen, Darm, Pankreas: kalter Magen und Bauch (2 Tr in warmes Wasser vor den Mahlzeiten), nervöser Magen, Magengeschwüre, Gastralgien, Magen-/Darmspasmen (Einnahme oder Ödb), regt Sekretion der Magen- und Pankreassäfte an, appetitanregend, Übelkeit von schlechtem Essen, tonus- und peristaltikanregend (Einnahme) – spastische und atonische Verstopfung, Blähungen, Magendrücken, Durchfall, Cholera (Einnahme)

Leber, Galle: regt die Galleproduktion an (Einnahme oder Ödb)

Nieren: regt die Harnabsonderung an, Nierenkoliken, stark nierenanregend (Einreibung oder Ödb)

Nebennieren: füllt erschöpfte Reservekräfte wieder auf (Einreibung oder Ödb)

gynäkologisch: Menstruationskrämpfe, Amenorrhoe, zu schwache Menstruation, Schwangerschaftserbrechen[15, 16] – sicherheitshalber nicht im ersten Drittel der Schwangerschaft; regt die Geburtswehen an und gibt Kraft bei langwieriger Geburt (Einreibung über dem Schambein), erwärmt kalte Gebärmutter (Einreibung oder Ödb), Hitzewallungen in der Menopause (Einnahme oder Ödb)

urologisch: Impotenz, sexuelle Schwäche (Einnahme oder Ödb)

Haut: Ekzeme, die auf einer Stoffwechselschwäche beruhen, Kontaktdermatosen (Einreibung oder Ödb)

allgemein: Erkältung, grippaler Infekt (Einnahme oder Ödb), Hyperaktivität (Einreibung, Einnahme oder Ödb), Rekonvaleszenz, Abmagerung (Inhalation, Einreibung oder Ödb)

Haushalt: antioxidativ: verhindert die Oxidation von Speisen – nach Nelkenöl

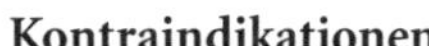

der zweithöchste ORAC-Wert (Bindung von freien Radikalen)

seelisch: Depressionen, die mit einer Stoffwechsel- und Willensschwäche einhergehen, Anorexie (Inhalation oder Ödb)

Dosierung, soweit oben nicht anders angegeben,

äußerlich: Einreibung: 1 - 2 Tropfen auf etwas fettem Trägeröl; Öldispersionsbäder: 4 Tropfen auf 3 ml Olivenöl

Einnahme: 1 - 2 Tr in etwas warmem Wasser 3 x tägl.

Kontraindikationen

Sicherheitshalber nicht im ersten Drittel der Schwangerschaft; ist leicht blutverdünnend – daher Vorsicht bei gleichzeitiger Einnahme von konventionellen Blutverdünnern; nicht innerlich bei Magenschleimhautentzündungen oder Magenblutungen; weniger für »hitzige« Menschen geeignet; bei Schwangerschaftsübelkeit niedrig dosieren, da Ingweröl auch die Wehentätigkeit anregt; nicht bei Übelkeit in Zusammenhang mit Colitis ulcerosa oder Morbus Crohn

Herkunft: tropisches Süd- und Südostasien, Sansibar, Madagaskar, Jamaica

Destillierte Pflanzenorgane: Rhizome

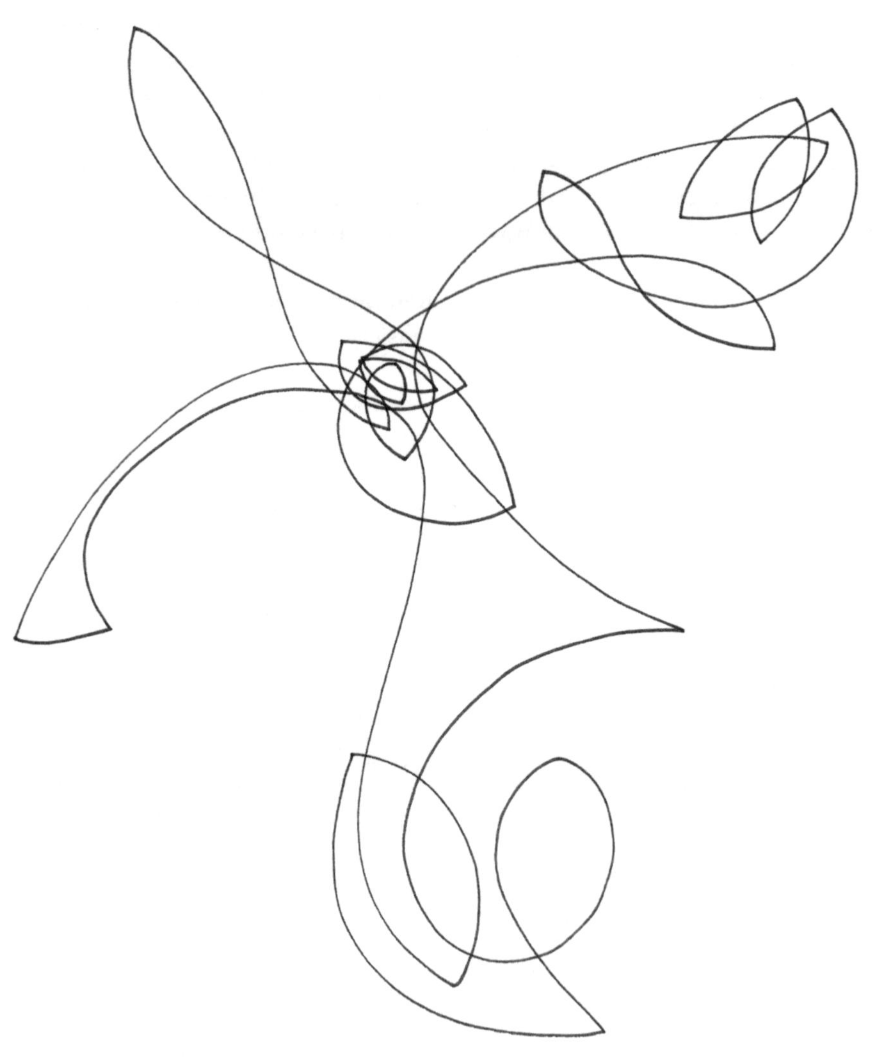

Das Nelkenknospenöl

(Eugenia caryophyllata oder Syzygium aromaticum)

Schon die Heilkunde der alten Chinesen, wie auch das Ayurveda, sangen ein Loblied auf die heilkräftigen Nelkenknospen. Im Europa des Mittelalters kam das Nelkenöl zu Zeiten der Pest durch die berühmten vier Diebe zu Ruhm. Bis man sie schnappte, plünderten sie die Häuser der Pestopfer. Um selbst nicht zu erkranken, schützten sie sich mit einem Elixir, der zu großen Teilen aus Nelken und anderen Kräuterauszügen bestand. Als die Holländer im 16. Jahrhundert auf Ternate in Indonesien sämtliche Nelkenbäume verbrannten, die nicht unter ihrer Kontrolle standen, kam es danach zu tödlichen Epidemien, die bis dahin dort unbekannt waren. Und es ist gar nicht so lange her, dass man Nelken in die Wiegen legte, um den geliebten Nachwuchs vor Ungeziefer und Krankheitserregern zu schützen.

Pflanze und Signatur

Bis zum 16. Jahrhundert war die Nelke endemisch auf den Molukkeninseln. Inzwischen wird sie in den Tropen von Sri Lanka über Reunion bis Madagaskar angebaut. Wie Eukalyptus oder Myrte zählt der immergrüne Nelkenbaum zu den Myrtengewächsen. Zwischen 10 und 15 m hoch, durchdringt er sowohl die Blüten wie auch die dunkelgrünen, glänzenden, ledrigen Blätter mit seinem ätherischen Öl, das bezeichnenderweise schwerer als Wasser ist. Die zunächst weißen Blütenknospen bestehen aus einem Kelch und einer Haube. Vor dem Öffnen färbt der Blütenkelch sich von Weiß über Grün ins Rote. Ein Füllhorn von Staubblättern sprengt die inzwischen rosafarbene Haube und macht quasi anstelle der Blütenblätter die eigentliche Blüte aus.

Hier vereinen sich die polaren Gesten der Nelke – einerseits in der sich bis in das ätherische Öl niederschlagende Erdenschwere – andererseits im starken Feuerprozess der Rotfärbung des Blütenstiels, der höchst spendablen Menge von ätherischem Öl (konkurrenzlose 16 - 19 % des getrockneten Knospengewichts gegenüber der normalen Ölausbeute anderer Öle von 0,01 - 2 %) und der Fülle an Staubblättern. Besonders interessant ist, dass der größte Ölgehalt und die edelste Ölqualität sich in der Nelkenknospe befindet, bevor sie sich öffnet. Seine stärkste Dynamik und prozessuale Kraft liegen also in der kurzen Zeitspanne vor der Öffnung. Es ist, als ob im ätherischen Öl der Knospe alle Kräfte für den Sprung in die Explosion der Staubblätter gesammelt werden, den Sprung in das Sichtbarwerden und Fruchtbarwerden in der Welt. Ist dies geschehen, nimmt der Ölgehalt stark ab und auch die Qualität ist eine andere. Wir kommen auf diesen vielsagenden Umstand zurück.

Biochemie

Bis zu 90 % Eugenol (Phenol), 6 - 11 % Eugenyl Acetat (Ester), 3 % Beta-Caryophyllen (Sesquiterpene) – sind für die betäubende Wirkung verantwortlich. Von allen Ölen weist das Nelkenöl den höchsten Gehalt an Eugenol auf. Es wirkt antibakteriell, entzündungshemmend, antifungal (gegen Candida), antiparasitär (gegen Milben, Würmer und Zecken), antiseptisch, gefäßerweiternd, schmerzlindernd, ist antitumorwirksam, anästhetisch und hemmt die Thrombocytenaggregation (blutverdünnend). Eugenol gehört zu den Phenolen, die das Überlebensprinzip der ätherischen Öle darstellen. Sie fördern alles in uns, was dem direkten Überleben dient – an erster Stelle den Überlebenswillen, die Kraft zur Selbstverteidigung, sich gegen feindliche Einflüsse zur Wehr setzen zu können. Eugenol stimuliert das Immunsystem, den Stoffwechsel, die Fortpflanzung und die Kraft, für Nahrung zu sorgen. Die milderen Ester und Sesquiterpene runden das Nelkenöl ab und betten das Eugenol etwas sanfter ein.

Nelkenöle aus den Blättern und Blütenständen haben eine ähnliche Zusammensetzung, allerdings mit niedrigerem Gehalt des ausgleichenden Esters Eugenyl Acetat.

Das Wesen des Nelkenöls

Aus der Tiefe komme ich. Und, wie du an meinem Duft riechen kannst, bin ich durch das Feuer gegangen. Ein Feuer aus der Tiefe der Erde. Du wirst die Glut immer noch spüren. Ich gehe für dich durchs Feuer. Gehst auch du durchs Feuer? Hast du die Kraft? Hast du den Mut? Für wen gehst du durchs Feuer? Lebst du voll und ganz oder nur den Abglanz? Lebst du für das ganze Leben oder lebst du nur für dich? Kennst du die Tiefen des Lebens? Lachst du dein ganzes Lachen? Weinst du aus ganzem Herzen? Liebst du mit voller Leidenschaft? Geh' mit mir durchs Feuer; das Feuer, das alle Halbheiten verbrennt, alles Zögern und Zaudern. Hat dich die Angst im Griff, haben dich Vorsicht, Bedenken, Ausreden in ihren Klauen? Hast du dein Vertrauen in den natürlichen Gang der Dinge verloren? Dann gib dich mir hin. Ich verglühe, was nicht zum vollen Leben taugt. Ich stehe ein für das, was mir am Herzen liegt – mit mir treibt man kein Spielchen. Ich kenne die Urgewalten und bin ein Abgesandter ihrer Kraft. Sie hüten die Urgesetze des Lebens. Mit ihnen zündelt man nicht. Bist du so weit, in deine Tiefen zu dringen und den Geschmack von Urgewalten zu kosten?

Bist du wirklich traurig, so tröste ich dich. Bist du wirklich verzweifelt, so nehme ich dich in meine Arme. Ich kenne diese Tiefen nur zu gut. Ich habe sie durchwandert. Dann rief das Feuer, das verbrennt, verwandelt und erneuert. Stufe um Stufe. Immer wieder ruft das Feuer des Lebens, durch die Flammen der Erneuerung zu gehen. Immer wieder müssen wir durch diese Feuerprüfung; um hinter uns zu lassen, was nicht mehr weiter mit uns kommen kann; um immer stärker zu spüren, wie der Puls des Lebens in uns schlägt.

Ich stehe dir bei, wenn du durch die Flammen gehst. Du bist nicht allein. Hab keine Angst! Um so würziger, um so feuriger, um so voller wird dein Leben sein. So gedeihen die Früchte deines Lebens immer reicher, immer süßer. Riechst du die Fülle der Früchte in meinem Duft? Die Früchte der Erde und des Feuers? Liebst du das Feuer so wie ich? Dann lass mich dein Herzensfeuer zum Lodern bringen. Meidest du allerdings das Lebensfeuer, wird es immer schaler, immer lauer um dich bestellt sein. Willst du Teil der grauen Masse sein, die nie aus vollem Herzen lachen, nie mit ganzem Herzen lieben kann? Willst du, dass dein Herzensfeuer nach und nach erlischt? Ich kann es nicht für dich tun, aber ich feure dich an. So komm an meine Hand und tanze den Feuertanz mit mir.

Das Lebensprinzip des Nelkenölwesens

Der Duft des Nelkenölwesens zieht förmlich in die Tiefe. Immer tiefer möchte man sich da hineinbegeben. Die Außenwelt verliert mehr und mehr an Bedeutung gegenüber der Archaik, die sich da auftut. Es ist etwas Großes, dem man hier begegnet. Eine Glut dringt in jede Zelle des Körpers. Eine Art Urkraft des Lebens bemächtigt sich einem. Und das tut so unendlich gut. Man ist aufgehoben, genährt, in voller Sicherheit, gleichzeitig bei brodelnden Urkräften zu Gast, von archaischer Weisheit umgeben. Dieses Ölwesen zieht in den Bann. Seine Kraft geht so weit über jeden Menschenverstand hinaus. Es gebietet Achtung. Dass ein Wesen diese Kraft gemeistert hat! Dass es als Ölwesen diese Kraft vermitteln möchte und kann! Was für ein Segen, dass es uns tiefer an seinen Geheimnissen teilhaben lassen will! Was für eine Ehre! Dieser Ehre wollen wir uns würdig erweisen. Gegenüber dieser lebendigen Urkraft spüren wir: Als Verstandesmensch, als Zivilisationsmensch haben wir uns davon schon recht weit entfernt. Der Intellekt zeigt sich als eine dünne, bisweilen entfremdete Schicht. Die Menschen der Naturvölker sind mit dieser Kraft sehr viel stärker verbunden. Man sieht es an ihrem Gang, an ihren Bewegungen. Sie sind mehr im Körper zuhause. Sie sind stärker in der Erde verwurzelt. Wir spüren, sie sind direkter am Puls des Lebens. Oder wie es das Nelkenölwesen ausdrückt: Sie lachen aus vollerem Herzen. Am schönsten sieht man es bei kleinen Kindern, die noch purer Ausdruck sind, ganz Gefühl und kraftvoll in ihren Äußerungen.

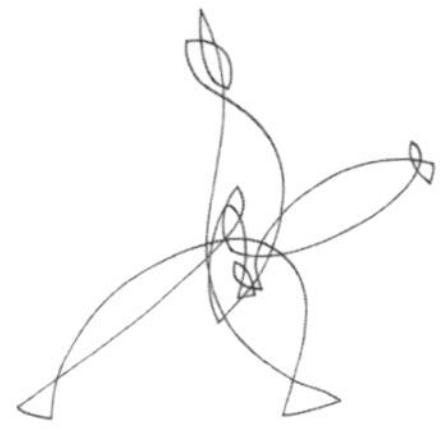

Das Nelkenölwesen zeigt, wie wir uns von dieser Urkraft entfremdet haben. Trotzdem lebt diese Kraft in jedem von uns, wenn auch bisweilen tief verschüttet; verschüttet von Zivilisationsschichten, davon, wie man sich verhält und wie nicht, welche Gefühle, Einstellungen und Verhaltensweisen willkommen sind und welche nicht.

Es dauert allerdings nicht lange, bis wir uns anpassen, in jeder neuen Stufe ein bisschen mehr, um dem neuen Rahmen gerecht zu werden, um gemocht zu werden. Im Kindergarten, in der Schule, der Lehre, der Universität, im Arbeitsleben. Ehe wir uns versehen, fühlen wir von dieser Urkraft so gut wie nichts mehr und merken es in aller Regel nicht einmal. Was wir aber spüren in unserer westlichen Zivilisation, ist die zunehmende Leere, Unverbundenheit und Desorientierung. Es ist, als ob sich ein mächtiger grauer Schleier um die breite Mehrheit der Menschen unserer Zivilisation gelegt hat. Bei aller Bequemlichkeit, allem Komfort trennt dieser Schleier der Entfremdung uns sehr wirksam vom echten Puls des Lebens. Das Leben wird zunehmend abstrakter und virtueller, auch wenn wir nicht stundenlang vor irgendwelchen Bildschirmen verbringen. Kein Wunder, dass der Psychopharmakagebrauch in die Höhe schießt und aller medizinischen Forschung zum Trotz die Zahl der chronischen Kranken von Jahrzehnt zu Jahrzehnt steigt.

Das Nelkenölwesen stößt durch all diese Zivilisationsschichten hindurch die Türen zu unseren Tiefen wieder auf. Gerade heute, wo, wie nie zuvor in der Geschichte der Menschheit, so viele entfremdende Einflüsse unsere eigene Urkraft überlagern, werden Öle wie die Nelke um so wichtiger. In der Meditation sah eine Teilnehmerin diesen Umstand im Bild. Eine große Spinne war dabei, ein Netz um sie herum zu spinnen. Das Nelkenölwesen kam, legte eine glühende Membran um sie, vertrieb die Spinne und befeuerte jede Körperzelle. Sie fühlte sich wie neu geboren.

Lange verschüttete Gefühle drängen wieder ans Tageslicht. Wie bei dem jungen Mann, der weitgehend ohne seinen Vater aufgewachsen und zu seiner Mutter eine schwierige Beziehung hatte. Nach einem Nelkenölbad brachen schier unendliche Tränen aus ihm hervor: Die ganze Trauer um den Vater, den er nie hatte, konnte sich endlich Bahn brechen. Das Nelkenöl gab ihm die Sicherheit und das Vertrauen, so dass sich diese Schleusen öffnen konnten. Danach war er wesentlich erleichterter, offener und zuversichtlicher. Eine unserer Schleusen ist rein körperlich das Zwerchfell. Es ist eine starke Grenze vom Bewussten oder Halb-Bewussten zum Unbewussten. Das Zwerchfell, unser großer Atemmuskel, entscheidet, wie flach oder tief wir atmen und folglich leben. Deshalb arbeitet das Nelkenölwesen bei vielen Menschen, die sich entsprechend öffnen, erst einmal das Zwerchfell durch und zwingt förmlich, in die Tiefe zu atmen. Manche empfinden das wie eine Drahtbürste, mit der alles durchgeschrubbt wird. So kann sich der Zugang zur tieferen Weisheit des Körpers, des Lebens, der Natur, der Erde auftun.

Nehmen wir die Geburt als Beispiel: Sie ist ein Initiatiationsvorgang für Mutter und Kind. Eine Kraft, weit über die einzelne Frau hinausgehend, übernimmt das Geschehen. Es gibt nur die Möglichkeit, sich dieser höheren Macht anzuvertrauen, um ihrer Weisheit wissend, mit jeder Wehe der ersehnten Ankunft des Kindes ein Stück näherzukommen. Wie eine Urkraft bringen die Wehen, immer stärker anschwellend, der Rhythmus immer dichter werdend, das geliebte Kind an das Ufer der Welt. Plötzlich kehren tiefer Friede und helle Freude ein. Es ist vollbracht! Für alle Anwesenden ist die Welt wie neu! Etwas Unglaubliches, Heiliges ist geschehen. Trotz aller Freude und Berührung möchte man still sein im Angesicht dieses Wunders. Was für ein Kampf für Mutter und Kind, was für eine Urkraft und Urweisheit hier am Werke ist! Jedes Selbst-tun-Wollen, Besser-wissen-Wollen, Dirigieren-Wollen, Kontrollieren-Wollen ist völlig zwecklos – dieser Urkraft kann die Frau sich nur übergeben, je bedingungsloser, je vollkommener, um so besser. Sie kann sich tragen lassen, wie im Meer bei Sturm von riesigen brechenden Wellen mit letzter Kraft an Land gespült, gerettet, völlig erschöpft und überglücklich. Danach ist die Mutter eine andere – eingeweiht in das Mysterium der Geburt von neuem Leben.[17]

Ein anderes Beispiel: der Orgasmus. Auch er eine höhere Kraft, weit über die beiden Liebenden hinausgehend. Planbar? Nein. Machbar? Nein. Dirigierbar? Noch weniger! Kontrollierbar? Was für ein Jammer das wäre! Wenn wir nicht von Wellchen reden, sondern von einem Orkan, der einen in turmhohen Wellen umherwirft und man es schier kaum noch aushält. Auch hier eine Urkraft, weit über die beiden hinausragend, so beglückend, so erneuernd! Eine Gnade. Ein Geschenk. Glückseligkeit.

An was ein solches Erlebnis geknüpft ist? An eine echte Liebe zwischen den beiden, gepaart mit dem Mut, sich dem Geschehen völlig hinzugeben.

Von dem Geheimnis dieser Art von Unmittelbarkeit spricht uns das Nelkenölwesen. Es weiß von der Kraft der Erdbeben, es kennt die Kraft der Urtiefe. Mit nichts weniger kann es sich zufriedengeben. Nicht umsonst gab und gibt es bei den Naturvölkern Rituale, Proben und Prüfungen für den Übergang vom Jüngling zum Mann, vom Mädchen zur Frau, vom Mann zum Krieger, von der Frau zur Seherin. Immer gilt es, Altes hinter sich zu lassen, um eine neue Stufe zu erringen in der Spirale des Lebens, in der Spirale der Reifung. Dazu ruft uns das Nelkenölwesen. Es fordert auf zum Sprung aus dem wohlbekannten Kreislauf hinaus auf die nächste Ebene. Keinen Sinn hat das Nelkenölwesen für die Neigung, sich in altgewohnter Gemütlichkeit einzurichten. Es gilt,

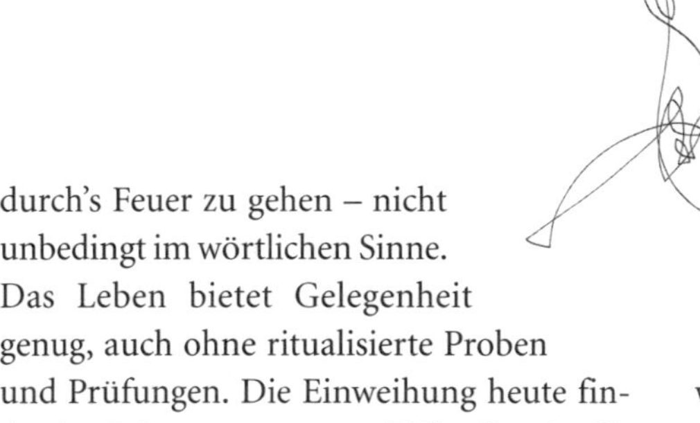

durch's Feuer zu gehen – nicht unbedingt im wörtlichen Sinne. Das Leben bietet Gelegenheit genug, auch ohne ritualisierte Proben und Prüfungen. Die Einweihung heute findet im Leben statt – zum Teil selbst in die Hand genommen, zum Teil vom Schicksal geführt.»Deine Fortschritte, all deine Entwicklung, hält sie meiner Reifeprüfung stand?« fragt uns das Nelkenölwesen. Diese Kräfte bedürfen nämlich der Zügelung, der rechten Führung. Unter falscher, schwacher oder fehlender Führung kehren sie schnell in ihr fürchterliches Gegenbild. Dann wird grober Machttrieb daraus, Gewalt oder roher Sexualtrieb und richtet unsäglichen Schaden an. Das Nelkenölwesen deckt ungeheilte Wunden auf, die durch eine falsche Handhabe seines Lebensprinzips geschlagen wurden, um sie zu heilen. Gibt es solche Wunden, scheut der Mensch verständlicherweise vor dieser Kraft zurück. Deshalb geht es nicht ohne die Begegnung mit dieser Kraft in seiner weisen, fruchtbaren Form – in der Begegnung mit ihr werden wir ehrfurchtsvoll, diese Urkraft will mit dem Herzen verbunden sein. Das Lebensprinzip des Nelkenölwesens ist mächtig. Es geht um die Frage unserer Macht, unserer Autorität. Ist sie gesund, ist sie lebensfördernd, ist sie gemeinschaftsstärkend, ist sie mit dem Herzen verbunden? Oder ist sie kalt, machtorientiert, erniedrigend – vom Herzen abgetrennt? Oder ist sie etwa kaum vorhanden, was genauso fatal ist. Scheuen wir die eigene Kraft, die eigene Macht, die eigene Autorität – aus Angst, sie könnte ungut sein, weil wir Macht negativ erlebt haben oder weil uns diese Kraft genommen wurde, dann leben wir die andere Schlagseite dieses starken Prinzips als Machtlosigkeit, Ohnmacht, Kraftlosigkeit, mit wenig Selbstbewusstsein, als tendenzielles Opfer.

Das Zutrauen zu den eigenen Körperprozessen fehlt – in der Geburt, bei der Menstruation, in der Menopause und der Krankheitsbewältigung. Mehr oder weniger fraglos fügen wir uns jenen, die als Autoritäten auftreten. Unterbewusst gibt es eine regelrechte Angst vor dieser Urkraft. Natürlich hat das dramatische Konsequenzen für das Leben. Das Immunsystem wird schwach, der Lebensausdruck blass. Wahrer Lebenspuls, echte Lebensfreude versiegen. Das Vertrackte daran ist, dass, bei aller Vermeidung, sich diese Kraft trotzdem ihren Weg bahnt. Wenn die Integrität, der Mut oder die Reife nicht da sind, dieses Potential in gesunder Weise zu leben, geschieht es subtil, verdreht oder ganz offen und grob – auf Kosten anderer. Ein Beispiel ist die Opferrolle, die auf ihre Art manipulativ und mächtig sein kann und mitunter das ganze Umfeld in Mitleidenschaft zieht. Der beliebte Weg des geringsten Widerstandes, das Mitläufertum und vor Hindernissen zu kapitulieren – das alles sind Varianten der Vermeidung dieser Kraft. Dabei ist genau das die Situation, in der uns das Nelkenölwesen enorm auf die Sprünge helfen kann. Wenn Widerstände uns verzweifeln lassen, schier unüberwindlich scheinen, wenn wir gerade aufgeben möchten, richtet uns seine Knospensprengkraft wieder auf und gibt den entscheidenden Schubs.

Gerade dann, wenn sich entscheidet, ob sich die Knospe zur Blüte öffnet oder nicht (und stattdessen verfault oder vertrocknet). Das ist die klassische Situation für das Nelkenölwesen. Nicht umsonst ist es ein Meister für Fäulnis- und Eiterprozesse, die es wieder klärt. Nicht umsonst ist es so stark bei Fremdbesetzung durch Viren, Bakterien, Pilze oder Parasiten. Mit mächtigem Besen fegt es das Haus, macht es wieder frei und lebenswert. Nichts ist schmerzhafter und frustrierender für das Nelkenölwesen, als wenn ein großer Teil der Menschheit bis zur Knospe kommt und dann verzagt – aus welchem Grund auch immer.

Bringen wir diese lebensfreudige, glühende, vorwärtsdrängende Urkraft nicht ins Leben, richtet sie sich irgendwann unweigerlich gegen uns selbst – in Krankheiten oder schädigenden Gewohnheiten wie Resignation, Selbstzweifel, Sarkasmus, Süffisanz, Drogen-, Alkohol- oder Spielsucht. Das Nelkenölwesen hilft, den Spieß wieder umzudrehen, zu sehen, wo man sich selbst schadet, und stattdessen nach vorne zu gehen. Gerade Süchte sind natürlich ein schwieriges Kapitel – neben dem Nelkenölwesen kommen dabei noch viele andere in Frage, was es im Einzelfall zu unterscheiden gilt und in professionelle Hände gehört.

Es ist ein Phänomen unserer Zeit, wie wenig wir den natürlichen körperlichen Abläufen und Selbstheilungskräften trauen. Kinderkrankheiten wie Masern, mit denen das Immunsystem und die Seele der Kinder reifen können und zum Beispiel die Wahrscheinlichkeit, später an Allergien oder Krebs zu erkranken, deutlich reduziert ist, werden fast um jeden Preis weggeimpft.[18, 19, 20]

Eltern, die sich gegen Impfungen entscheiden, grenzt man als unverantwortlich aus. Schwangerschaft und Geburt werden so mit Angst besetzt, dass die Geburt immer weniger ihren natürlichen Verlauf nehmen kann. Stattdessen wird das fragwürdige Ideal der schmerzfreien, sprich betäubten, Geburt hingestellt, die die natürliche Wehentätigkeit abdämpft. So müssen Wehen künstlich hervorgerufen werden. In der Regel sind sie dann viel stärker und schmerzhafter als die natürlichen. Während der natürlichen Geburt lindern die ausgeschütteten Endorphine die Schmerzen. Bei induzierten Geburten jedoch können sie nicht ausreichend produziert werden. So kommt es vermehrt dazu, dass die Scheide reißt oder gar ein Kaiserschnitt vonnöten wird. Das Natürliche der Geburt ist genommen. Gleichzeitig dämpft die Betäubung die innigliche Verbindung zwischen Mutter und Kind. Beide sind um das Heilige, den Initiationscharakter der Geburt gebracht. Das Kind bekommt seinen Teil der Betäubung ab und muss so ins Leben starten. Zum Glück hilft das Nelkenölwesen, die Folgen dieser Vorgehensweise zu überwinden.

Dabei ist das Nelkenölwesen das Geburtshelferöl par excellence, wie der lateinische Name *Eugenia* – die Wohlgeburt oder Wohlgeborene schon sagt. Es ist ideal für die letzten Tage der Schwangerschaft: Wenn nötig, fördert es die Wehentätigkeit und gibt der Geburt einen regelrechten Schub. Gleichzeitig nimmt es die Angst und wirkt lokal schmerzlindernd. Exemplarisch für alle weiteren Geburtsprozesse im Leben gibt es Durchhaltekraft und Zuversicht, diesen großen Schritt zu schaffen.

Wie geht das Nelkenölwesen wohl vor, wenn es uns in seine Kraft initiieren möchte? Als Erstes stärkt es das Herz, da sein Lebensprinzip sich aus starken Herzkräften speist. Alles steht und fällt damit, wie gut die Verbindung zum Herzen ist. Man muss sich schon ein Herz fassen, das Bekannte hinter sich zu lassen, um den Sprung auf die unbekannte neue Ebene zu wagen. Das Nelkenölwesen erweitert das Herz und macht es weich. Es hilft unterscheiden, was unsere gesunde Autorität ist und was die unwahre Autorität, unser Ego.

Feierlichkeit wie zu einem ganz besonderen Anlass überkommt einen als körperliches Gefühl. Was für ein einmaliges Geschenk unser Körper auf der irdischen Wanderung ist! Einer Teilnehmerin, die es Zeit ihres Lebens schwer hatte, in den Körper zu kommen, verlieh das Nelkenölwesen

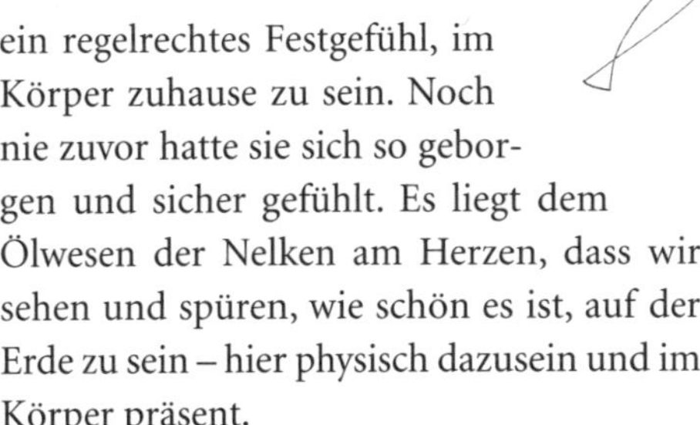

ein regelrechtes Festgefühl, im Körper zuhause zu sein. Noch nie zuvor hatte sie sich so geborgen und sicher gefühlt. Es liegt dem Ölwesen der Nelken am Herzen, dass wir sehen und spüren, wie schön es ist, auf der Erde zu sein – hier physisch dazusein und im Körper präsent.

Dieses Prinzip ist so mächtig, dass kaum ein Mensch für sich selbst diese Kraft verkörpern kann. Am ehesten leben es als Kollektive die Naturvölker, die noch einen inneren Zugang zu der Kraft aus der Tiefe der Erde haben und in respektvoller Verbindung mit der Natur leben.

Das gleiche gilt für unsere Beziehung zur Erde – schließlich sind wir ausschließlich aus den Stoffen der Erde aufgebaut. Wir sind ein Stück individualisierte Erde auf zwei Beinen, was wir nur allzu leicht aus dem Blick verlieren. Auch wir sind die Erde. Daran erinnert uns das Nelkenölwesen. Verbunden mit den Tiefen wie mit den Höhen holt es kosmische Weisheit ganz in den Erdenzusammenhang. Jede Spiritualität, die sich nur dem Himmlisch-Geistigen zuwendet und dabei das Geistige der Erde, Gaia, vernachlässigt, muss in die Irre gehen. Körperlich zeigt es sich daran, dass der Stoffwechsel erlahmt, zum Beispiel Nahrungsmittelunverträglichkeiten und Allergien sich einstellen, die körperlichen Kräfte schwinden und gleichzeitig der Schlaf keine Erholung mehr bietet. In dieser Situation befeuert das Nelkenölwesen den Stoffwechsel, stärkt das Herz und hilft, wieder zu einem regenerierenden Schlaf zu kommen. Sowohl in seiner Lebensführung wie auch in seiner Spiritualität liebt unser Nelkenölwesen das Schlichte, Einfache, Unmittelbare. Menschen, die seinem Prinzip nahestehen, pflegen eine schlichte, verinnerlichte und leidenschaftliche Religiösität oder Spiritualität. Eine Teilnehmerin sah sich mit dem Nelkenölwesen nach Indien versetzt – in einfache Verhältnisse, wo Menschen alles dafür geben, Blumen in den Tempel zu bringen. Wie bei der Nelkenblüte, deren Blütenblätter den Kelch der Blüte bilden, wo dann die Staubblätter entspringen und die eigentliche Blüte bilden, sie also auf jeden Schmuck verzichtet und trotzdem sehr schön anzusehen ist, liegt das Festliche des Nelkenölwesens im Schlichten. In der Reinheit und Klarheit liegt sein Wert, nicht in der Überfülle oder dem Prunk. Es versteht sich von selbst, dass das Nelkenölwesen auf unsere Unmittelbarkeit und Offenheit bestehen muss.

Das Nelkenölwesen bewahrt uns davor, hier in die Irre zu gehen. Haben wir uns verlaufen, weist es klar und deutlich auf den rechten Weg. Seine Urkraft stärkt die gesamte Abwehr, körperlich gegenüber Parasiten, Pilzen, Bakterien und Viren, aber auch die seelisch-geistige Abwehrfähigkeit gegen alles Unwahre. Innerhalb des Immunsystems steigert es insbesondere die allgemeine Abwehr der Makrophagen, weniger die spezifische Abwehr über Antikörper.

Obwohl es eine archetypische Urkraft mit klarem Yang-Charakter verkörpert, lässt das Nelkenölwesen sich nicht so eindeutig in die Kategorie von männlich oder weiblich einordnen. Es hat sowohl ausgeprägt weibliche wie männliche Aspekte. Dennoch verwundert es nicht, dass die meisten Menschen das Wesen in der Meditation als männlich erleben. Es erscheint in der Form, die am besten für den jeweiligen Menschen geeignet ist. Das Lebensprinzip des Nelkenölwesens ist so grundsätzlicher Art, dass jeder damit zu tun hat. Einige stehen seinem Lebensprinzip sehr nahe, andere berührt es weniger stark. Uns allen hilft es jedoch, einen gesunden Zusammenhang zur eigenen Urkraft zu finden, Hindernisse zu überwinden und auf dem Weg der natürlichen Reifung voranzuschreiten.

Der Unterschied zum Vetiver

Das Vetiverölwesen ist auch mit den Tiefen der Erde verbunden, kolossal erdend, doch weniger feurig. Es ist weiblich bewahrend, ruhend, schützend, aufbauend und eher irdisch schöpferisch. Der drängende, vorwärtstreibende Yang-Charakter des Nelkenölwesens bringt eine ganz andere Dynamik ins Spiel. Das Vetiverölwesen stärkt eher unsere irdische Struktur und Geborgenheit und ist besser in der Traumabewältigung; wohingegen das Nelkenölwesen uns erinnert, dass zum Erdenauftrag im Notfall auch eine gesunde Aggression gehört – sich, wenn alle Stricke reißen, körperlich zur Wehr setzen zu können. Daher ist es körperlich stärker immunanregend. Insofern sind die beiden durchaus Antipoden, die sich jedoch hervorragend ergänzen.

Wissenswertes

Von allen ätherischen Ölen ist Nelkenknospenöl mit Abstand das stärkste antioxidative Öl. Mit 1.078.700 hat es den höchsten ORAC-Wert (Oxygen Radical Absorbance Capacity), der den Gehalt an Radikalfängern angibt – also die Fähigkeit, freie Radikale zu neutralisieren. Freie Radikale sind Stoffwechselprodukte oder Gifte, die unerwünschte Oxidationen forcieren. Das greift schützende Zellmembranen und Proteine an, begünstigt Erkrankungen, Zellentartungen und beschleunigt Alterungsprozesse.

Im Vergleich zu anderen ätherischen Ölen rückt die Nelke besonders wirkungsvoll ganz irdischem Unbill zu Leibe, etwa Ungeziefer, Krätzemilben, Candida im Körper, sonstigen Parasiten, Schimmel oder Ameisen im Haus. Und das gilt auch im übertragenden Sinn für die seelisch-geistige Abwehr von Unbill.

Wirkungen

- stark antiseptisch ++++ Nelkenknospenöl ist dreifach stärker antiseptisch als das isolierte Eugenol – gut zur Wunddesinfektion, bei Lebensmittelvergiftung, Eiter- und Fäulnisprozessen
- stark antibakteriell, antiparasitär ++++ Cholera, Malaria, Amöbenruhr, Milben, Zecken
- fungizid ++++ gute Wirkungen gegen Pilzinfektionen, insbesondere gegen Candida:

  Das Candida-Protokoll: 3 x tägl. 1 Tr. jeweils vor dem Essen auf ein Stückchen Vollkornbrot (nicht bei Kleinkindern, Schwangeren), da wir das Nelkenknospenöl ab der 4. Woche durch Ingweröl abpuffern und ergänzen, kann es in dem Fall länger als 4 Wochen genommen werden:
  1.-3. Woche 3 x Nelkenöl
  4. Woche 2 x Nelkenöl und 1 x Ingweröl
  5. Woche 1 x Nelkenöl und 2 x Ingweröl
  6.-9. Woche 3 x Ingweröl
  strikte Candidadiät! Am Anfang kann es zu starken Absterbesymptomen kommen, wie Kopfschmerzen, Müdigkeit, Abgeschlagenheit, weil die sterbenden Candidapilze Stoffwechselgifte absondern. Am besten begegnet man dem mit innerlich genommener Heilerde, die diese Gifte bindet und ausscheiden hilft.
- antioxidativ ++++ Antioxidantien geben Elektronen ab und schützen dadurch vor Zellschäden und -entartungen durch freie Radikale
- insektizid ++++ vertreibt Mücken, Fliegen, Motten, Zecken und Ameisen
- antiviral +++ Herpes simplex, Warzen
- antitumorwirksam +++ insbesondere Brustkrebs, Cervicalkrebs, Speiseröhrenkrebs[21, 22]
- tonisierend +++ ein generell stärkendes Öl, besonders gut bei geschwächten

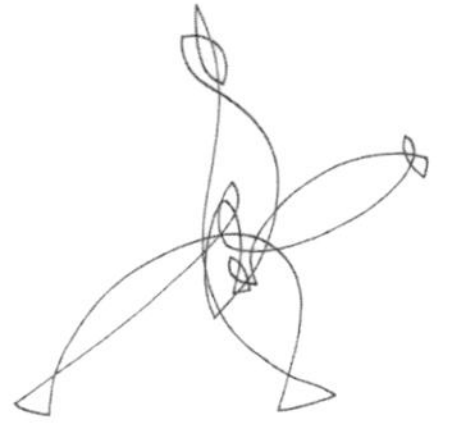

rekonvaleszenten Menschen, Immunschwächen

- verdauungsfördernd +++ ordnet die Verdauung
- entspannend +++ seine befeuernde, druchblutende Wirkung entspannt die Muskulatur, entängstigt und gibt Sicherheit, beruhigt nervöse Anwandlungen, hilft bei stressbedingten Symptomen wie Unruhe oder Schlaflosigkeit
- schlaffördernd +++ die Stärkung des Herzens wie des Stoffwechselpols beruhigt und verhilft zu besserem Schlaf (Einschlaf- und Durchschlafstörungen)
- schmerzlindernd +++ insbesondere Zahn- und Ohrenschmerzen, Hallux valgus
- anästhetisierend +++ Valnet, einer der Väter der Aromatherapie beschreibt, dass 1962 in Deutschland ein Betäubungsmittel auf Basis von Nelkenöl entwickelt wurde, das den Gebrauch von Spritzen, die auf die Operationen vorbereiteten, überflüssig machte und dem Patienten erlaubte, schon 15 - 20 min nach der Operation wieder zu Bewusstsein zu kommen. Allerdings blieb unklar, ob es je in den Handel kam.[23]
- sehr wärmend +++
- aphrodisisch +++ führt auch hier in die Tiefe
- kreislaufstärkend und durchblutungsanregend +++

Indikationen

Alle genannten Indikationen zeigen, dass das gesunde Lebensprinzip des Nelkenknospenölwesens nicht ausreichend vorhanden ist. Das Ölwesen kann nur helfen, wenn die vorliegende Symptomatik Ausdruck seines fehlenden gesunden Lebensprinzips ist. So ist bei jedem Symptom zu klären, welches Lebensprinzip hier primär vonnöten ist. Siehe Kapitel »Wege zum richtigen Öl – die Ölefindung«.

Kopf: Grauer Star (Öldispersionsbäder = Ödb), Kopfschmerzen aufgrund einer Stoffwechselschwäche, Stresskopfschmerz (Einreibung oder Ödb), Hildegard von Bingen empfiehlt die Gewürznelke bei »Kopfbrummen« – vielleicht meint sie damit Bluthochdruck oder Tinnitus?

Mund, Zähne: Zahnschmerzen (1 Tr pur mit dem Finger über und um den Zahn einreiben, alle 30 min wiederholen, bis es besser ist, trotz Besserung unbedingt den Zahnarzt aufsuchen, um zu sehen, was dem Schmerz zugrunde liegt), Zahnwurzelentzündungen (Ödb), Parodontitis (Ödb), Zahnen (1 Tr in TL Olivenöl, mit den Fingern auf Unter- und Oberkiefer auftragen – Nelkenöl betäubt und lindert so den Schmerz), antikarieswirksam, Mundgeruch – wirkt auch eventuell zugrundeliegenden Gärungsprozessen im Darm entgegen (1 Tr innerlich vor den Mahlzeiten), Aphten (lokal 1 Tr in etwas Olivenöl)

Nerven: stark nervenberuhigend, Nervosität, Ruhelosigkeit, mentale Überarbeitung, Neuralgien (Einreibung oder Ödb), Herpes simplex, Gedächtnisschwierigkeiten, chronische Müdigkeit, Schwindel

Schlaf: milde Schlaflosigkeit (Einreibung oder meditatives Riechen)

Hals, Nase, Ohren: Otitis (einige Tropfen in Olivenöl erwärmen und in das Ohr geben), Tonsillitis, Schilddrüsenunterfunktion – so sie nicht operativ bedingt ist, durch die starke Stoffwechselanregung (Einreibung oder Ödb)

Atemwege, Zwerchfell: Sinusitis, Hustenkrämpfe, besonders bei Kindern, chronische Bronchitis (Einreibung oder Ödb)

Herz: stärkt das Herz, insbesondere die Stoffwechselseite des Herzens (Einreibung oder Ödb)

Skelett, Muskeln: Osteoporose (Ödb), Ischias (Ödb), Hallux valgus zur Linderung der Schmerzen (einige Tr in fettem Öl lokal auftragen oder Ödb), Muskelkater, Muskelkrämpfe – durch die starke Durchblutungsförderung (Einreibung oder Ödb), Hildegard von Bingen empfiehlt die Gewürznelke für Gicht (Einreibung oder Ödb)

Blut, Blutgefäße, Kreislauf: verbessert die Blutzirkulation, Hypotonie (Einreibung oder Ödb), leicht blutverdünnend – hemmt das Verkleben der Blutplättchen

Magen, Darm: Dyspepsie, Blähungen, Appetitlosigkeit (innerlich oder Ödb), Koliken (Einreibung oder Ödb), Übersäuerung (innerlich oder Ödb), Candida (innerlich, siehe oben), innere Parasiten (innerlich), äußere Parasiten wie Krätze (nur, wenn es die Haut gut verträgt, lokal pur auftragen, ansonsten mit etwas fettem Trägeröl, am besten Neemöl, verdünnen)

Leber, Pankreas: Diabetes – leicht blutzuckersenkende Wirkung (Ödb)

Urologie: Impotenz (Ödb)

gynäkologisch: uterusstärkend (Einreibung oder Ödb), wehenfördernd (Einreibung oder Ödb), bei verzögerter Geburt (Einreibung), Wochenbettdepressionen (Einreibung oder Ödb), starke Stillschmerzen in der Brust, wie elektrische Stromstöße, hängen oft mit einer Candidainfektion zusammen und führen nicht selten zum Abstillen, weil sie so unerträglich sind (Ödb sind hier eine gute Möglichkeit!), Amenorrhoe (Einreibung oder Ödb)

Haut: Hautpilze (Einreibung oder Ödb), Nagelpilze (Einreibung oder Ödb), Dellwarzen (lokal pur auftragen)

allgemein: durch die stark antiparasitäre Wirkung gut bei Krätze – lokal pur auftragen, Erfrierungen (Einreibung oder Ödb)

seelisch: Depressionen, Ängste, Überlastung, mentale Konfusion (Einreibung oder Ödb)

Dosierung, soweit oben nicht anders angegeben

äußerlich: Einreibung: 1 - 2 Tropfen auf etwas fettem Trägeröl; Öldispersionsbäder: 4 Tr auf 3 ml Olivenöl

Einnahme: 1 - 2 Tr in etwas warmem Wasser 3 x tägl.

Haushalt

- für die Prophylaxe und Reinigung von Schimmel im Haushalt: einen halben TL Nelkenöl auf 1 L Wasser in eine Sprühflasche geben; befallene Stellen damit besprühen und für einige Stunden einwirken lassen. Mit einem nassen Tuch den Schimmel abwischen – für hartnäckigen Schimmel braucht es vielleicht eine Bürste. Dann noch einmal mit der Sprühflasche besprühen, damit er nicht wiederkommt. Für Leder: einige Tr auf etwas Babyöl, damit das Leder einreiben: Der Schimmel löst sich schnell und kommt nicht so schnell wieder.
- Ameisen mögen Nelkenöl ganz und gar nicht. Wenn sie sich in den Kopf gesetzt haben, ins Haus zu kommen, kann man die Karawane mit einigen Tropfen Nelkenöl, da, wo sie hereinkommen, wirkungsvoll abhalten. Wenn es gar nicht mehr anders geht, Nelkenöl mit Spiritus (1 Teil) und Wasser (2 Teile) in die Sprühflasche und damit die Ameisen besprühen (wird sie töten).

Kontraindikationen

- Schwangerschaft bis kurz vor der Geburt
- wirkt blutverdünnend, daher nicht für Bluter oder bei Einnahme von Blutverdünnern
- innerlich nicht mehr als 3 - 5 Tr tägl. für Erwachsene und nicht länger als 4 Wochen, da es bei längerer innerer Einnahme leberschädigend wirken kann

- durch den hohen Anteil der aggressiven Phenole nur in entsprechender Verdünnung auf Haut oder Schleimhäute geben
- es gilt für jedes ätherische Öl, doch beim Nelkenöl ist doppelte Vorsicht geboten, dass es nicht ins Auge gerät

Herkunft: Indonesien, Sansibar, Madagaskar

Destillierte Pflanzenorgane: Blütenknospen

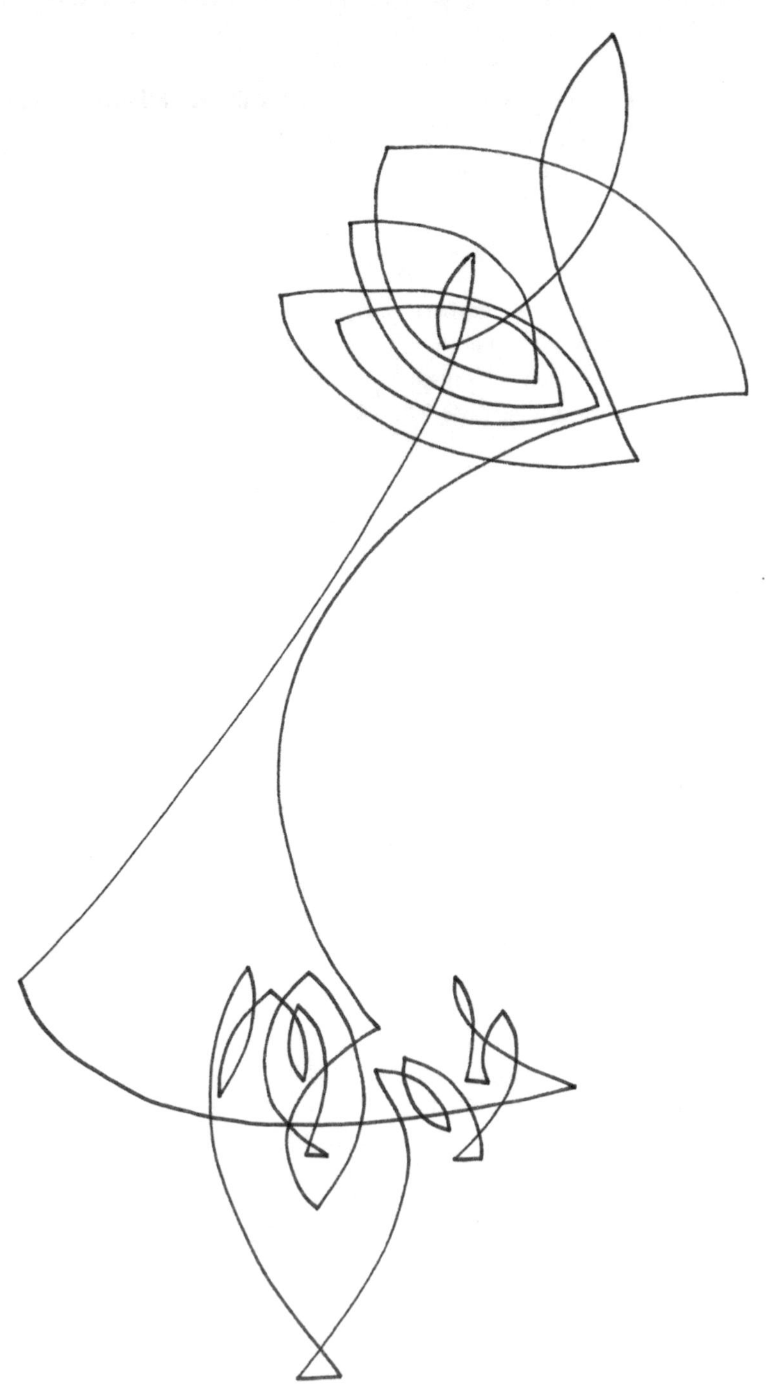

Das Pfefferminzöl

(Mentha piperita)

Die Pfefferminze ist das wohl bekannteste und weltweit meistverwendete ätherische Öl. Als Tee hat sich die Pfefferminze in vielen arabischen und nordafrikanischen Ländern den Rang eines Nationalgetränks erobert. Aber: Bekanntermaßen schützt Beliebtheit nicht davor, verkannt zu werden – nämlich reduziert auf seine vordergründigen Merkmale. Davon weiß gerade das Wesen des Pfefferminzöls ein Lied zu singen. Anders als bei manch anderen Prominenten fängt die Angelegenheit erst dann richtig an, spannend zu werden, wenn man sich jenseits seiner starken vordergründigen Qualitäten (wie Kopfschmerz-, Mundhygiene- oder Übelkeitsanwendungen) auf den Weg zu seiner inneren Essenz macht.

Pflanze und Signatur

Schon botanisch stellt die Pfefferminze eine Besonderheit in unserer Öleauswahl dar. Als natürlicher Hybrid, wahrscheinlich zwischen der kühlen Bachminze (*Mentha aquatica*) und der hitzigeren Krauseminze (*Mentha spicata*), vereint sie diese beiden starken Polaritäten. Die daraus resultierende Spannung überbrückt und vereint sie in ihrem ätherischen Öl. Allerdings ist sie mit der Integration dieser Polarität als Pflanze nicht so weit gekommen, dass sie sich über Samen vermehren kann. Die Vermehrung erfolgt vegetativ über ihre unterirdischen Triebe. Außerdem muss sie immer mal wieder umgepflanzt werden, da sie sonst verwildert, krankheitsanfällig wird und ihr typischer Duft sich verändert. Der Mentholgehalt lässt nach und sie nähert sich im Duft wieder ihren Stammformen an.

Für eine Pflanze ist das mehr als ungewöhnlich – sie muss ihre Verwurzelung und Beheimatung verlassen und an einen anderen Platz umgesiedelt werden, um ihre innere Qualität und Konstitution zu halten. Was für die allermeisten anderen Pflanzen ein Schock ist, von dem sich zu erholen sie eine Weile brauchen, ist das Lebenselixier der Pfefferminze. Die Pfefferminze, wie wir sie schätzen, braucht also Aufmerksamkeit und Pflege, um ihre Essenz halten zu können. Aus sich selbst heraus kann sie das nicht. Als Pflanze verkörpert sie kein stabiles und überdauerndes Prinzip. Trotz dieses Mankos hat sie jedoch, seit sie in England das erste Mal im 17. Jahrhundert entdeckt wurde, nicht nur überlebt, sondern sich stürmisch weltweit verbreitet. Das lässt auf ihre außerordentlichen Qualitäten schließen. Denn die Pfefferminze strotzt geradezu vor Vitalität und breitet sich vegetativ um so rasanter aus, wovon Gärtner ein Lied singen können. Das, was sie an Kraft für die Samen spart, strömt ganz ins Vegetative. Ihre vegetative Sturm- und Drangzeit findet allerdings ein abruptes Ende, sobald im Juni die rosa bis violetten ährenartigen Blüten zu blühen beginnen. Der oft rote Stengel, von dem die dunkelgrünen am Rand gezahnten Blätter ausgehen, und die bei manchen Sorten rötlichen Blattnerven zeigen, wie stark das Feuerelement ins Vegetative vordringt. Auch innerhalb ihrer Pflanzenfamilie als Lippenblütler (wie Rosmarin, Salbei oder Thymian), die sonst eher Sonne und Trockenheit bevorzugen, fällt die Pfefferminze mit ihrer Vorliebe für kühlere oder gemäßigt-feuchte Lagen aus dem Rahmen. Bemerkenswert ist dabei, dass die Pfefferminze ihre ganze Pflanze mit dem Feuerprinzip des Öles zu durchdringen vermag. Zu starke Hitze führt dazu, dass sie weniger und ein qualitativ minderwertigeres Öl herstellt. Das heißt, mit der Pfefferminze erschließt sich das sonst warme, sonneliebende Prinzip der Lippenblütler neue Gefilde und erobert das feuchtkühle Element.

Biochemie

30-65% Menthol, 15-35% Menthon, 6-8% 1,8-Cineol, 2-7% Methylester, Menthofuran und andere. Das Pfefferminzölwesen stellt dem relativ hohen Ketongehalt (Menthon) einen starken Monoterpenolanteil (Menthol) an die Seite. Was für eine wunderbare und spannende Kombination! So werden die hochbewussten zielstrebigen Ketone durch die Lebensfreude, den quicklebendigen Ausdruck, die Spontaneität und den Spieltrieb der Monoterpenole ergänzt. Eine in dieser Form einzigartige Kombination unter den ätherischen Ölen, die natürlich neugierig macht, was für ein Lebensprinzip sich darin verbirgt.

Das Wesen der Pfefferminzöls

Wie du merkst, verjagt meine Frische alle fixen Gedanken, Festlegungen und vorgefertigten Konzepte. Alles Verhockte, Verbrämte, alles Laue oder Träge fege ich hinweg. Denn so erst entsteht Platz für Neues, Unverhofftes und vielleicht sogar für manches, das schier für unmöglich gehalten wird. »Unmöglich« kann ich so leicht nicht akzeptieren – vielmehr ist es die Herausforderung, noch tiefer in die Geistgebiete vorzudringen. Nur, auf den ausgetretenen Pfaden ist es am allerwenigsten zu erreichen. Da, wohin kaum einer vorgedrungen, woran bislang kaum einer gedacht hat, da wird es spannend, da tut sich Neues auf. Und im Grunde sind die Dinge viel, viel einfacher als sie zunächst erscheinen. All mein Bestreben ist, dich in diesen unerschöpflichen Raum unerwarteter Möglichkeiten zu bringen.

Als Erstes mache ich dazu deinen Kopf wirklich frei, verleihe deinen Gedanken Flügel, so dass sie jederzeit in der Lage sind, unerwartete Wendungen zu nehmen, um über alle bisherigen Grenzen hinauszufliegen. Mitnichten geht es um einen Weg der Analyse, der Berechnung, der logischen Stringenz – ganz im Gegenteil, du riechst es schon, dazu bin ich viel zu frisch, zu schnell und auch ein wenig zu kühn. Unmittelbar dringe ich in das Gebiet des Geistes vor, wo ich blitzschnell von Gedanke zu Gedanke weitergeleitet werde: Die Gedanken selbst übernehmen die Führung, wissen selbst in intimer Verbindung den besten Weg zum Ziele. Nicht ich bestimme und führe, sondern lasse mich mit Freuden auf die höhere Weisung ein. Wie überraschend anders die Lösung dann oft aussieht!

Dazu kann ich innerlich nur ganz frei bleiben, nicht auf eine bestimmte Lösung, einen bestimmten Weg ausgerichtet, genauso zu einem Salto rückwärts wie zu einem kühnen Sprung in ganz neue Gefilde bereit. Ich liebe die geistige Beweglichkeit und die wunderbaren Wendungen, die daraus geboren werden. Denn am liebsten gehe ich elegant und spielerisch vor. Leichtigkeit und die Gabe, mich ganz frei und immer neu zu verbinden, befeuern mich.

Dabei allerdings kann ich nicht anders, als alles aus dem Weg zu räumen, was deiner geistigen Potenz im Wege steht: Festhalten an etwas, was diesen Sprung nicht mitvollziehen kann, seien es hinderliche Gewohnheiten, Trägheit, Bequemlichkeit, Sentimentalitäten oder die verständliche, doch unselige Neigung, bisherige Vorteile nicht loszulassen. In jedem und allem stelle ich auf den

Prüfstand, ob es dem Zugang in die Höhen des Geistes dient. Dabei geht es mir um geistigen Fortschritt, der sich sofort ins Leben übersetzt, Fortschritt, der in der Lage ist, im Handumdrehen Konflikte zu lösen, Hindernisse hinwegzufegen, der aus Ratlosigkeit, Resignation oder Hoffnungslosigkeit unversehens eine hoffnungsvolle Morgenröte neuer Perspektiven erschafft.

Ich bringe in Fluss, was gelähmt, verblendet oder gestaut ist. Ich erleichtere, was zu schwer, lockere, was zu fest, mache beweglich, was zu unbeweglich ist. Alles, um dir Flügel zu verleihen, Flügel, die auf den Schwingen des Geistes scheinbar Unüberwindliches überwinden, scheinbar Unmögliches realisieren, hin zu einer neuen Offenbarung. Denn es ist der Geist, der unser freiestes Vermögen, unsere größte Freiheit ist.

Und wie ich das mache? Was mir die Wege dazu weist, was mir ewig sprudelnder Quell dabei ist und immer neue Inspiration, was ich über alles liebe: Es ist das Mysterium des Paradoxes, die unerschöpfliche Welt des Paradoxen, des scheinbar Gegensätzlichen, das sich doch bedingt und letztendlich stets gegenseitig erhöht.

Wie du an meinem Duft erkennst, bin ich schnell. Ich arbeite mit der Schnelligkeit des Unerwarteten und Überraschenden. Im Handumdrehen erschaffe ich so neue Realitäten, die das Vorherige im besten Sinne auf den Kopf stellen. Und ein jeder versteht sofort: Eine neue Ebene ist erreicht, ein Zurück kommt nicht mehr in Frage.

Doch eines möchte ich dir nicht verschweigen: Benutzt du mich nur, ohne mitzuvollziehen, um was es mir geht, wirst du nur einen Bruchteil meines Potentials erfahren. So schwinge dich auf und springe mit mir an die neuen Ufer deiner ureigensten Möglichkeiten.

Das Lebensprinzip des Pfefferminzölwesens

Im Unterschied zur Pflanze, finden wir im Öl der Pfefferminze eine faszinierende Vollendung vor, die es um so mehr zu erkunden lohnt. Mit seinem Duft durchrauscht einen ein fast polarer Wind, der Frische bringt und alles erweitert. Der Ausdruck: »Da weht ein neuer Wind« passt zum Ölwesen der Pfefferminze. Ohne Frage haben wir es hier mit einem männlichen Prinzip zu tun. Etwas definitiv Neues durchweht einen da und kommt mit einem Versprechen von Freiheit daher. Innerlich entstehen Bilder von verzauberten Winterlandschaften, durch die ein kalter Wind pfeift. Ein durchaus romantisches Szenario, wenn man schön warm angezogen oder körperlich aktiv ist, einen heißen Tee in der Hand hält oder auf eine solche Landschaft vom knisternden Kamin aus schaut – sprich, wenn für das heimelige Wärmeelement gesorgt ist. Ohne die ausgleichende Wärme verliert das Ganze schnell an Charme. Und genau diese Heiß-kalt-Polarität ist das Lebenselixier des Pfefferminzöls – es erwärmt das zu Kühle und kühlt das zu Warme. Schon der Name drückt es aus, die Minze als kühler Vertreter wird gepfeffert. Obwohl das Pfefferminzölwesen die Atemwege zunächst erfrischend kühlt, klärt und öffnet, löst es reaktiv eine Erwärmung aus. Ebenso öffnet es die Stirn- und Nebenhöhlen. Gleichzeitig hat man das Gefühl, über die Nervenbahnen dringt diese kühle Brise bis in den letzten Winkel des Körpers vor und plaziert überall feinste Eiskristalle. Merkwürdigerweise regt sich trotzdem innerlich kein Protest oder Widerstand. Was zuerst wie feinste Eiskristalle wirkt, löst sich nämlich in Windeseile in eine wunderbar belebende Frische auf – vergleichbar mit der Wirkung, wenn man aus der Sauna direkt in einen kalten See springt, sich noch in den Schnee legt und dann wieder in die heiße Sauna zurückkommt – erquickende Verlebendigung auf allen Ebenen.

Nicht umsonst ist Pfefferminzöl ein so beliebtes Saunaöl – weil es eben diese Saunawirkung noch verstärkt. Gleichzeitig macht es hellwach und schärft den Blick dafür, wo man gerade steht und um was es wirklich geht. Blitzschnell wird alle Schläfrigkeit, alles Träumen, faule Ausreden, jede Trägheit, Bequemlichkeit oder Gefühlsduselei hinweggefegt. Immer ist es einen Schritt voraus. Man hat keine Zeit, irgendetwas vor ihm zu verstecken. Es ist wie eine unangemeldete Hausdurchsuchung – unausweichlich muss man sich ihm stellen. Augenblicklich richtet man sich innerlich auf, ist voll präsent – quasi auf alles vorbereitet, was da kommen mag. Im Nu entsteht ein scharf konturiertes Bild von dem, was ist. Das Pfefferminzölwesen sorgt für ein unbedingtes Anschauen und Annehmen dessen, was ist – keine Beschönigung, kein Unter- und kein Übertreiben hat mehr Platz. Alle Sinne sind hellwach und geklärt. Ein Höchstmaß an Objektivität stellt sich ein. Damit erschafft das Wesen des Pfefferminzöles die Ausgangslage, auf der es sodann seine ganze Virtuosität entfalten kann. Eine glasklare, genaue Sicht, die richtige Diagnose eröffnet alle weiteren Wege. Auch wenn er zunächst nicht so erscheint, ist er ein echter Künstler – ein Künstler darin, verblüffende und unkonventionelle Lösungen zu finden, dem Unerwarteten die Tür zu öffnen. Alles Übliche wird über den Haufen geworfen. Blitzschnell und geradezu genial, ehe man sich versieht, ist ein Problem gelöst – und zwar spielerisch leicht, vielleicht mit einem verschmitzten Lächeln.

Diese erste kühle Brise, die alles Überflüssige, Umständliche, Altbackene hinwegfegt, weitet innerlich und schafft einen großen Raum von innerer Freiheit. Jenseits alter Gewohnheiten, Muster, Grenzen oder Ansprüche will hier etwas Neues geboren werden. Der weit gestreckte Raum des Pfefferminzeölwesens ist einerseits erfrischend leer, zum anderen kann in ihm blitzschnell völlig Unerwartetes auftauchen. Seine innerliche Weite umfasst größte Gegensätze, weite Bögen wie direkte Wege. Eine unbändige Freude hat er, mit alledem zu spielen. Mit spielerischer Leichtigkeit und Pfiff überbrückt er noch so große Gegensätze (was die Pfefferminze ja schon als Pflanze tut), entspannt peinliche Situationen oder führt verfahrene Konflikte einer Lösung zu. In unerschrockener, erfrischender Kühnheit scheut er auch vor den größten Tabus nicht zurück. Braucht es den Tabubruch, um den gordischen Knoten zu zerschlagen, wird er dabei nicht zögern. Eine geradezu diebische Freude hat er daran, die roten Knöpfe zu drücken. Das tut er allerdings so kunstvoll und unvermutet, dass es fast wie eine Befreiung ist. Der inneren Schlüssigkeit seiner Vorgehensweise kann man sich kaum entziehen, selbst wenn man vorher noch ganz anderer Meinung war. Druck, Zwang oder Härte liegen ihm fern – vielmehr setzt er auf die Überraschung, das Unerwartete, das Unerhörte und erreicht dadurch die nächsthöhere Oktave: sei es der passende Witz, der eine völlig geladene Situation zur Verblüffung aller wieder entspannt, eine Anekdote oder eine beiläufige Bemerkung, die alle versöhnt. Bei seinen menschlichen Botschaftern zeigt sich diese Qualität als etwas Leichtes, Munteres und Freudiges, direkt und ohne Umschweife.

Im höchsten Maße geistreich, vermag das Ölwesen der Pfefferminze direkt ins Geistige zu greifen. Seine Jagdreviere liegen jenseits jeder Intellektualität. Das Gefäß ist bereitet – der Bogen ist aufgespannt – er weiß, den bekannten, sicheren Boden muss er ganz und gar hinter sich lassen, sich ohne Wenn und Aber ins Nichts stellen. Nur so ist er frei genug, dass ihm direkt zufallen kann, was es jetzt braucht. Er schafft die Bedingungen, tief ins Geistige vorzudringen und das Mitgebrachte ohne jede Verzögerung direkt wirksam zu machen. Als echter Geistesbote ist er auch ein virtuoser Verwandler. Nichts ist, wie es war, nachdem das Ölwesen der Pfefferminze sein Werk vollbracht hat. Der Status quo ist für ihn etwas, was nur dazu da ist, aus der Fassung gebracht zu werden. Er mischt auf, sprengt Grenzen, zeigt uns eigene Widersprüche auf, wirft aus den gebahnten Wegen, stiftet heilsame Verwirrung, ist schnell und höchst effizient. Dabei hilft ihm sein ausgeprägter Sinn für Humor.

Bei alledem ist sein eigener Energieaufwand minimal. Er ist kein Fleißarbeiter, sondern ein Meister der gezielten Intervention im rechten Moment. Mit einem Minimum an Aufwand erreicht er so Maximales. Naturgemäß verlangt dies höchste Geistesgegenwart, größte Beweglichkeit und blitzschnelle Umsetzung – erfrischend unbedarft und gleichzeitig hochbewusst wird er so zu einem echten Katalysator: jemand, der viel bewegt und bewirkt, ohne viel eigenen Schweiß hineinzugeben – im Gegenteil, täte er das, würde er an Kraft und Wirkung nur verlieren. Was er gibt, ist sein hochfliegender Esprit, seine fast überpersönliche Menschenliebe, sein intimes Erfassen der Beteiligten sowie seine Gabe, die jeweilige Situation aus dem Augenwinkel eines weit größeren Zusammenhangs zu erfassen. Es verwundert nicht, dass bei all seinen Tugenden Geduld nicht seine herausragende Stärke ist.

Bei alledem spielen seine ansteckende Freude und sein Enthusiasmus eine entscheidende Rolle – so kann das Pfefferminzöl eine überwältigende Freude freisetzen. Dies verleiht ihm die Flügel, die das Geheimnis seines Genies sind. Weder kühle Berechnung noch nüchterner Verstand treiben ihn, es ist Geistes- und Menschenliebe. Von Haus aus kann er sich dabei innerlich nicht zu sehr an nur einen Menschen oder eine Situation binden – das würde seine Flügel stutzen und seinen Esprit lähmen. Seine innerliche Freiheit ist das Agens seines Wirkens. Man ahnt, wie schnell dieser hohe Reiter sich verlieren kann und das ganze Prinzip kippt. Das ist übrigens auch physisch so. Bei wenigen ätherischen Ölen liegen heilsame Wirkung und Verkehrung ins Gegenteil so nah beieinander. Schon ein wenig zuviel kann das ganze kippen, daher ist bei der Dosierung äußerste Behutsamkeit angezeigt.

Das Pfefferminzölwesen weiß, dass die Aura einer jeden Situation auch die entsprechende Lösung beinhaltet: ein faszinierender Zugang, der sich jedoch erst in der bedingungslosen Bejahung der Situation erschließt, egal wie unangenehm, lästig, peinlich oder verheerend sie auch sein mag. Jede Ablehnung, jedes Nein zu dem, was geschieht, macht uns zum hilflosen Zaungast der Situation. Am liebsten arbeitet unser Pfefferminzölwesen mit dem Lustprinzip. Er kämpft nicht, beißt sich nicht fest, nimmt nichts zu ernst, schafft sich immer seinen Spielraum und spielt auf höchstem Niveau. Mit dem Pfefferminzölwesen können wir lernen, im besten Sinne des Wortes zu spielen. Nie stellt es sich gegen das, was ist. Es leitet um, schreitet weiter, schafft in Windeseile eine neue Wendung. Bevor man sich versieht, ist die Sache geradezu elegant und mühelos in ein neues Fahrwasser gebracht. Das ist seine Meisterschaft. Das macht ihn so befreiend und befeuernd zugleich. Und wie so oft, ist der rettende Einfall, die ersehnte

Lösung meist unerwartet einfach und greifbar nah. Die Zen-Tradition des Koans hat zutiefst mit dem Lebensprinzip des Pfefferminzöls zu tun. Dabei wird dem Zenmönch ein Rätsel aufgegeben, für das es auf der Ebene des Intellekts, der Alltagslogik keine Lösung gibt. Erst in der inneren Versenkung, im Zugang zu einer höheren geistigen Ebene kann sich das Rätsel lösen. Ein solches Koan lautet beispielsweise: Du kennst den Schall zweier klatschender Hände. Wie klingt der Schall einer Hand?

Hier kommen wir zum Phänomen des Paradoxes und damit an das zentrale Lebenselement des Pfefferminzölwesens. Alle tieferen Lebensrätsel erschließen sich in Paradoxien. Im Paradox überwinden Gegensätze ihre Polarität, brauchen sich sogar – sie spannen den Raum für den ersehnten Quantensprung. Hier baden wir in Lebenselixier und Leidenschaft des Pfefferminzölwesens – das liebt er, dafür stirbt er. Niemand hat das Motiv des Paradoxes schöner verarbeitet als Susanne Trautwein. Ihre Gedichte in dem wunderschönen Gedichtband »Der Divan des Dschem Ru« verdanken ihre außerordentliche Kraft dem Geist des Paradoxes, von dem sie inspiriert sind. Man spürt, erst muss innerlich etwas zerbrechen, bevor wir den Kraftquell und die Befreiung dieser Gedichte erleben. Es sind die Fesseln unserer Kausallogik, die wir sprengen müssen, um diese höhere Oktave des Denkens und der Realität freizulegen. Die Lebensweisheit der Gedichte Susanne Trautweins[24] lassen erahnen, dass sie das Destillat eines tief erfüllten, selbstverständlich auch durchlittenen, mit viel Herzblut innig gelebten Lebens sind, mit einem verklärten Blick auf seine Höhen und Tiefen.

Hier nun Susanne Trautweins Einladung zum Quantensprung des Paradoxes in Gedichtform:

Der Geist mache die Unwissenden wissend!
Amen.
Der Geist mache die Wissenden unwissend!
Erst recht Amen.

Ich sah einen Menschen,
Welcher einen Rosengeruch ausströmte.
Weil er ein Geschwür hatte, welches stank,
Tat dieser Mensch Wohlgeruch an sich.

Wissen, ohne zu vergessen, dass man weiß,
Ist schlimmer als Nichtwissen.

Es hüte der Wissende sich,
Dass er nicht stinke.

Es lohnt sich eine Weile mit diesem Gedicht zu leben, es immer tiefer auf sich wirken zu lassen, bis sich wirklich die Sphäre des Pfefferminzölwesens öffnen kann.

Wenn ich nach Menschen suche, die das Lebensprinzip des Pfefferminzöles besonders anschaulich zur Geltung bringen, kommt mir als Erstes der begnadete Clown und Schauspieler Frieder Nögge in den Sinn. Einmal hatte ich das große Glück, ihn zu erleben. Als einer der Pioniere des Theaters auf Zuruf ließ er das Publikum verschiedene Charaktere und Situationen benennen. Aus dem Stehgreif schöpfte er dann ein komplettes Stück, verwob die Charaktere mit den vorgegebenen Situationen in ein amüsantes, geistreiches Stück. Dabei spielte er jeden Charakter selbst. Besonders beeindruckend war, wie er aus der Warte eines jeden seiner Charaktere ein Liebeslied sang und mit der Gitarre begleitete. Aus dem Stehgreif improvisierte er fünf verschiedene Melodien und fünf berührende Liebeslieder, quasi ganz aus der Seele seiner fünf Charaktere. Dabei rutschte er niemals in Plattitüden ab. Der ganze Saal war elektrisiert. Das Ergreifendste dabei war, zu erleben, zu welch einer

Meisterschaft an Improvisationsfähigkeit ein Mensch sich aufschwingen kann. Er führte uns vor, was bei entsprechender innerer Schulung, zumindest in Ansätzen, jeder von uns vermögen würde, wenn auch vielleicht nicht ganz so begnadet wie er. Es war eine Feier der Geistesgegenwärtigkeit, in Improvisationskunst übersetzt. Man fühlte sich als Mensch erhoben, diesen einzigartigen Clown zu erleben. Mit dem allergrößten Vergnügen würde das Pfefferminzölwesen auch einen virtuosen Hofnarren abgeben. Nie weiß man bei ihm, was er als Nächstes tut. Stets ist er schlafwandlerisch sicher, dabei gleichzeitig hochpräsent und leicht. Bei einem solch freien Geist kann man nichts festhalten. Bevor man ihn greifen kann, ist er längst weiter. Häufig unterschätzt wird sein großes Herz und seine Wirkung auf das Herz. Er erleichtert das Herz, hilft anzunehmen, was darauf drückt. Wie wir schon herausgehört haben, ist er ein Menschenfreund und echter Sozialkünstler, der neue Impulse setzt. So verurteilt er nicht, sondern versteht und fühlt mit – die tiefsten Dinge sind für ihn offenbar. Mit feinem Fingerspitzengefühl öffnet er soziale Räume. Mit seinem Herzenstakt hilft er, tragische Situationen leichter zu nehmen. Das Pfefferminzölwesen ist durch und durch auf die anderen Menschen orientiert.

Eine andere, eher unbekannte Seite unseres Pfefferminzölwesens: Er taucht tief in unser Gefühl ein und sondiert, wo sein Prinzip in uns verhindert ist. So kam durch das Riechen am Pfefferminzöl bei einer Seminarteilnehmerin tiefe Trauer aus der Kindheit hoch, wo ihr als Kind die Zuwendung fehlte. Ihre Eltern konnten ihr nicht das Grundgefühl, als Mensch gesehen zu werden, geben. Durch das Bewusstwerden und Betrauern dieser Umstände konnte das Pfefferminzölwesen helfen, dass dieser seelische Lebensboden heilen konnte. Die ganze Virtuosität des Pfefferminzölwesens beruht auf einem stabilen inneren Lebensboden. Diese Basis muss er überprüfen und, falls nötig, helfen, sie wieder herzustellen. Auch der Hochseiljongleur muss erst die innere Balance und Sicherheit entwickeln, bevor er sich schlafwandlerisch sicher auf den unsicheren »Boden« des Hochseils begeben kann. So ist manchem das Pfefferminzölwesen einfach zu frei, beängstigend frei – zu viel würde innerlich ins Wanken geraten. Was bislang als beruhigende Sicherheit diente, würde in Frage gestellt. Unser Pfefferminzölwesen schöpft seine Sicherheit daraus, jeden sicheren Boden vollständig zu verlassen, sich ganz ins Leere zu stellen und aus dieser produktiven, existentiellen Spannung ganz neu zu schöpfen. Für das Pfefferminzölwesen ist das ein köstliches, hochspannendes Spiel; ein großartiger, hoch schöpferischer und radikaler Ansatz; eine Feier des Augenblicks, die völlige Hingabe an die Unendlichkeit des Moments. Wer sich darauf nicht einlassen kann oder möchte, steht unvermeidlich mit leeren Händen vor ihm da. Und das will verständlicherweise nicht jeder.

Eine andere Grundbedingung des Pfefferminzölwesens ist die absolute Gleichwertigkeit. Als Menschen stehen wir alle auf der gleichen Urbasis oder, anders formuliert: Im Urmenschlichen sind wir alle gleich. Keiner ist mehr wert als der andere und keiner weniger. Jedes Herauf- oder Herabschauen auf andere würde seinen ganzen hochkreativen Boden unterminieren, da dieser ein urmenschlicher ist. Von daher ist das Pfefferminzölwesen sehr hilfreich bei Angst vor Autoritäten oder Minderwertigkeitsgefühlen. In anderer Weise befreit er durch seine

Fähigkeit, sich angstlos in den leeren Raum zu stellen, auch bei Prüfungsangst oder vor existentiellen Herausforderungen.

So erhebend die freie und erlöste Seite des Pfefferminzöl-Lebensprinzips ist, so fatale Formen kann sein unerlöster Ausdruck annehmen. Wenn die reichen geistigen Gaben und die bewundernswerte Übersetzungsfähigkeit nicht mit ebenso viel Verbindlichkeit, Herzenswärme und Bescheidenheit einhergehen, droht das ganze schnell in Egozentrik, Überheblichkeit und Kälte zu kippen. Das wäre dann zum Beispiel der gefeierte Unternehmensberater, der mit kalter Logik Arbeitsplätze wegrationalisiert, die Produktion in Billigländer auslagert, alles umkrempelt und längst weg ist, wenn die desaströsen Konsequenzen seiner Maßnahmen offenbar werden; für den einzig die Rendite und seine stets steigenden Bezüge zählen, den die soziale Wüste, die er anrichtet nicht bekümmert; oder der Banker, der mit immer undurchschaubareren Konstrukten in fast diabolisch genialer Weise alle Schwächen des Systems auszunutzen weiß, der riesenhafte Gewinne damit macht, Firmen oder ganze Währungen in den Untergang zu treiben.

Der ursprünglich hoch angebundene Geist ist einer äußeren, weltlichen Raffinesse gewichen, die andere elegant an der Nase herumführt, mit schönster Eloquenz beeindruckt und genau zu bedienen weiß, was sein Gegenüber hören möchte. Als ein Blender ersten Ranges beherrscht er die hohe Schule der Manipulation. Schreitet die Pfefferminz-Pathologie weiter fort, wird er völlig scham- und rücksichtslos, knallhart, glaubt fest an seine eigenen Lügen und kann das Geflecht seiner Verstrickungen irgendwann nicht mehr halten. Eine andere Variante ist die Weigerung, sich auch nur in irgendeiner Weise festzulegen, sei es auf Termine, die immer bis zuletzt offengehalten werden, seien es Konstellationen der Zusammenarbeit oder partnerschaftliche Bindungen. Das, was beim erlösten Ausdruck seines Prinzips die enorme innere Beweglichkeit und Freiheit ausmacht, wird nach außen auf die Beziehungsebene projiziert. Nach dem Motto: »Sich nur nicht auf irgendetwas zu sehr festlegen, man könnte ja etwas ganz Herausragendes verpassen.« Die Menschen um ihn herum stehen für ihn grundsätzlich im zweiten Glied. Ohne Probleme lässt er sie warten oder hält sie hin – es könnte ja etwas Besseres auftauchen. Er ist quasi immer in Erwartungshaltung auf etwas »geniales« Äußeres, das er selbst eben nicht zustande bringt. Die fehlende unmittelbare geistige Anbindung fällt in eine äußere Bindungsunfähigkeit.

Die andere Schlagseite entsteht, wenn ein Mensch mit einem großen Pfefferminzpotential nicht genug Mut oder Kraft aufbringen kann, um dieses Prinzip in sich erblühen zu lassen. Zwangsläufig bleibt er dadurch weit unterhalb seiner Möglichkeiten, weiß alles besser, aber greift nicht wirklich ins Geschehen ein. Im weiteren Verlauf trübt sich seine Weltsicht weiter ein, mag er in eine Depression versinken, zum Zyniker werden oder ganz in Eigensinn verfallen. Man erkennt die noch so verstecktesten Pfefferminzölmenschen an ihrem wachen, konfrontationsfreudigem Geist, der sich auch in fortgeschrittenem Alter etwas Jungendliches bewahrt, und an ihrer Freude, alles etwas anders zu machen. Das Ölwesen der Pfefferminze hilft, diese Schlagseiten wieder zur gesunder Mitte hin zu orientieren. Es ist ja beileibe nicht nur für Menschen geeignet, die seinem Prinzip von Haus aus nahestehen, sondern vermag allen anderen erfrischende neue Wege und Sichten zu weisen. So hilft es, Altes neu zu ordnen, sich von fixen Gedanken und Ideen zu lösen, unklare Wege und Pläne zu klären, alten Groll und Verbitterung zu überwinden, festgefahrene Situationen oder Beziehungen wieder in Bewegung zu bringen und anstehende Konflikte oder Konfrontationen fruchtbar anzugehen.

»Des Kaisers neue Kleider« von Hans Christian Andersen ist ein echtes Pfefferminzmärchen, was die Hochstaplerseite und deren Enttarnung angeht. Die beiden raffinierten und höchst überzeugenden Betrüger schaffen es, den Kaiser samt gesamtem Hofstaat hereinzulegen und glauben zu lassen, sie hätten dem Kaiser die kostbarsten Kleider genäht, während die Kleider nur in der Phantasie der »Schneider« existierten. Sie sagten, dass allerdings nur diejenigen die Kleider sehen könnten, die ihres Amtes würdig wären. Wer seines Amtes nicht würdig oder schrecklich dumm sei, würde sie nicht sehen können. Als der Kaiser seinem Volke seine »neuen Kleider« vorführen wollte, taten alle so, also ob sie die Kleider bestaunen würden. Keiner wagte zu sagen, er sehe keine Kleider. Erst, als ein kleines Kind (als Stimme der Unschuld und Wahrheit) rief: »Er hat ja gar nichts an,« rief schließlich das ganze Volk ebenfalls: »Der Kaiser hat ja gar nichts an« und der Schwindel war aufgeflogen.

Was an dem Ganovenstreich so beeindruckt, ist, wie unverfroren und mit sichtlicher Freude sie die Unsicherheit der Menschen ausnutzen, aber auch, wie weit sie ihr Spiel treiben – geradeso, als ob sie am Ende auffliegen wollten. Die eigene Unsicherheit treibt die Menschen dazu, so zu tun, als könnten sie die Kleider sehen. Zu groß ist die Angst vor der Blamage. Erst ein Kind, symbolisch die unverfälschte, reine Instanz in uns, vermag den Bann zu brechen. Pfefferminztypisch an dem Märchen ist das Spiel mit der Sinnestäuschung. Indem die Ganoven erklären, nur der könne die Kleider sehen, der seines Amtes würdig sei, binden sie die Sinneswahrnehmung an eine vermeintliche moralische Qualität. Damit gelingt es ihnen, das Vertrauen der Menschen in ihre Sinneswahrnehmung zu erschüttern. Genau das tut das Pfefferminzölwesen auch, erst einmal rein physiologisch. Sein Menthol und Eucalyptol stimuliert selektiv die Kälterezeptoren der Haut. Folglich vermelden diese einen Kältereiz, den es de facto nicht gibt. Der Kältereiz wiederum löst eine vermehrte Durchblutung der Haut aus, die im Verlauf erwärmt. Unser Nervensystem wird also gezielt verwirrt. Die innere Logik, der Clou, den das Pfefferminzölwesen damit verfolgt, liegt darin, unsere meist schläfriggewohnheitsmäßige Kopplung von Reiz und Reaktion zu entkoppeln und dadurch unversehens einen neuen Freiheitsraum zu öffnen.

Umgekehrt erklärt sich so auch die starke Wirkung bei Reiseübelkeit, die als Folge von Nervenverwirrung entsteht. Einerseits melden die Nerven körperliche Ruhe, weil wir im Auto oder Boot sitzen, andererseits melden sie starke Bewegung (im Auto durch enge Kurven, im Boot durch das heftige Auf und Ab der Wellen). Diese gegensätzliche Nerveninformation bewirkt die Übelkeit. Ein paar Tropfen Pfefferminzöl entkoppeln das in Windeseile und beruhigen dadurch. Im Geistigen wird unser lineares Denken (wenn A, dann B) lahmgelegt und damit einem schöpferischeren Denken die Tür geöffnet. Körperlich bringt das Ölwesen der Pfefferminze verhärtete Substanzen wieder in Fluss und macht sie weicher. Wie ein Sensor fährt er durch den Körper, spürt auf, was unlebendig ist, um es wieder in den Fluss des Lebens zu bringen. Mit seiner Kühle zielt er gerne auf dunkle Stellen, so dass sich der Raum befreien und

Wärme wieder einziehen kann. Gezielt sucht er Druckschmerzen auf, erweitert den kontrahierten Raum und löst die Spannung. Oder er übt, wie Patienten es bisweilen beschreiben, weiteren Druck auf Schmerzstellen aus, was dann paradoxerweise zu einer Befreiung führt. Aus seinem reichen Repertoire wird er zu der Maßnahme greifen, die geeignet ist, Beengtes, Bedrücktes, Verdunkeltes oder Schmerzendes zu lösen. Bei stärkeren bösartigen Prozessen oder degenerativen Geschehen allerdings muss er die Segel streichen. Dafür braucht es dann andere Ölwesen.

Der Unterschied zum Ravintsaraöl

Ravintsara hat die Kälteprozesse in noch tieferem Maße durchdrungen und überwunden. Er geht insgesamt mehr in die Tiefe, ist aber nicht so beweglich und sozial orientiert. Als Eremit ist er mehr dem Geistigen zugewandt als den Menschen, während für das Pfefferminzölwesen der geistige Bezug, insbesondere das Paradoxe, sein elegantes, geliebtes und hocheffektives Mittel zum Zweck ist, etwas Konkretes zu bewegen.

Wirkungen

- stark krampflösend ++++ Magen-Darm-Krämpfe, Gallenkrämpfe, Muskelkrämpfe, Spannungskopfschmerz, Migräne – wirkt als ein Ca-Antagonist
- stark schmerzlindernd ++++ die Wirkung als Ca-Antagonist und die Stimulierung der Kälterezeptoren blockiert die Schmerzweiterleitung: Kopfschmerzen, Migräne, Zahnschmerzen, Muskelschmerzen, Gürtelrose (event. Öldispersionsbäder = Ödb) – jeweils 1 Tr pur oder mit etwas Trägeröl äußerlich, bis es besser wird
- antiemetisch (Brechreiz lindernd) ++++ Übelkeit, Erbrechen
- Leber anregend +++ fördert die Vitalität
- löst auch Spasmen in den Bronchien +++
- juckreizlindernd +++
- neurotonisch +++
- choleretisch (galleanregend) +++ 1 Tr in etwas Wasser 3 x tägl. – nicht länger als 3 Wochen
- cholesterinsenkend +++
- entzündungshemmend +++ reduziert Schwellungen und Schmerzen
- Anregung der Speichel- und Magensaftsekretion +++
- schleimlösend +++
- fiebersenkend +++ (Ödb oder ein paar Tropfen auf eine feuchte Auflage über der Stirn, oder in einem lauwarmen Wadenwickel)
- appetitanregend +++
- Kreislauf ausgleichend +++ stimuliert den Puls und die Sauerstoffsättigung des Blutes und folglich der Organe, insbesondere des Gehirns
- säureregulierend ++
- regt mild die Darmperistaltik an ++
- immunstärkend ++

Indikationen

Alle genannten Indikationen zeigen, dass das gesunde Lebensprinzip des Pfefferminzölwesens nicht ausreichend vorhanden ist. Das Ölwesen kann nur helfen, wenn die vorliegende Symptomatik Ausdruck seines fehlenden gesunden Lebensprinzips ist. So ist bei jedem Symptom zu klären, welches Lebensprinzip hier primär vonnöten ist. Siehe Kapitel »Wege zum richtigen Öl – die Ölefindung«.

Kopf: Migräne, Kopfschmerzen (in Studien erwies sich Pfefferminzöl ebenso wirksam gegen Kopfschmerzen wie Paracetamol[25] (1 - 2 Tropfen pur oder auf etwas fettem Trägeröl auf Schläfen und Nacken einreiben, alle 15 - 30 Min. wiederholen, bis es besser wird), Schwindel, Hypophysenunterfunktion, Ohnmacht, erhöht den Sauerstoffgehalt des Gehirns, darum auch bei beginnendem Alzheimer und Demenz als Möglichkeit (Ödb)

Nerven: beruhigt die Nerven, stärkt die Konzentrationsfähigkeit, Schlaflosigkeit, Schwindel, virale Neuritis, Neuralgien, Herpes Zoster, Ischiasschmerzen, Hexenschuss, Schock, Ticks (Einnahme, Einreibung oder Ödb)

Mund, Zähne: Mundgeruch, Lippenherpes – besonders im frühen Stadium – pur auftragen, Zahnschmerzen, Zahnen (1 Tr in 10 Tr Olivenöl direkt drauf), Entzündungen im Mund und Rachen; allergischer Juckreiz im Mund (Einreibung oder Ödb)

Hals, Nase, Ohren: Ohrenschmerzen, rauher schmerzhafter Hals (Einreibung oder Ödb)

Atemwege: Sinusitis, spastische Bronchitis, Asthma (Einreibung oder Ödb)

Herz, Perikard: regt das Herz an, beruhigt, regt die Durchblutung des Herzens an, Herzklopfen (Einreibung oder Ödb)

Gelenke, Sehnen: Sehnenentzündung, Schleimbeutelentzündung, Arthritis – eher zur kurzfristigen Linderung (Einreibung oder Ödb)

Muskeln: Myalgien, Muskelkater, entspannt zu hohen Muskeltonus, entspannt insbesondere die glatte Muskulatur, Muskelkrämpfe, Fibromyalgie (Einreibung oder Ödb)

Blut, Blutgefäße, Kreislauf: Hypotonie – Kreislauf anregend, Blutgefäße zusammenziehend – Krampfadern, Cholesterin senkend (Einnahme oder Ödb)

Magen, Darm: Gastralgien, Magen-/Darm-Krämpfe – entspannt die glatte Muskulatur, Blähungen, Magenverstimmung, verdorbenes Essen: Brechreiz, Magenübersäuerung ebenso wie zu wenig Salzsäure, Sodbrennen, Dyspepsie, Reizdarm, leicht anregend für die Peristaltik, gut bei Überessen: 1 Tr innerlich in Glas warmen Wassers; Koliken bei Kindern: Ödb oder 1 Tr auf ½ Tasse Wasser löffelweise, nicht pur bei stark irritiertem Magen/Darm oder Magen-/Darmgeschwüren ➔ eher Schafgarbe

Leber, Galle: Leber regenerierend, Leberstau, Leberschwäche nach Vergiftung, medikamentöser Überbelastung oder viraler Hepatitis, Galleninsuffizienz – regt die Gallensekretion an (Einnahme oder Ödb) – daher nicht bei Gallenwegsobstruktionen – Kolikgefahr! Bei Gallekoliken als Sofortmaßnahme pur auf die Schmerzstellen

Pankreas: exokrine Pankreasinsuffizienz – regt die Verdauungssäfte an (Einnahme oder Ödb)

gynäkologisch: Hitzewallungen in der Menopause (Einnahme oder Ödb), Menstruationskrämpfe, Geburtseinleitung: (Einreibung auf den Unterbauch), Geburtsschmerzen (Inhalation oder Einreibung), mangelndes Lustempfinden (Inhalation oder Ödb)

Haut: Akne, Gürtelrose, Verbrennungen – pur auftragen; Urticaria (Nesselfieber), Juckreiz: (Einreibung oder Ödb)

allgemein: gutes allgemeines Tonikum, Jet-lag (Inhalation), wehrt Insekten ab, Sonnenstich (Einreibung auf Nacken und Schläfe, Inhalation oder Ödb), Unterkühlung (Ödb), Wetterfühligkeit (Einreibung 1 Tr auf das Herzchakra oder Ödb)

seelisch: Schock, Realitätsflucht, Realitätsverlust, Zwangsgedanken, Spielsucht, seelische Übelkeit, Überarbeitung, mentale Konfusion (Inhalation oder Ödb)

Sonstiges: mücken- und ameisenabweisend, Insektenstiche

Anwendung: Wenn nicht bereits anders beschrieben,

äußerlich: Einreibung: 1 - 3 Tr auf fettes Trägeröl bei Reizdarm und Juckreiz, bei Akne 1-2 Tropfen pur, wenn es gut vertragen wird, Öldispersionsbäder: 4 Tropfen auf 3 ml Olivenöl. Bei Verbrennungen, Verbrühungen, Sonnenbrand, Muskel- und Magen-Darm-Krämpfen, Koliken, Ischiasschmerzen unverdünnt einmassieren – bei empfindlicher Haut mit einem fetten Trägeröl anwenden – in der Armbeuge testen

Einnahme: bei erhöhten Cholesterinwerten, Reizdarm, Übersäuerung – 3 x tägl. 1 - 3 Tropfen; Übelkeit: 1 Tropfen halbstündlich bis es besser wird, nicht bei chronischen Magenbeschwerden – Ödb dagegen problemlos.

Kontraindikationen

- Schwangerschaft, Säuglinge, stillende Mütter
- reduziert den Milchfluss, kleine Kinder, schwere Leberschäden, Verschluss der Gallenwege, Gallenblasenentzündung, Gallensteine
- kann Koliken auslösen, gastroösophageale Reflux
- kann tonussenkend auf den Ösophagusmuskel wirken, Einnahme bei chron. Magenbeschwerden
- Ödb dagegen problemlos, Hiatushernien, Menschen, bei denen die Gefahr von epileptischen Anfällen besteht, nie zu lange einnehmen
- ist eine Kurzzeitintervention, sonst kehrt sich die Wirkung um

Herkunft: weltweit in gemäßigten und warmen Klimazonen

Destillierte Pflanzenorgane: Kraut, kurz vor der Blüte geerntet

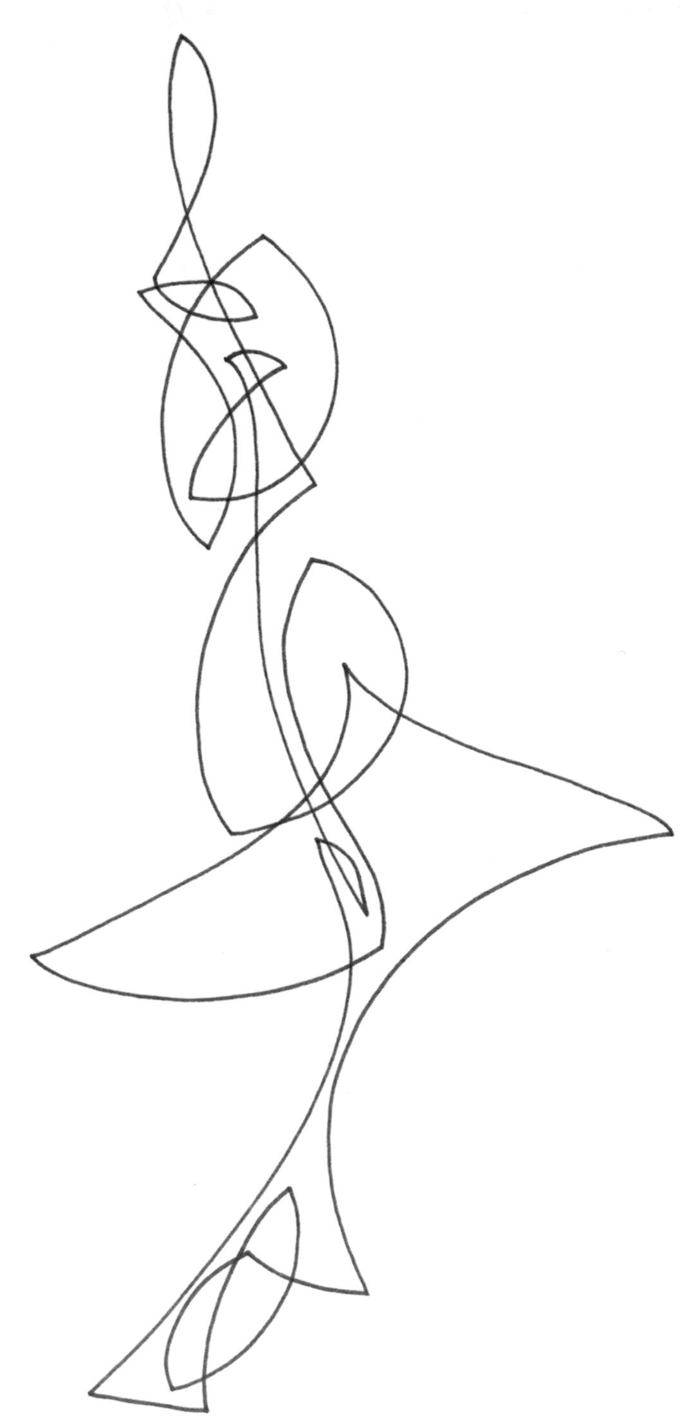

Das Ravintsaraöl

(Cinnamomum camphora)

Kaum ein anderes Thema in Bezug auf die ätherischen Öle hat wohl für so viel Verwirrung gesorgt, wie die ewige Namensverwirrung um Ravintsara und Ravensara, zwei große Bäume Madagaskars. Das hier gemeinte stärker cineolhaltige Ravintsara ist als Öl recht einfach vom Ravensara zu unterscheiden. Im Gegensatz zum Ravensara riecht Ravintsara eukalyptusähnlich. In jedem Fall nehmen die Blätter von Ravintsara (zu deutsch: gutes Blatt) in der madagassischen Volksmedizin einen prominenten Platz ein. Mit seinem ätherischen Öl schenkt uns der Ravintsarabaum eine Arznei gegen grippale Infekte und eine antivirale Kraft, die ihresgleichen sucht.

Die Pflanze

Mitte des 19. Jahrhunderts wurde der Ravintsarabaum in Madagaskar eingeführt. Wie Lorbeer, Zimt, Rosenholz, Hoholz oder sein madagassischer Verwandter Ravensara, gehört Ravintsara zu den Lorbeergewächsen. Er ist ein direkter Bruder des Hoholzbaumes aus China und des Japanischen Kampferbaumes, mit denen er dieselbe lateinische Bezeichnung *(Cinnamomum camphora)* teilt. Im chemischen Aufbau der Öle unterscheiden sie sich allerdings grundlegend. Im Gegensatz zum Japanischen Kampferbaum (bis zu 50 % Kampfer) enthält sein Öl kein Kampfer und auch nur wenig Linalol, aus dem Hoholzöl zu 80 % besteht. Wahrscheinlich kam der nach Madagaskar eingeführte *Cinnamomum camphora* ursprünglich aus Taiwan. Es verwundert nicht, dass die völlig anderen Klima- und Bodenverhältnisse, an die er sich anpassen musste, eine ebenso andere Biochemie des Öles zur Folge hatte. Cinnamomum geht auf das griechische »Kinnamomon« zurück und heißt süßes Holz. Viele der etwa 250 verschiedenen Cinnamomumarten weisen ätherische Öle auf. Ravintsara ist in den tropischen Wäldern Madagaskars zuhause. Der stattliche Baum wird bis zu 30 m groß. Seine zur Destillation benutzten glänzenden Blätter haben eine wachsartige Oberfläche. Im Frühling erscheinen kleine weiß-grünliche Blüten, die sich zu schwarzen beerenartigen Früchten entwickeln.

Biochemie

Das Ravintsaraöl enthält zu ca. 52 - 64 % 1,8-Cineol (Oxyd), 18 - 25 % Monoterpene, 5 % Monoterpenole. Die auffallende Betonung der Oxyde zeigt, dass sich hier ein hochreflektiertes Lebensprinzip geltend macht. Neben den starken Strukturkräften durch die ordnenden Monoterpene, sorgt die kleine Zugabe von Monoterpenolen für eine freudige und lebendige Lebenszugewandtheit. Alles das steht jedoch im Dienst der hohen Geisteskraft des Ravintsaraöls. Körperlich bringen die Oxyde eine Stärkung der Atemwege und Durchblutung.

Das Wesen des Ravintsaraöls

Suche! Und höre nie mehr auf zu suchen. Vieles gibt es zu finden. Doch nicht unbedingt da, wo die meisten suchen – im Außen. Die größeren Schätze wirst du in dir selbst entdecken. Die wesentlichen Antworten liegen in dir. Das mag dich überraschen, und doch beruhigt es dich; erspart es doch viele Um- und Irrwege, bewahrt dich vor mancher

Enttäuschung und auch vor falschen Erwartungen.

Wir kommen allein, wir gehen allein und auch die wesentlichen Schritte im Leben kann uns kein anderer abnehmen – zum Glück, möchte ich sagen. So ist sichergestellt, dass dein Fundament, deine Kraft und deine Entwicklung wirklich deine eigene ist. Ich bin der Begleiter deines Weges in deine ureigene Kraft. Nichts bereitet mir größere Freude, als wenn du dich auf den Weg nach innen begibst. Dafür stärke ich dich und dazu ermutige ich dich. Denn Mut brauchst du für diese abenteuerliche Reise. Nicht umsonst meiden die meisten diesen Weg wie der Teufel das Weihwasser. Für sie ist jede Zerstreuung, jede Ablenkung hochwillkommen, um ja nur die Begegnung mit sich selbst zu umgehen.

Ich kann dir sagen, es ist eine der schwersten Begegnungen, wirklich alle Facetten seiner selbst zu treffen. Nicht das trügerische Bild, das ihr von euch selbst so gerne aufrecht erhaltet, sondern die Ängste, die Abgründe und die Dämonen, die in den tieferen Schichten sitzen. All dies verschlingt enorme Kraft und gleichzeitig harrt es der Befreiung. Da kommt dir die Kraft der Stille entgegen, mit der du umschweigen kannst, was auf dich zukommt. Dein Umschweigen entwaffnet. Im Umschweigen lädst du höhere Kräfte hinzu. Sie schmelzen, was dich schwächt, und stärken deinen guten Willen. Erst wenn du dich nach innen wendest, kommst du deiner wirklichen Freiheit näher. Sie liegt jenseits der Urteile und Erwartungen der anderen, jenseits aller Bindungen, doch um so stärker ist sie innerlich verbunden. Im Gegenteil, um so fruchtbarer werden deine Verbindungen unter diesem Stern. Ich zeige dir die Kraft und die Freude, ganz alleine stehen zu können. Das ist die Kühle, die du in meinem Duft riechst: jenseits der gemütlichen Geselligkeit, jenseits von warmer Geborgenheit bewusst die Einsamkeit aufzusuchen. Allein mit dir, all-eins mit dir selbst. Erst da öffnen sich die Knospen höherer Wahrnehmungsorgane, erst da reifen meine reichen Früchte. In der Einsamkeit wächst die milde und doch so starke Kraft, mehr denn je dein eigener Herr zu sein und gleichzeitig selbstloser als jemals zuvor. Ich mache dich darauf aufmerksam, wieviel Kraft die falschen Kompromisse kosten.

Die Früchte, von denen ich spreche, rühren aus der innigen Verbindung zur geistigen Welt. Weise Führung und ungeahnte Inspiration wollen zu dir kommen, darum mache dich auf den Weg. Ein Reichtum ganz neuer Art wartet auf dich. Nun lass mich dir helfen, deine Einsamkeit immer fruchtbarer zu machen. Doch verwechsle Einsamkeit nicht mit Eigenbrötlerei. Meine Früchte der Einsamkeit sind der Schlüssel für eine lebendige Gemeinsamkeit. Wenn dir Einsamkeit zum guten Freund geworden, werden auch Zweisamkeit und Gemeinsamkeit immer erfüllter. Allerdings kann ich dir eines dabei nicht verschweigen: Diese köstlichen Früchte wollen errungen sein. Bevor du die süßen Früchte der Einsamkeit ernten kannst, wirst du den Kräften in dir begegnen, die bislang prächtig davon leben, dass du mehr an der Oberfläche bleibst. Das ist der unbewusste Grund, warum die meisten Menschen die Einsamkeit so meiden. Dann stürmt nämlich alles auf dich ein, was dich bisher vereinnahmen konnte und nun die fette Beute nicht verlieren möchte. Es sind die Wesen, die dich von deiner tieferen Kraft und Bestimmung ablenken und dich für eigene Ziele benutzen wollen. Denn wisse, Gedanken sind lebendige Kräfte. Es gibt viele Wesen zwischen Himmel und Erde, darunter auch manche weniger Freundliche. Um an ihnen zu reifen, wirst du ihnen unweigerlich begegnen müssen.

Früher gingen die Sucher für diese Einkehr nach innen zu Orten der Stille: in Klöster, in die Wüste, in die Stille der Natur oder der Einsiedelei. Wie du weißt, komme ich aus den Tropen – in der Fülle und Betriebsamkeit des Lebens habe ich mir den Quell der Einsamkeit erschlossen. Eine geradezu schelmische Freude habe ich daran, mitten im Leben, unerkannt, meiner Liebe zur Einkehr nachzugehen und meine Verbindung zu den höheren Welten immer stärker werden zu lassen. Denke nicht, ich vernachlässige deshalb mein weltliches Leben. Im Gegenteil, dieser wunderbare Spagat ist gerade die herrliche Würze meines weltlichen Leben.

Das Lebensprinzip des Ravintsaraölwesens

Es ließ mir keine Ruhe herauszufinden, welches Lebensprinzip seinen erstaunlichen Wirkungen zugrunde liegt, bis ich den tieferen Geheimnissen des Ravintsaraölwesens auf die Spur gekommen bin. Was gerade noch im Begriffe war, einen mit Sicherheit für eine Weile außer Gefecht zu setzen und mit einem ausgewachsenen grippalen Infekt ins Bett zu schicken, ist binnen kürzester Zeit kraftlos und verjagt. Wer diese Wirkung einmal erfahren hat, mag sich fragen, was für ein Wesen hinter einer solchen Wirkung steht und woher diese enormen Widerstandskräfte kommen.

Für den, der sich darauf einlässt, öffnet das Ravintsaraölwesen zunächst einen großen inneren Raum. Es ist ein Raum der Stille, der Geklärtheit, der Reinheit, der großen Kraft und gleichzeitig ein Raum der Zurückhaltung. Nie würde er irgendetwas aufdrängen. Zu groß ist sein Respekt dem anderen gegenüber. Aber er räumt auf – alles Muffige, Schwülstige, Tendenziöse, Verhockte, Ungeklärte, Bedrückende wird kurzerhand weggeblasen, der Himmel öffnet sich, jeglicher Schleier ist hinweggefegt, die Sicht klar, der Raum wieder frei. Man ist in tieferer Weise bei sich angekommen. Manche erleben das als scharfe Kälte, die wie ein Reinigungsmittel durch den ganzen Körper geht und alles Alte, alle Schlacken löst. Danach wird es richtiggehend heiß – alle Zellen sind wie erneuert. Für andere ist es wie ein Blitzschlag, der den ganzen Körper neu ordnet. Oder das Ravintsaraölwesen durchzieht den Körper als Brenngefühl, wie ein sich drehendes Rad, das alles durchgeht und -fegt. Nicht nur körperlich läutert und regeneriert er, genauso bringt er Klärung in unser Gedankenleben. Seine fast metallische Klarheit verlangt volle Präsenz. Statt Grenzen und Beengungen sieht er die Möglichkeiten der Entfaltung. Er duldet nicht, wenn wir uns weit unter unseren Möglichkeiten eingerichtet haben. Wer auf dem bequemen Status quo beharrt, für den wird das Ravintsaraölwesen ungemütlich. Da kann es für ihn keine Kompromisse geben. Zu kleine Brötchen backen, wegducken, nicht für das einstehen, was einem wichtig ist, sind mit seinem Lebensprinzip ebenso unvereinbar, wie Selbstüberschätzung oder falscher Stolz.

Durch das Ravintsaraölwesen erkennen viele zum ersten Mal in aller Klarheit, wie oft sie nicht für sich eingestanden sind, sich von anderen haben dominieren und manipulieren lassen. Wie sie sich mit Verhältnissen abgefunden haben, die sie klein, unselbständig und verstrickt halten, oder wie sehr seelische Verletzungen und Traumata ihre Entwicklung bislang blockiert haben. In solchen Situationen befreit das Ravintsaraölwesen von allem, was keine innere Substanz, keinen Wahrheitsgehalt hat, richtet innerlich auf und führt uns zurück zu unserem inneren Kern, von dem aus wir wieder authentisch agieren können. Insofern ist das Ravintsaraölwesen unschätzbar für die Heilung von Traumata der unterschiedlichsten Art. Er setzt unsere Wahrheitsinstanz wieder in ihr volles Recht und fordert uns ermutigend auf, unbeirrt dafür einzustehen. Gleichzeitig bringt das Ravintsaraölwesen auch eine Verlangsamung – alles Hastige, zu Schnelle, zu wenig Gerundete fällt ab. Man kommt wieder zu sich, eine große Ruhe kehrt ein. Seine ganze Lebensstimmung atmet eine innere Feierlichkeit. Wie nun ist er zu dieser Kraft gekommen? Von Haus aus meidet das Ravintsaraölwesen die ausgetretenen Pfade, auch die vielen Führer, die allerorten einem zu Rate stehen, sind seine Sache nicht. Er fühlt: Die wahre Orientierung erlangt er nur im Rückzug. Das Ravintsaraölwesen ist ein Eremit – von einer gewissen Strenge, doch gütig und ausgesprochen stark. Von äußerlichem Tand, Aktionismus, einseitig weltlichen Ambitionen hält er sich fern. Dafür liebt er die Einsamkeit. Sie ist ihm zur Muse und warmen Heimat geworden, die er immer wieder aufsucht, seine Kraft aus ihr schöpft. In ihr hat er seinen eigenen tiefen Quell gefunden. Weder Kälte noch Dunkelheit können ihm etwas anhaben, beide hat er überwunden. Beide sind sie unvermeidliche Bestandteile und Prüfsteine seines Weges. Seine Wärme ist durch die Kälte geprüft, in der Dunkelheit hat er sein inneres Licht entwickelt. Daher rührt die wunderbare Unabhängigkeit, die er errungen hat. Seine spürbare innere Freiheit verunsichert durchaus jene, die sich von den gängigen Denk- und Verhaltensmustern noch nicht recht emanzipieren konnten. Wir müssen eine innere Schwelle überschreiten, um zu dieser Freiheit zu gelangen. Für äußerlich orientierte Augen wirkt er unspektakulär und eher zurückhaltend. Wer tiefer schaut, merkt jedoch gleich, was für ein einzigartiges, hochspannendes und quicklebendiges Wesen er ist. Seine existentiellen Läuterungsprozesse haben ihn so umgeschmolzen, dass er gewissermaßen transparent geworden ist, beinahe unsichtbar, doch um so präsenter. Ob seiner Selbstgenügsamkeit fällt er nach außen kaum auf. So bleibt er unter dem Radar, was ihn unkontrollierbar macht. Konsequent geht er seinen, für die meisten eher abschreckenden Weg, weiß er doch um die süßen Früchte, die auf ihn warten. Unvermeidliche Widrigkeiten nimmt er selbstverständlich auf sich. Die reichen Früchte seiner inneren Arbeit sind ein direkter, klarer Zugang zum Geistigen, seine berührende Menschlichkeit, eine wunderbare innerliche Freiheit und eine seelische Vertiefung, die ihn unabhängig macht von alltäglichen Erschütterungen und Unbill. All das erlangt er durch Meditation, Versenkung, Rückzug, Verinnerlichung und moralische Läuterung. Was die meisten sich in äußerlichen wie innerlichen Krisen und Schicksalsschlägen langsam zu erringen haben, erschließt er konsequent und selbständig durch seinen innerlichen Weg.

Dabei ist das geistige Streben für ihn keineswegs Selbstzweck, sondern vielmehr dazu da, damit er um so gezielter seine irdische Wirksamkeit entfalten kann. Es ist kein Zufall, dass der Ravintsarabaum nicht im Himalaya, am Thron der Götter, zuhause ist, sondern inmitten des prallen Lebens im Regenwald. Das Ravintsaraölwesen steht mit beiden Füßen fest auf der Erde. Gleichzeitig dringt er in höchste geistige Sphären vor, ohne den damit verbundenen Verführungen zu erliegen. Es ist Teil seines Weges, diesen Verführungen bewusst zu begegnen und sie zu überwinden. So bildet er seinen untrüglichen inneren Kompass aus. Nach und nach wird er im weitesten Sinne des Wortes »wetterfest«.

Dabei ist er ein exzellenter Denker, der sein Denken mit dem Herzen verbunden hat. Bekanntlich besteht unser Gehirn aus zwei Gehirnhälften, der rechten, der weiblichen, intuitiven, zusammenschauenden, und der linken, der männlichen, analytischen, rationalen. Erst der harmonische Zusammenklang beider Gehirnhälften befreit unser Denken aus der einseitigen Verarmung in eine offenbarende, schöpferische Kraft. Jeder gesunde geistige Weg braucht das freie Zusammenspiel beider Sphären. Darum muss sich das Ravintsaraölwesen unserer Denkgewohnheiten annehmen.

Bei einer Teilnehmerin wirkte sich das folgendermaßen aus: Plötzlich empfand sie ihren Kopf in der Mitte geteilt. Die rechte, intuitive Seite begann zu stechen, zu pulsieren und sich zu erwärmen, während es links ruhig blieb. Diese starke Durchblutung und Aktivierung hielt zwanzig Minuten an. Danach war sie wie befreit und empfand eine neue Weite und Freiheit im ganzen Bereich des Gehirns. Ihre Meditationen waren fortan bildhafter und fruchtbarer. Durch ihren Programmierberuf hatte sie ihre linke analytisch orientierte Hirnhälfte einseitig ausgebildet. Deshalb aktivierte das Ravintsaraölwesen ihre rechte Hirnhälfte so fulminant.

Es ist immer wieder verblüffend, wie genau die Wesen der Öle uns kennen und wie gezielt sie ansetzen, um ihr Lebensprinzip in uns zu fördern. Mit seiner umschmelzenden Integrationskraft erhebt das Ravintsaraölwesen über Schwarz-weiß-Denken hinweg, über scheinbar unauflösbare Polaritäten des Lebens. Das Denken wird flüssig, die Gedanken frei und die Begriffe beweglich. Gegensätze verlieren ihre Ausschließlichkeit. Statt auszuschließen, abzuschließen oder zu werten, schließt er ein, öffnet sich und öffnet sich so für neue Möglichkeiten. Seine Präsenz ist befreiend und strahlt eine große Gelassenheit aus – deshalb beruhigt das Öl so tief. Das Ravintsaraölwesen hat sich eine solche innere Klarheit errungen, dass es durchaus bis ins Physische die Augen und den Blick klären kann – das Sehen schärft.

Bei Unklarheit, Verwirrung, Verzagtheit oder emotionaler Verstrickung rückt das Ravintsaraölwesen die Dinge wieder ins rechte Licht. Das Leben wird so viel einfacher und klarer, wenn die emotionale Verstrickung wegfällt, die Dinge und Verhältnisse sich selbst aussprechen können. Er stärkt, wenn wir alleine stehen müssen, uns isoliert oder verlassen fühlen. Er ermutigt, auf eigenen Beinen zu stehen und selbständig voranzuschreiten – statt aus Angst vor dem Alleinsein an fruchtlosen Verbindungen festzuhalten, sei es beruflich oder privat. Er ist derjenige, der in stürmischster See das Schiff wieder in den ruhigen Hafen bringt. Neigen wir dazu, andere schnell zu verurteilen, verhilft er zu einem versöhnlicheren Blick auf unsere Mitmenschen. Er identifiziert, was wir nicht mehr brauchen, und nimmt es aus uns heraus. Das macht leichter und freier. Ein regelrechter Balsam ist er für diejenigen, die durch Einsamkeit und Hilflosigkeit ihre Hoffnung verlieren. Da er sich bewusst etwas abseits stellt und so seine Kräfte entwickelt, kann er jenen, die, ohne zu wollen, ins Abseits geraten sind, eine enorme Hilfe sein. Ohne großes Aufhebens unterstützt er uns mit warmer Empathie und unbeirrbarer Zuversicht. Eine regelrechte Erlösung ist das Ravintsaraölwesen für Menschen, die ihren wirklichen Platz im Leben nicht finden. Was sie auch tun, das Leben fließt an ihnen vorbei. In seiner klaren Orientierung auf das Wesentliche führt er direkt zum eigenen Wesenskern, besteht darauf, dass wir uns mit uns selbst versöhnen und spendet kräftig Mut: »Vollende, was du angefangen. Jeder, ohne Ausnahme, hat seine zentrale innere Aufgabe – finde sie und gehe sie an.«

Das Ravintsaraölwesen wirkt stark in unseren Willen hinein: Eine Teilnehmerin erlebte seine Kraft als Kälteschauer, der durch das rechte Bein ging. »Als ob ein Teil meines Willens geschlafen hat und jetzt aufwachen kann«, verstand sie den Vorgang. Eine andere erwachte aus einer tiefen Müdigkeit wie aus einem tiefen Meer. Ein neues Blatt lag vor ihr, das neu beschrieben werden will. Er duldet nicht, auf der Stelle zu treten, sondern weist uns die richtige Richtung. So kommen viele Menschen mit dem Ravintsaraölwesen auf eine tiefe Art wieder bei sich an. Das bewirkt eine große Entspannung – bis ins Körperliche können sich Magen-, Darmverkrampfungen, Muskelverspannungen oder Nierenschmerzen lösen.

Das Ravintsaraölwesen zeigt auf, wenn wir uns in ungesunder Weise von der Welt abkapseln, weist auf die Schalen der Angst, die sich um uns herum verdichtet haben, und ermutigt, sie abzulegen. Er erweicht, erwärmt und bringt den verhärtenden Kälteprozess der Angst zum Schmelzen, weitet das emotionale Zusammenziehen, das unvermeidlich damit einhergeht. Tunnelblicke weiten sich und der größere Kontext kann aufleuchten. Seine Stärkung hilft den Weg heraus aus der Angst, heraus aus der Lebensabgewandtheit zu navigieren – Mut und Vertrauen ziehen wieder ein. Der graue Filter der Angst, Unsicherheit und des Mangels nimmt uns unweigerlich Freiheit und Lebensfreude. Die Kraft des Ravintsaraölwesens spült die Filter hinweg. Er zeigt auf, welche Entscheidungen und Handlungen von Angst oder Mangel an Mut getrieben sind.

Genauso verleiht er die Kraft, durch Verzweiflung, Enttäuschung, Einsamkeit, Ängste, Trauer oder Depressionen hindurch die Türen zur Freiheit wieder aufzustoßen. Das macht ihn zu einem großen Öl für Lebensängste, Versagens- oder Existenzängste, alle Angst- und Beengungszustände, die sich einstellen, wenn sich der Blick zu sehr auf die irdischen Begrenzungen und Probleme verengt und die geistige Seite der Realität dabei ausblendet.

Das innere Nein, mit dem wir in der Regel automatisch auf Unangenehmes reagieren, hilft er in ein Ja zu wandeln. Denn erst das Bejahen dessen, was ist, eröffnet uns die ungeahnten Möglichkeiten und Zusammenhänge, die zu einer Lösung führen. So hilft das Ravintsaraölwesen verdauen, was zunächst unverdaulich erscheint. Andererseits setzt er klare Grenzen, wenn es sein muss, und ist durchaus in der Lage, wie Rübezahl in alten Zeiten die Keule zu schwingen, um Zwietracht und Hader entzweizuschlagen.

Unmissverständlich weist er auf innere Mauern und Schutzwälle von Rechthaberei, Stolz, Geschäftigkeit, von »komme mir ja niemand nahe«, von »es nicht Wert sein« oder »ich schaffe es doch nicht«, die zwar alle in gewisser Weise bewahren, doch ebenso sicher vom Lebensstrom trennen. Mit seiner durchdringenden Wärme und Zugewandtheit überwindet das Ravintsaraölwesen diese Hindernisse.

Einer Teilnehmerin wurde durch das Ravintsaraölwesen klar: »Ich traue mich nicht vorwärts zu gehen, immer habe ich hinter einer Glaswand gelebt. Meine große Angst ist nicht, zu sterben, sondern nicht zu leben.« Mit dem Ravintsaraölwesen wuchsen ihr wieder Flügel der Zuversicht und des Vertrauens. Es dauerte nicht lange, bis sie diese unglückliche Situation hinter sich lassen konnte. Dieses Beispiel zeigt die Doppelwirkung: Einerseits das schonungslose, klare, doch letztendlich befreiende Erkennen dessen, was ist. »Alle Hüllen fallen – auf jeder Ebene«, formulierte es eine Teilnehmerin. Darauf folgt eine kräftige Ermutigung und ein herzhafter freundschaftlicher Schubs nach vorne. Selbst in scheinbar aussichtslosen oder in gefährlichen Situationen gibt er die klare Sicht und das Feingefühl, doch seinen Weg zu finden.

Wer nun meint, das Ravintsaraölwesen sei trocken und spröde, hat weit gefehlt. Im Gegenteil: Eine Teilnehmerin, für die Ravintsara zunächst nach Schuhcreme roch, erkannte darin ihr Problem mit der Freude. »Es geht nur mit Lebensfreude! Tauche ein in die lebendigen Fluten des Lebens!« rüttelte sie das Ravintsaraölwesens auf. Als sie dies erkannte und erleichtert aussprach, wurde der Duft für sie frisch und belebend. Die Tiefe des Ravintsaraölwesen ist gleichzeitig der Boden für seine überraschende Leichtigkeit. Und – wer hätte das gedacht, er lädt zum Spielen ein, zum Bewegen, zum Tanzen – ein regelrechtes Sektgefühl stellt sich ein. Ohne Lebensfreude geht es nicht – doch genausowenig ohne jede Menge Bewegungsfreiheit – innerlich wie äußerlich. Menschen, die sein Lebensprinzip verwirklichen, gehören zu den freiesten. Bei alledem hat er einen ausgeprägten Sinn für Humor und liebt es, herzhaft zu lachen. Eine innere Heiterkeit macht seine Anwesenheit so angenehm.

Das bringt uns zur Süße des Ravintsaraölwesens. Vordergründiger Natur wird sie kaum sein können. Man muss schon tiefer in sein Wesen vordringen, um seiner Süße teilhaftig zu werden. Doch jeder, der die Wege nicht scheut, wird sie erleben. Die Ravintsarasüße zeugt von der Wonne, die die Einsamkeit für uns bereithält. Die so gefürchtete und beinahe um jeden Preis gemiedene Einsamkeit ist ihm zu einem süßen Quell geworden. Der feine Honigton im Hintergrund kündet von tief verinnerlichter Freude und Freiheit, einer Freude über die Befreiung von irdischen Begrenzungen. Das Ravintsaraölwesen stellt den lebendigen Zusammenhang unseres universellen Eingebettetseins wieder her – und zwar nicht als schöne Idee, sondern als erlebte Wirklichkeit. Der direkte Zugang zu kosmischen Aufbaukräften ist die Frucht seiner inneren Arbeit. Er erinnert uns daran, dass wir kosmische Wesen sind mit einem irdischen Entwicklungsauftrag, er schafft es, Himmel und Erde in sich zu vereinen. Damit stellt er den abbauenden irdischen Kräften, die aufbauenden kosmischen Kräfte real zu Seite – eine wahrhaft revolutionäre Tat! Und die Quelle seiner außergewöhnlichen Heilkräfte. Es ist nicht übertrieben zu sagen: Das Ravintsaraölwesen ist zu einer Lichtsäule zwischen Himmel und Erde geworden. Er hat es vollbracht, das Universelle zu umfassen. So schaut er auf das Irdische aus dem Blickwinkel des Geistigen. Manche fühlen sich wie in einer Kathedrale, wenn sie seinen Duft riechen. Auf eine ganz unspektakuläre Art und Weise kommt man ins Glück.

Das Ravintsaraölwesen hat eine tief durchwärmende Kraft, was ihn zu einem der großen Öle für Erkrankungen des rheumatischen Formenkreises macht. Im rheumatischen Geschehen liegt eine chronische Kältesituation vor. Das große Rätsel, wie er die Kälte so wirkungsvoll überwindet, lässt sich am besten durch ein Paradox erklären: Das Ravintsaraölwesen brennt mit Kälte. Aus diesem Grund macht er so wach. Die Poren schließen sich, wie nach dem Sprung ins kalte Wasser. Mancher erlebt das Ravintsaraölwesen wie ein kaltes Feuer, das von oben nach unten durch den Körper geht. So wird klar, warum er bei einer drohenden Grippe so schnell wieder aufrichten kann. Denn im grippalen Infekt erliegen wir einem Kälteangriff und haben unsere Mitte verloren.

Das Gleiche gilt natürlich ebenso für andere Kältekrankheiten wie beispielsweise rheumatische Erkrankungen.

Das Ravintsaraölwesen ist in jeder Hinsicht aufgeräumt. Mit eisernem Besen fegt er alles aus – der große Hausputz, alles wird bereitet, Höheres aufzunehmen. Nun kann es einfacher, klarer, friedlicher und geordneter werden – eine höhere Weisheit hat sich durchgesetzt. Körperlich regt er Nieren und die Ausscheidung stark an. Die zunehmende Verkopfung unserer Kultur, die starke Nervenbeanspruchung, Traumata oder Abspaltungen bewirken, dass es vielen Menschen nicht mehr gelingt, ihren eigenen Körper zu durchdringen, den Leib stärker zu ergreifen. Sie frieren schnell, fühlen sich schwach, der Stoffwechsel liegt darnieder und sie kommen nicht in ihre Kraft. Durch das viel tiefere Bei-sich-selbst-Ankommen hilft das Ravintsaraölwesen auch, den eigenen Körper besser zu durchdringen. Einzige Bedingung: Man muss sich wirklich auf das Wesen des Ravintsaraöls einlassen und es bewusst immer tiefer in den Körper bringen – eine oberflächlich unverbundene Anwendung wird zu nicht viel führen. Viele mögen sich fragen, warum so ein entwickeltes, hochgeistiges Prinzip explizit für Kinder empfohlen wird. Das nächste Paradox. Die Antwort ist ganz einfach. So wenig er sich selbst und alle, die das Potential haben, schont, um so milder behandelt das Ravintsaraölwesen Kinder. Er kann sich hervorragend auf die Entwicklungsstufe eines anderen Menschen einstellen, ihn entsprechend behandeln und fördern. Das ist der Grund, warum, im Gegensatz zum Silberwermutölwesen, es selten Menschen gibt, die den Duft des Ravintsaraöls nicht mögen. Mag ein Kind seinen Duft allerdings gar nicht, sollte man zu einem gefälligeren Öl greifen, zum Beispiel dem Thymian thujanol.

Erlöst – unerlöst

Die eine unerlöste Seite des Ravintsaraölprinzips ist schon angeklungen. Es ist das Meiden des Alleinseins, der Selbstbegegnung und der Stille. Die Flucht in die Zerstreuung, die Arbeit oder Geschäftigkeit verhindert, tiefer in die eigene, wirkliche Lebensbestimmung zu kommen. Wir bleiben im Allgemeinen, Beliebigen, Austauschbaren. Die andere unerlöste Seite ist der Weg ins Geistige als Weltflucht. Die spirituelle Beschäftigung wird zu einer schöngeistigen Ersatzhandlung, um die innere Leere zu füllen. Man läuft Gefahr, sich über das Weltliche zu erheben und sich von den Menschen abzuwenden. Das Fatale dabei ist, dass so der Weg in die geistige Welt scheitern muss und stattdessen geradewegs in eine abgekapselte, graue Einsamkeit führt.

In dem gesunden Lebensprinzip des Ravintsaraöls wird der Weg in die Einsamkeit zu einem Brennglas, das die gesamte Persönlichkeit umschmilzt und zu einer enormen Steigerung der Lebendigkeit und Beziehungstiefe führt. Eine andere Seite, wie sich das unerlöste Ravintsaraprinzip ausleben kann, wenn die Selbstlosigkeit, die Menschenliebe und Güte dieses hochgeistigen Prinzips verlorengeht, ist die spirituelle oder religiöse Machtbesessenheit, spiritueller Missbrauch, ein zweifelhaftes Gurutum in manchen geistlichen oder esoterischen Gruppierungen und Sekten. Statt den Menschen, ihrem innerlichen Fortschritt zu dienen, müssen alle um ihn herum diesem Menschen oder einer Gruppe von Menschen dienen.

Insofern hilft, neben einigen anderen, das Ravintsaraölwesenden Opfern solch fataler Geschehnisse, wieder aufzuerstehen. Solche niederschmetternden Ereignisse schreiben sich zutiefst in die Seele ein und färben das gesamte Leben – und nicht selten mehr als ein Leben. Mit dem Ravintsaraöl habe

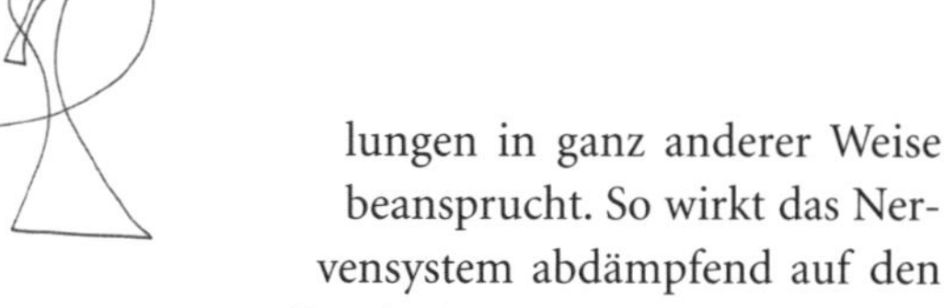

ich immer wieder erlebt, wie Ereignisse solcher Dimension aus vergangenen Leben zum Vorschein kamen – deshalb ist es entscheidend, in diesem Zusammenhang über den Tellerrand dieses Lebens hinauszuschauen, um manch erschütternde Gefühle und Bilder zu verstehen. Gerade solch erschütternde Erlebnisse wollen verarbeitet sein, und es gibt nur wenige Öle, die das vermögen.

Bakterielle oder virale Infektionen – ein paar Worte zum Grundverständnis:

Die wohl bekannteste Wirkung des Ravinstaraölwesens ist seine herausragende antivirale Kraft. Grippale Infekte sind viral verursacht. Auch Lungenentzündungen sind heute fast immer viraler Natur – das war nicht immer so. Noch in den 50er und 60er Jahren des letzten Jahrhunderts waren sie fast immer bakteriell verursacht – das heißt, sie hatten einen deutlich anderen Charakter als die heutigen, meist viralen Infekte. Bakterielle Infektionen sind stark, gehen mit hohem Fieber einher und sind kürzer als die heutigen meist viralen Lungenentzündungen. Virale Infekte dauern länger, die Temperatur steigt in der Regel nicht so hoch und sie schwächen mehr. Danach braucht man wesentlich länger, um wieder auf die Beine zu kommen. Unser veränderter Lebensstil hat in relativ kurzer Zeit unsere Konstitution so stark verändert, dass statt bakterieller nun virale Infektionen vorherrschen. Während vorher die Stoffwechselseite deutlich vitaler war, die Menschen körperlich aktiver, dadurch robuster und widerstandsfähiger, gab es mehr bakterielle Erkrankungen. Heute sitzen wir viel vor Bildschirmen und sind zudem weniger körperlich aktiv. Stattdessen wird das Nervensystem durch Computerarbeit, alle Arten von elektronischen Medien und verschiedensten Strahlungen in ganz anderer Weise beansprucht. So wirkt das Nervensystem abdämpfend auf den Stoffwechsel.

Ein Leben mit nervlicher Dauerbelastung ohne den entsprechenden Ausgleich in Form von Ruhe, Erholung, körperlicher Aktivität oder künstlerischer Betätigung, lähmt zwangsläufig den Stoffwechsel und macht uns angreifbarer für virale Infektionen. Normalerweise fängt unser rhythmisches System von Herz und Lunge eine zu starke Nervenbelastung ab und schützt so den Stoffwechsel, unser Vitalzentrum. Oft jedoch sind die Belastungen zu groß oder unser rhythmisches System – mit anderen Worten, unsere Gemütskräfte – nicht stark genug. Dann können die abbauenden Kräfte des Nervensystems ungehindert auf den Stoffwechsel durchschlagen. Hier zeigt sich, wie unser Lebenswandel unmittelbar auf unsere Krankheitsdisposition wirkt. Es ist kein Geheimnis, dass Antibiotika bei viralen Infektionen nicht viel ausrichten können, auch wenn sie, dessen ungeachtet, noch immer häufig gegeben werden. Und es gibt nur wenige ätherische Öle mit einer solch prägnanten antiviralen Wirkung. Aus diesem Grund sind sie so hilfreich und ihre Lebensprinzipien für uns so wichtig: Neben Ravintsara ist das vor allem das Öl des Thymian thujanols.

Ravintsara im Vergleich zum Silberwermut

Obwohl sie in vielem solche Gegensätze sind, ähnelt das Ravintsaraölwesen in dieser Hinsicht dem Wesen des Silberwermutöles, beide sehen alles, gehen ans Ungeschminkte und stechen in die Wunden. Beide sind sie Grenzgänger, nur aus völlig anderen Motiven. Bei Ravintsara ist es der starke Drang in die höheren Welten, zu dem, was von daher auf die Erde kommen will, wohingegen es beim Silberwermut um den unmittelbaren direkten Zugang zu seinem reichen kreativen Potential und dessen Umsetzung geht. Während Ravintsara sein Persönliches bereits stark transzendiert hat, lebt Silberwermut mit heller Freude ganz aus dem Persönlichen. Bei Silberwermut ist es die Intimität des Sinnlichen, bei Ravintsara die Intimität des Geistigen.

Wirkungen

- stark antiviral ++++ das wohl beste Grippeöl, kann die Außenschicht der Viren aufbrechen und dadurch Viren unschädlich machen: Grippale Infekte, Masern, Mumps, Windpocken, Herpes vulgaris, Gürtelrose
- stark neurotonisch ++++ eines der großen nervenstärkenden Öle
- stark entzündungshemmend ++++ insbesondere im rheumatischen Bereich und dem Atmungstrakt
- antibakteriell +++ Nahrungsmittelvergiftung, Cholera, Tropenerkrankungen
- fungizid +++ gute Wirkungen gegen Pilzinfektionen, hemmt die Pilzvermehrung und tötet Sporen (bei Pilzinfektionen der Haut, Finger- und Fußnägel und Ohren)
- tonisierend:+++ ein generell stärkendes Öl, fördert auch die Aufnahme von Nährstoffen, besonders gut bei stark geschwächten rekonvaleszenten Menschen, oder schwächelnde Kinder mit Wachstumsstörungen
- entspannend +++ durch seine Nervenstärkung entspannt es die Muskulatur, es entängstigt und gibt Sicherheit, beruhigt nervöse Anwandlungen, hilft bei stressbedingten Symptomen wie Unruhe, nervöse Ticks oder Schlaflosigkeit
- schlaffördernd +++ durch die starke Nervenberuhigung verhilft R. auch zu besserem Schlaf (Einschlaf-, Durchschlafstörungen)
- stark mukolytisch +++ löst zähen Schleim und hilft ihn abzuhusten (Bronchitis, auch chronisch, Asthma, Lungenentzündung, Tracheitis, Laryngitis, Pharyngitis)
- schmerzlindernd +++ Zahn-, Kopf-, Muskel-, Gelenk-, Ohrenschmerzen durch Ohrentzündung
- antiallergisch +++ stärk die Abwehr insgesamt und reduziert so überschießende allergische Reaktionen
- antidepressiv +++ da er konsequent zu den eigenen Ressourcen, in die eigene Handlungsfähigkeit führt, kann er auch bei chronischen Depressionen helfen
- krampflösend +++ bei starkem Husten, asthmatischen Situationen, Magen/Darmkrämpfe, nervöser Krampfneigung, entspannt Muskeln und Nerven
- diuretisch +++ regt stark die Ausscheidung aller Arten von Stoffwechselgiften über die Nieren an (rheumatischer Formenkreis, Gicht, Arthritis, Akne, Ödeme, Bluthochdruck)
- fettlösend +++ trägt dazu bei, dass der Körper mehr Fett verbrennt, Adipositas
- trotz der Fülle an keimhemmender Eigenschaften ein mildes unproblematisches Öl, nicht photosensibilisierend

Indikationen

Alle genannten Indikationen zeigen, dass das gesunde Lebensprinzip des Ravintsaraölwesens nicht ausreichend vorhanden ist. Das Ölwesen kann nur helfen, wenn die vorliegende Symptomatik Ausdruck seines fehlenden gesunden Lebensprinzips ist. So ist bei jedem Symptom zu klären, welches Lebensprinzip hier primär vonnöten ist. Siehe Kapitel: »Wege zum richtigen Öl – die Ölefindung«.

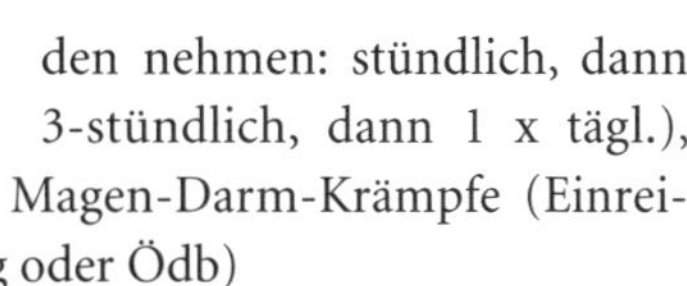

Augen: Iritis (Öldispersionsbäder = Ödb)

Nerven, Schlaf: Herpes, Gürtelrose, Neuralgien, Neuritiden, nervöse Erschöpfung, Schlaflosigkeit, Schlafstörungen, ausgleichend auf das autonome Nervensystem von Sympathikus, Parasympathikus und dem Nervensystem des Magen-Darmtraktes (Einreibung oder Ödb)

Hals, Nase, Ohren: Angina, Otitis, Mandelentzündung, Kehlkopfentzündung (Einnahme, Einreibung oder Ödb)

Atemwege, Lunge: alle Infektionen der Atemwege, grippaler Infekt (innerlich 1 - 2 Tr alle 30 min – bei Besserung der Symptome in immer größeren Abständen nehmen: stündlich, dann 3-stündlich, dann 1 x tägl.), Lungenentzündung, Sinusitis, chron. Bronchitis, chron. Husten, Krampfhusten, Raucherhusten, obstruktiver Husten, Keuchhusten, Asthma (Einreibung oder Ödb)

Herz: stärkt die Herzfunktion und den Herzmuskel, Arrhythmie, Tachykardie, Bradykardie (Einreibung oder Ödb). **Wichtig:** R. behandelt auch Stresssymptome wie Druck auf dem Herzen. Bei Gefühl von plötzlicher massiver Einschnürung in der Brust, verbunden mit starkem Brenngefühl, Atemnot, Bauchschmerzen mit Hals- oder Kieferschmerzen und Stichen im linken Arm unverzüglich den Notarzt rufen.

Lymphe: schwere Beine, Wassereinlagerungen, Lymphstau (Einreibung oder Ödb)

Blut, Kreislauf: verbessert die Blutzirkulation, sowohl Hypotonie wie Hypertonie (Einreibung oder Ödb)

Magen, Darm: virale Gastroenteritis (innerlich 1 - 2 Tr alle 30 min – bei Besserung der Symptome in immer größeren Abständen nehmen: stündlich, dann 3-stündlich, dann 1 x tägl.), Magen-Darm-Krämpfe (Einreibung oder Ödb)

Leber: virale Hepatitis (Ödb)

urologisch: Blasenentzündung (Einreibung oder Ödb)

Gelenke: Arthritis, Polyarthritis, Fibromyalgie (Einreibung oder Ödb)

Haut: Herpes, Gürtelrose (Einreibung oder Ödb)

allgemein: stark tonisierend: Neurasthenie; generell immunstärkend: Mononukleose; Adipositas (fettabbauend)

seelisch: Depressionen, fehlender Lebensmut, Ängste, Panikattacken, Albträume, Angst vorm Dunkeln, Überlastung, mentale Konfusion; da es ein so aufgeräumter, geläuterter Charakter ist, eines der wichtigen Traumaöle

Dosierung, soweit oben nicht anders angegeben,

äußerlich: Einreibung: 1 - 2 Tropfen auf etwas fettem Trägeröl; Öldispersionsbäder: 4 Tropfen auf 3 ml Olivenöl

Einnahme: 1 - 2 Tr pur oder in etwas warmem Wasser 3 x tägl. Zu allermeist wird die innere Einnahme problemlos vertragen, falls nicht, sofort absetzen und zu Einreibungen oder Öldispersionsbädern übergehen.

Kontraindikationen

Schwangerschaft, bei Asthmatikern besser Öldispersionsbäder

Herkunft: Madagaskar

Destillierte Pflanzenorgane: Blätter und Zweige

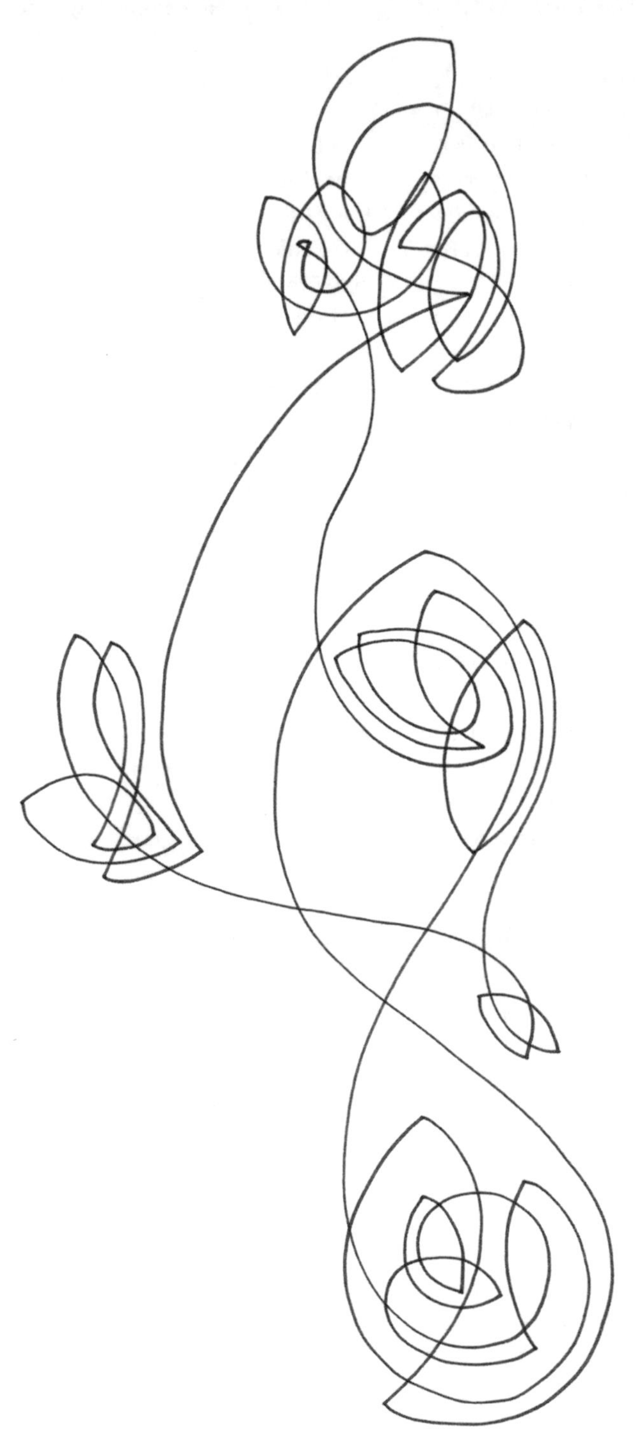

Das Rosengeranienöl

(Pelargonium graveolens)

Was für eine Familie! Die Großfamilie der Duftgeranien, deren eine die Rosengeranie ist, überrascht uns mit einer unglaublichen Fülle von verschiedensten Duftausdrücken: von zitronen- bis zimtartig über vanillen-, pfefferminzen-, kiefern-, muskat-, ingwer-, kampfer-, liebstöckelartig und vielen anderen bis hin zur wermutartigen Geranie. Keine andere Pflanzenfamilie greift die Duftmotive und damit den Ausdruck des inneren Seins so vieler, extrem verschiedener anderer Pflanzencharaktere auf. Es scheint, als ob sie sich beinahe jede noch so entfernte Duftsprache anderer Pflanzenfamilien zu eigen machen könnte; und zwar mitnichten als schlichte Kopie! Vielmehr greift sie die Lebensmotive und -ausdrücke der anderen auf und bereichert sie um eine neue spannende Variante ihres eigenen Lebensprinzips. Dabei unterscheiden sich die verschiedenen Familienmitglieder äußerlich gar nicht so sehr, sind also äußerlich klar als eine Familie erkennbar.

Innerlich jedoch tun sich viele neue Welten auf. Wären sie eine menschliche Familie, man würde sprachlos vor ihnen stehen. Als ob in einer Familie von Holländern zum Beispiel – und ich nehme bewusst die Holländer als Beispiel, da sie die innere Beweglichkeit haben – als ob ein Mitglied dieser holländischen Familie das Wesen der Japaner wie neu aufgreift und so auslebt, dass jeder Japaner seine helle Freude daran hätte. Dann gibt es aber in gleicher Weise noch die Schwester mit der neuen brasilianischen Lebensart, desgleichen den Buschmannbruder, den Eskimoonkel und eine ganze Reihe von anderen. Hier nun geht es um die Königin unter ihnen, die Rosengeranie. Lassen wir uns überraschen!

Pflanze und Signatur

Der kleine, mehrjährige, kräftig verwurzelte Rosengeranienstrauch wird bis zu einen Meter groß. Botanisch ist er eigentlich keine Geranie, sondern eine Pelargonie, doch wegen der Ähnlichkeit beider Pflanzenfamilien hat sich der Name Geranie seit langem eingebürgert. Ursprünglich entstammt die Rosengeranie der Kap-Provinz Südafrikas. Nachdem sie im 17. Jahrhundert nach Europa gekommen war, entstand eine Fülle von Hybriden, die wiederum ihren Weg in die unterschiedlichsten Gegenden der Welt gefunden haben. Mittlerweile wächst sie in eher trockenen Regionen Südafrikas, von Madagaskar bis Nordafrika, von Reunion bis China. Die etwas gewöhnungbedürftig riechende Zuchtform der Balkongeranien hierzulande ist eine entfernte Verwandte, bei der zugunsten einer größeren Entwicklung der Blüten der einzigartige Duft der Rosengeranien auf der Strecke blieb. Dies bezeugt, wie entscheidend die ursprünglichen, kleinen, bescheidenen, doch ausgesprochen lieblichen Blüten für den wahren Ausdruck der Pflanze sind. Es ist doch bemerkenswert, wie grundlegend sich der Duft und somit der Gesamtcharakter verändert, wenn man die Blüten groß züchtet. Die Lieblichkeit und rosige Zartheit des Duftes, der ursprüngliche innere Ausdruck gehen vollständig verloren. So wurde die köstlich duftende Wildsorte zur geruchlich verstümmelten, dafür großblütigen Kultursorte.

Im Unterschied zur Rose enthalten die Blätter der Rosengeranie interessanterweise deutlich mehr ätherische Öle als die Blüten. Ihre kleinen rosafarbenen, essbaren Blüten duften zwar auch, doch weniger stark als die duftverwandte Rose. Die Rosengeranie hat also das Verströmen des Duftes der Blüte zumindest teilweise in den Blattbereich zurückgenommen, wo die Duftdrüsen besonders an den Blatthaaren sitzen. Dies geht einher mit einer anderen Eigenschaft ihrer Blätter: Da sie auch Trockenperioden überstehen müssen, haben sie ein spezielles wasserspeicherndes Gewebe entwickelt. Übertragen auf uns Menschen heißt das, das Rosengeranienöl kann diese Eigenschaft unserer Haut vermitteln – besonders für trockene Hauttypen eine gute Nachricht. Da sich die Duftdrüsen mehr an der Peripherie befinden, ist somit ein klarer Bezug zu unserer Peripherie, der Haut, hergestellt. Der Umstand, dass ein eindeutiger Blütenduft stärker in den Blattbereich verlagert wird, dem rhythmischen System der Pflanze, deutet hier eine weitere Signatur an, der man auch im Duft begegnet. Es ist die starke Verinnerlichungskraft der Rosengeranie mit ihrer Wirkung auf unser rhythmisches System, insbesondere auf das Herz.

Das ätherische Öl der Rosengeranie wird aus den Arten Pelargonium graveolens, Pelargonium asperum und Pelargonium capitatum gewonnen, wobei wir hier über Pelargonium graveolens, insbesondere die Bourbongeranie sprechen, die ursprüngliche Rosengeranienspezialität aus Reunion, der früheren Ile de Bourbon. Inzwischen kommen hervorragende Bourbonqualitäten auch aus anderen Anbaugebieten, neben Reunion vor allem aus Madagaskar. Da mittlerweile fast alle klassischen Anbaugebiete mit ihren Bourbonqualitäten aufwarten, ist allerdings Vorsicht am Platze, denn die ursprüngliche Bourbonqualität erreichen nur wenige. Das etwas wärmere, vollere, wunderschöne südafrikanische Pelargonium capitatum bzw. graveolens ist das rosenähnlichste aller Rosengeranienöle. In Duft und Lebensprinzip ist es jedoch anspruchsvoller und daher für manch einen etwas stark. Für Liebhaber ihres Wesens verkörpert sie dagegen eine eindeutige Steigerung gegenüber der Bourbongeranie.

Biochemie

Das Rosengeranienöl wartet mit einer reichen biochemischen Ausstattung auf: Im Vordergrund stehen die 50 - 70 % Monoterpenole, wie Citronellol (20-40%), Geraniol (15-24%) und Linalol (9 - 15 %). Die Ester (16 - 28 %), Ketone (6 - 9 %), Sesquiterpene (5 - 8 %) und Sesquiterpenole (3 - 5 %) geben den Monoterpenolen eine vielseitige und ausgereifte Abrundung. Schon die biochemische Komposition spricht von einem gleichermaßen lebensfreudigen wie bewusst gereiften Charakter. Das Rosengeranienölwesen verbindet alle drei Hauptmonoterpenole in ihrem Wesen – wartet also mit einem lebendigen und vielseitigem Gefühlsausdruck auf. Der große Esternanteil spricht von ihrer Ausgeglichenheit und nervlichen Widerstandskraft. Die Ketone spiegeln ihre bewusste Zielsetzung und klare innere Lebensausrichtung, während die Sesquiterpene bezeugen, dass sie auch mit den schwierigen Seiten des Lebens vertraut ist und ihnen eine wunderbare innere Reife abgerungen hat. Gerade die beiden letzteren befähigen das Rosengeranienöl, auch mit schwerwiegenden körperlichen Beschwerden umgehen zu können.

Das Wesen des Rosengeranienöls

Was ist es, das dich so an mir berührt? Aus dem gleichen Grund fürchten sich nicht wenige vor mir. Und weshalb meiden sie mich? Ich berühre. Ich berühre deine zartesten Seiten. Ich berühre dich so, wie du von deiner innigsten und zartesten Liebe berührt werden möchtest. Du kannst zerschmelzen. Alles Festhalten, alles Sich-halten-Müssen, alles Selbst-für-dich-sorgen-Müssen fällt von dir ab. Es wird für dich gesorgt. Ich sorge für dich – süßer, zarter, intimer und liebevoller als deine größten Sehnsüchte es dir ausmalen können. Du kannst dich ganz hingeben. Je freier du dich gibst, desto mehr verschmelzen wir. Wellen der Wonne durchfluten dich. Längst ist jede irdische Schwere abgefallen. Für eine Weile sind wir in einem Paradies auf Erden, in einem Paradiesgarten voller Vertrauen, voller Innigkeit, Zärtlichkeit und Einander-Verstehens. Kannst du dich so hingeben, mit jeder zarten Berührung dich ein kleines Stück mehr mit meinem Wesen verbinden? Wir zwei werden für Momente eins, ein Gefühl, ein Zauber – die Grenzen von Ich und Du weichen einen Moment der süßen Trunkenheit zärtlichsten Einander-Tragens.

Nach dieser Berührung ist die Welt nicht mehr dieselbe. Vor allem bist du nicht mehr derselbe wie zuvor. Offener, freudiger, liebevoller und zugewandter schaust du in die Welt. Alte Begrenzungen sind gefallen, alte Ängste gewichen. Eine neue Weite, eine neue Herzensverbundenheit ist gewachsen. Deine ganze Ausstrahlung wird eine andere. Inniglicher mit deinem Herzen bist du jetzt verbunden. Dies wirkt auf die Menschen, denen du begegnest. Die meisten wird das beglücken. Auch sie werden ermutigt, sich zu öffnen – doch manch einen, der sich nicht so schnell öffnen kann oder will, wird deine Herzqualität ängstigen. Dann gib mehr Raum, so viel, wie er braucht. Die Liebe lässt frei und vertraut, gerade darin liegt eines ihrer Geheimnisse.

Mein Duft zeigt dir die Süße meiner Lieblichkeit dringt in ungeahnte Herzenstiefen. Nur im Fluss von Herz zu Herz kann sie erblühen. Zärtliches Geben, innigliches Fühlen, wortloses Verstehen finden einander. Ja, dafür seid ihr bestimmt. Jeder von euch. Jeder, der sich traut. Irgendwann. Kein Sich-schützen-Wollen, kein Festhalten, keine Kontrolle, keine Grenzen, kein Vergleichen, keine vorgezeichneten Wege sind hier mehr möglich. Dafür betrittst du mit mir einen ganz neuen Raum, den Wandelraum des Herzens, zu einer Läuterung auf eine neue Stufe der Selbstlosigkeit. Je stärker die Selbstlosigkeit, desto größer die innere Stärke, desto größer die Möglichkeit, den anderen in der Tiefe zu verstehen, ihn ganz aufnehmen zu können. Deshalb ängstigt die Selbstlosigkeit so viele.

»Verliere ich dann alles, was mich ausmacht?« höre ich schon die Frage. Im Gegenteil, erst so kommst du zu deiner echten Essenz. Die Wahrheit ist: Wir alle sind verbunden – alles Trennen, Isolieren und Abschneiden ist letztendlich Illusion. Deshalb hebe dich aus dem Gefängnis der Selbstbezogenheit in eine immer größere Weite, eine Weite im Verbundensein mit den Herzen anderer. Erlebe das Wunder der Wandlung im innigen Begegnen. Weite dich im intimen Verstehen des anderen. Lerne dich selbst neu im anderen erkennen und empfinden. Was für eine Erweiterung! Was für eine Bereicherung! Dabei rede ich nicht unbedingt von der körperlichen Liebe. Es kann sie einschließen, ist jedoch nicht an sie gebunden.

Natürlich wirst du verletzlicher, offener; natürlich wirst du auf diesem Weg Verletzungen erleiden. Das bleibt nicht aus. Mein Weg führte mich durch viele Prüfungen des Lebens. Glaube mir, meine Qualität ist so manchen Herzensschmerzen abgerungen, die nicht nur unausweichlich auf diesem Wege liegen, die gar zum Treibstoff meiner Umwandlung wurden. Erst dadurch wurde ich die, die ich bin. Ob wir es mögen oder nicht, der Schmerz sticht, wenn Lieblichkeit auf Selbstbezogenheit oder Teilnahmslosigkeit stößt, wenn sie lernen muss, an der Kälte zu wachsen.

Nur, weil ich auch der Härte und Kälte wirklich begegnet bin, konnte ich lernen, sie zu erfassen und den Zugang auch zu ihnen finden. So konnte ich verstehen, wieviel Angst und tiefer Schmerz hinter Kälte oder Ablehnung stehen, und weiß nun darauf einzugehen. Nur so gelang die Umschmelzung zu meiner Verfeinerung. Es mag vermessen klingen, doch diese Verbindung aus wahrer Selbstlosigkeit und Lieblichkeit ist ein Zaubermittel. Sie ist mit das Schwierigste, doch zugleich Beglückendste und Kraftvollste, zu dem ich dir verhelfen kann. Ja, du wirst Selbstüberwindung brauchen. Je mehr du davon aufbringst, desto reicher die Süße, die in dein Leben einziehen kann. Der andere spürt die Reinheit und Liebeskraft, die darin liegt. Er spürt, wenn es dir nicht um deinen Vorteil geht, sondern von ganzem Herzen um ihn. So möchte ich dir zeigen, wie jedes Herzeleid dich weiten und der Süße des Lebens noch näherbringen möchte. Darum lade ich dich ein: Steige mit mir in den Fluss der Herzensbegegnung, der zartesten Fürsorge. Nimm dich an, so, wie du in deinem tiefsten Herzen eigentlich bist, die anderen, wie sie sind. Tauche ein und ströme mit im Fluss innigster Zugewandtheit. Vielleicht denkst du bei diesen Worten, es geht um die Zugewandtheit zweier Liebender. Doch meine Süße und Lieblichkeit lebt erst richtig auf, wenn sie über die Zweisamkeit hinausgeht. Nicht nur du und ich tanzen, sondern im Tanz mit vielen anderen entsteht erst die Süße meiner Art. Gemeinsam entsteht etwas, wovon weder du noch ich alleine je träumen könnten.

Lebensprinzip des Rosengeranienöls

Schon im ersten Dufteindruck betört uns die rosenähnliche Lieblichkeit des Rosengeranienölwesens. Was für eine schier unendlich süße Zartheit von ihr ausgeht! Fraglos ist das Wesen des Rosengeranienöls weiblich. Genauso fraglos, dass sie uns so manches über die Zärtlichkeit, die Lieblichkeit, die Süße des Lebens und natürlich über die Liebe wird offenbaren wollen. Wie erleben wir ihre Süße? Diese Süße ist so zart, fast möchte man sagen zerbrechlich, wäre da nicht gleichzeitig diese enorme innere Stärke, die grenzenloses Vertrauen vermittelt. Diese Süße kommt so nah, dass es schier unmöglich ist, sich ihr zu entziehen. Einerseits spüren wir ihre große Kraft, andererseits aber auch, was sie alles mit der innigen Nähe, die sie unmittelbar herstellt, riskiert. Es gibt kein Entziehen. Entweder du riskierst mit, betrittst den neuen Raum oder entziehst dich und hast verloren.

Sie weiß um die feinen Nuancen, ist nicht zu heiß, nie zu leidenschaftlich, sondern versteht das ganz feine Fühlen, das den richtigen Weg findet. Entweder man wendet sich ihr ganz zu, steigt hinein in den Fluss, oder man lässt es lieber. Jede Halbherzigkeit, Lauheit, jedes Zögern ihrem Wesen gegenüber kann nur enttäuschen – Enttäuschung über uns selbst, dass wir es nicht vermögen, uns diesem Geschenk ihres Wesens mehr zu öffnen. Wir haben es hier mit einer großen Meisterin zu tun – sie hat sich in keinster Weise geschont. Ihr Duft kündet davon, sie ist in die höchsten Gefilde der Zärtlichkeit und der Liebe vorgedrungen. Und genauso erzählt er uns, dass dies kein leichter Weg ist, seiner Natur nach kein leichter sein kann. Kein Opfer ist ihr zu groß. Im Gegenteil, jede noch so große Pein nutzt sie, wirft dem Schmerz ihre Liebeskraft entgegen und macht sich dadurch noch stärker. Allen Versuchungen, zu verurteilen, zu hadern, zu vergelten, sich zu verhärten – kurz allen Versuchungen, die das Herz und die Liebe vergiften, hat sie nicht nur gelernt zu widerstehen, sondern sie weiß, diese Versuchungen sind nur da, um im Erkennen bewusst die Liebeskraft zu vergrößern. Selbstmitleid, Selbstschonung, Schutz- und Abwehrhaltung oder Halbherzigkeit im Gefühl deckt sie sogleich auf. Sie zeigt uns, wo wir stehen in Bezug auf ihr Wesen.

Je bereiter wir sind zu ihrer Nähe, ihrem Glück und zu ihrer Verletzlichkeit, desto tiefer können wir ihren Duft und somit ihr Wesen in uns aufnehmen. Dabei weiß sie sich durch ihre innere Stärke in der Verletzlichkeit ganz sicher. Mit ihrer Hilfe können wir auch dahin gelangen. Indem sie so nahe kommt, mit so viel Liebe, entwaffnet sie vollständig. Sie spürt, für wen ihr Wesen, ihre Nähe, ihre Liebe zuviel des Guten ist, und stellt sich mit Leichtigkeit auf das Maß ihres Gegenübers ein. Da sie alle Selbstbezogenheit in der Liebe überwunden hat, sieht sie klar, wo der andere in dieser Hinsicht steht. Ihre Liebe ist zu einem feinen Sinnesorgan geworden, das weit über die Liebe von zwei Menschen hinausgeht.

Im Leben kann sich das in der unterschiedlichsten Weise ausprägen. Ob als liebende Mutter, liebevolle Großmutter, fürsorgliche Krankenschwester, leidenschaftliche Kindergärtnerin, kompetente Mediatorin, passionierte Biologin, einfühlsame Therapeutin, engagierte Psychologin, begeisterte Gärtnerin, begnadete Schriftstellerin oder als romantisch Liebende, was sie auch tut, wird ihr ein flammendes Herzensanliegen sein. Immer wird sie sich mit ihrem ganzen Wesen hineinbegeben. In intimerer und persönlicherer Art und in ganz anderer Weise als das Wesen des Silberwermutöls ist sie eine kolossale Revolutionärin, eine Revolutionärin der Liebe. Jeder, der ihr Wesen in sich aufnimmt, ist danach ein anderer, ist danach mehr er selbst.

Es liegt nahe, dass diese Liebesqualität selbst am besten um ihre Bedingungen weiß. Unangemessenheiten weist sie deutlich und bestimmt die Grenzen. Insofern ist der Schuss Kühle, der ihrem Duft inne ist, ein weiser, bewusstseinsklarer Schutz. Ihre Liebesqualität macht sie regelrecht hellfühlend, und ihr großer Gefühlsreichtum ist wie ein Seismograph, der gleich fühlt, wenn etwas nicht stimmt. Umgehend wird sie entsprechend handeln.

Bei alledem ist sie selbstvergessen. Jede Orientierung an Äußerlichem hat sie längst abgestreift. Insbesondere Menschen, die viel Aufmerksamkeit ob ihres Äußeren bekommen und sich zunehmend darüber identifizieren, wie sie auf andere wirken, hilft das Wesen des Rosengeranienöls, wieder zu sich selbst zu finden. Ebenso weist sie auf falschen Stolz, der ihrem Prinzip in uns im Wege steht. Natürliche Schönheit ist selbstvergessen und rein.

Die Reife und Weisheit ihrer Liebe macht sie unter den Ölwesen zu einer der großen Lehrerinnen für die Süße des Lebens. Archetypisch bekommen wir die Süße des Lebens von der Mutter. Leider haben viele Mütter und dem zufolge oft auch die Kinder selbst nur begrenzten Zugang zu dieser Süße. Das Rosengeranienölwesen führt uns wieder dahin, unabhängig davon, wie viele gute Gründe für Pessimismus, Wut oder Resignation es geben mag. Sie streicht uns die Sorgenfalten aus der Stirn und zeigt uns: Die Süße des Lebens ist eine real existierende Grundsubstanz, überall und jederzeit zugänglich – so wir nur wissen, wie. Körperlich wirkt sich das unmittelbar auf unseren Zuckerstoffwechsel aus, was das Rosengeranienöl zu einem der wichtigen Öle für Diabetes macht. Im Diabetes können wir die Süße des Lebens nicht mehr verarbeiten. Der Insulinspiegel sinkt, der Zucker gelangt nicht mehr in die Zellen, und so steigt der Blutzuckerspiegel.

In diesen Zusammenhang greift das Rosengeranienölwesen direkt ein.

Der schöne Satz: »Alle schrillen Klänge verwandle ich in süße Gesänge« könnte direkt ihrem Munde entstammen. Dieser Satz zeigt, was für eine virtuose Grenzgängerin unser Rosengeranienölwesen ist. Fürwahr kein leichtes Unterfangen, das sie sich auf ihre Fahnen geschrieben hat. Da, wo die meisten anderen abwinken, sich abwenden, da es hoffnungslos erscheint, sich weiter zuzuwenden, da findet sie den Schlüssel. Sei der Mensch noch so verhärtet oder verschlossen, sie fühlt, warum dem so ist, und findet einen Weg, ihn wieder zu erreichen. So viel Vertrauen, eine solch tiefe Menschlichkeit strahlt sie aus, dass sich ihr die Herzen wieder öffnen können. Sie lehrt uns, diese ihre Süße wieder ins Leben zu bringen, gerade in Situationen, wo wir es nicht mehr für möglich gehalten hätten. Menschen, die sich, warum auch immer, von dieser Süße ganz abgewandt haben, werden das Rosengeranienöl als unerträglich süß, künstlich oder gar schimmlig süß empfinden, weil sie aus ihren Erfahrungen der Süße des Lebens nicht mehr trauen können. Das Rosengeranienölwesen kann helfen, bewusst zu machen, wann man diese meist unbewusste Entscheidung getroffen hat. Sie hilft auch, die Enttäuschungen über sich selbst und andere zu überwinden, um an der Süße des Lebens wieder teilzuhaben.

Selbst wenn noch so verschüttet, lebt in jedem von uns die Sehnsucht nach dieser Süße des Lebens. Das Rosengeranienölwesen hält die Zauberschlüssel in der Hand, jene Tür wieder zu öffnen. Zumeist ist »ihre« Süße als aktive Qualität in dieser Welt nichts, was einem geschenkt wird oder was vom Himmel fällt. Wir haben um so mehr Teil an ihr, je mehr wir lernen, das ganze Arsenal der Widrigkeiten zu überwinden, je stärker wir gegenüber allem Unbill werden, das uns den Weg zu ihr verstellt. Man kann die innere Leistung des Rosengeranienölwesens gar nicht hoch genug einschätzen, die Tiefen, Verluste und Schmerzen, die sie durchlitten und überwunden hat, den gar nicht leichten inneren Weg der Reifung, den sie gemeistert hat, um uns ihre besondere Qualitäten zu vermitteln.

Sie ist keine Rose, doch möchte sie Rosiges in unser Herz legen. Verdorrte Gefühlswüsten können mit ihr wieder erblühen. Schmerzhaftes hilft sie in Zartheit zu verwandeln. Altes, Vergessenes lässt sie auferstehen. Alles Gute, alle Fähigkeiten zeigen sich in neuem Licht, doch genauso die Probleme, die der Lösung harren. Eine große Prüfung kommt mit ihr: sämtliche Tugenden wie Untugenden leuchten auf. Wie lauter ist die Seele im Verhältnis zu solch einem Wesen, solch einer Frau? Verschüttete Gefühle befördert sie wieder ans Tageslicht. – In der Meditation sah eine Teilnehmerin Krokodile, die ihre unerlösten Emotionen spiegelten. Das Ölwesen der Rosengeranie erschien als eine Wächterin im schwarzen Gewand und öffnete ein großes Tor. Dahinter sah die Teilnehmerin einen Tempel, dunkel und verlassen. Als sie ganz erschrocken über diesen Anblick war, sprach das Wesen des Rosengeranienöls zu ihr: »Ganz von dir hängt es ab, wie dieser Tempel aussieht.« Worauf die Teilnehmerin den Tempel dann schön eingerichtet hat.

Eine andere Teilnehmerin führte das Rosengeranienölwesen zu einem Teich, dessen Boden ganz schlammig war. Nie hatte sie über den Boden nachgedacht. Darauf erinnerte sie das Rosengeranienölwesen: »Denk daran, was unter der Oberfläche ist.« Ihr wurde klar, dass der schlammige Boden aus ihrem Bild mit einer Freundin in der Kindheit zusammenhing, die ihr Gesicht einmal in schrecklichster Weise charakterisiert hatte. Seitdem hielt sie sich für hässlich und unwert. Unser Rosengeranienölwesen ist eine große Heilerin und Ordnerin des Gefühlslebens: ungefühlte Trauer, lähmende Ängste, Gefühle von Abgelehnt-Sein, Misstrauen oder Verlassenheit – kurz: Sie macht jede Art von seelischer Pein bewusst, die uns hindert an der Süße des Lebens teilzuhaben, legt ihren wärmenden Schutzmantel der Geborgenheit darum und hilft, sie zu heilen. Emotionale Verstrickung führt sie zurück zum wirklichen Gefühl, das ruhiger, leiser, klarer und objektiver wird – entgegen allen anderslautenden Vorurteilen, die Emotionen oder Triebe mit Gefühl verwechseln. Unser Rosengeranienölwesen lebt aus der Weisheit, Güte und dem manchmal radikalen Imperativ des Herzens. Zu gut weiß sie: Gefühle sind die tiefere Instanz in uns, die meist vor dem Verstand künden, wenn etwas nicht stimmt, und uns zum Rechten leiten.

Ein Teilnehmer bekam durch das Riechen des Rosengeranienöls einen enormen Druck auf die Schläfen, bis er verstand, dass er seine Gefühle viel zu sehr kontrollierte. Bei einer anderen Teilnehmerin wurde ein metallenes Gefühl zwischen den Schulterblättern (dem Bereich des Herzens hinten) bewusst. Ihr wurde klar, dass sie nicht alles im Griff halten kann – zum Beispiel das Altern. Das Ölwesen der Rosengeranie weiß um das Geheimnis, in Würde zu altern – sie würde wohl eher »reifen« sagen. Wenn die Zeit gekommen ist, hilft sie, die Hitzewallungen aufzunehmen, auf deren Wellen größere Weisheit Einzug halten möchte. Im Klimakterium gelangen auf den Schwingen der Hitzewellen die hohen Wesenskräfte des Ichs, unseres höheren Wesenskerns, machtvoll in den Körper. Als Vermittlungselement des Ichs bewirkt die Wärme, dass der eigene Wesenskern sich noch ausdrucksstärker geltend machen kann. Von daher dämpft das Unterdrücken der Hitzewallungen nur den stärkeren Ausdruck und die weitere Entfaltung der Frauen. Im Gegenteil: Wenn Frauen sich ihren Hitzewallungen öffnen können und sie, um ihre Funktion wissend, freudig willkommen heißen, kann das ganze Geschehen sogar als, gewiss gewöhnungsbedürftige, Segnung empfunden werden.

Genau in diesem Sinne wirkt das Rosengeranienölwesen für das schöne Geschlecht. Mit jedem Jahr gewinnt sie an Lebenssüße, an Liebenswürdigkeit und dringt tiefer in die Geheimisse des Lebens ein, worin ein großer Quell der Erneuerung liegt. Ein Mensch fortgeschrittenen Alters, der dem Lebensprinzip des Rosengeranienölwesens nahesteht, wird sich immer etwas Junges, Frisches, Überraschendes in seinem Wesen erhalten. Was an körperlichem Abbau unvermeidlich ist, macht sie an Seelen- und Geistestiefe mehr als wett. Wenn auch nicht unbedingt leichter, so wird ihr Leben doch mit jedem Jahr reicher. Naheliegenderweise sind es zumeist Frauen, die dem Prinzip des Rosengeranienöles nahestehen. Nichts desto trotz können Männer enorm durch ihr Wesen gewinnen und sich regelrecht beflügeln lassen, wenn sie auch in den seltensten Fällen zu einem vollverkörperten Ausdruck ihres Lebensprinzips kommen werden – was vielleicht auch nicht ihre Aufgabe ist.

Wie geschaffen ist das Ölwesen der Rosengeranie für die Hoch-Zeit des Lebens. Sie liebt es, Menschen zu verbinden und bei besonderen Gelegenheiten ihre liebsten Menschen zu versammeln. Liebend gerne fordert sie zum Tanz auf, zum beschwingten, freudigen Tanz des Lebens. Mit Feingefühl, Fröhlichkeit, Ausgelassenheit und ihrer Freude am Dasein weiß sie das Leben zu feiern; Feiern, die zu Höhepunkten, zu den Kostbarkeiten des Lebens werden. Ihr Duft kündet davon, dass sie ebenso gerne nach außen geht wie nach innen. Auch wenn Ersteres bei ihr sicher nicht auf Kosten ihres reichen Innenlebens gehen wird, lebt ihre Wesensart vom rechten Pendelschlag zwischen Innen und Außen. Von Natur aus ist sie eine aus der Fülle Gebende. Die Beziehung steht für sie im Mittelpunkt. Man kann sie weder ausnutzen noch Erwartungen hegen, damit wäre der Zauber und die Freiheit der Beziehung zerstört, die der Quell ihrer Freigiebigkeit ist.

Für manche ist der Weg zu unserem Ölwesen der Rosengeranie nicht einfach, da sie ihr Lebensprinzip in einer manchmal stark unerlösten Form erleben mussten. Es ist immer wieder überraschend, wie der wunderbare Duft des Rosengeranienöls für manche Menschen riecht. Ihr Dufterlebnis ist derart, wie sie das Lebensprinzip des Rosengeranienöls bisher erlebt haben, meist durch die Mutter, Großmutter, die Kindergärtnerin oder eine Tante. Das kann reichen von aufdringlicher, erdrückender »Liebe«, die die Luft zum Atmen nimmt, oder gar einer »Liebe«, der man nicht trauen möchte, da sie jederzeit in Wut, Bösartigkeit und Erniedrigung umschlagen kann. Manchen wird richtiggehend übel von dem Duft, da sie ihr Prinzip in übelster Form erlebt haben. Es erscheint dann als gefährlich, unberechenbar oder unerträglich dominant. So wunderbar wie ihr Lebensprinzip in erlöster Form ist, so schrecklich ist es unerlöst. Wenn die Liebe, die Herzensverbundenheit fehlt, wird es zur künstlichen Süßlichkeit, kann dominant und erdrückend sein und jede Freiheit zum Atmen nehmen. Menschen mit eher wenig Verbindung zu ihren Gefühlen können von dem Gefühls- und Liebesreichtum des Rosengeranienölwesens geradezu überwältigt werden. Sie befürchten, ihr Gleichgewicht zu verlieren, fühlen sich klein und unzulänglich. Wer in der Kindheit traumatische Erlebnisse hatte, für den war oft die einzige Möglichkeit seelisch zu überleben, indem er exkarnierte. Das heißt, ein Teil der Seele geht aus dem Körper heraus und braucht so den Schmerz nicht mehr zu fühlen. In diesen Fällen kann das Rosengeranienölwesen zu viel sein und das Herausgehen aus dem Körper wieder hervorrufen. Das ist dann regelrecht wie ein Schlag vor den Kopf. In diesem Fall braucht es erst ein Öl, das Sicherheit und Erdung verleiht (zum Beispiel Vetiver, Engelwurz, Ravintsara), bevor dann das Rosengeranienölwesen für die Gefühlsverarbeitung aufgenommen werden kann.

Manche erleben durch das Rosengeranienölwesen, wie sehr ihnen die Mutterliebe gefehlt hat, bis hin zu dem Gefühl, durch die nicht bekommene Mutterliebe nicht sich selbst sein zu können. Es ist, als ob eine bestimmte Beheimatung im Körper und in sich selbst nicht stattfinden kann, wenn die Mutterliebe fehlte. Andere werden zurück in die Kinderkrippe versetzt und fühlen eine unendliche Verlassenheit. Das Erlebnis, verlassen zu sein, führt dann nicht selten dazu, dass man niemand mehr an sich heranlassen kann. Der Verlassenheitsschmerz von damals, der wieder hochkommen würde, und die Angst vor erneuter Enttäuschung sind einfach zu groß. In diesen Fällen kann das Rosengeranienölwesen geben, was an Mutterliebe fehlte. Es ist ein großartiges Ölwesen für alle Mutterthemen. Die Ölwesen von Vetiver, Schafgarbe und andere hier nicht besprochene Ölwesen kommen dafür auch in Frage. Der Einzelfall wird zeigen, welches Ölwesen am meisten in der gegebenen Situation ausrichten kann.

Nicht selten tun sich Männer schwer mit der selbstbewussten, souveränen, gefühl- und liebevollen Rosengeranie, der man schlichtweg nichts vormachen kann. Dabei ist sie ausgesprochen hilfreich für Männer, die ihre Gefühlswelten mehr erschließen wollen. Wenn »Mann« es zulässt, kann das Rosengeranienölwesen für beziehungsunfähige Männer eine Erlösung sein, die Frauenbeziehungen meiden oder von einer Frau zur anderen gehen und oft selbst keine nährende, liebevolle Mutterbeziehung hatten. Dank der vielen Gefühlsschattierungen und -abgründe, die sie durchwandert, durchlitten und überwunden hat, ist sie frei von Vorurteilen oder moralischen Zeigefingern. Sie lässt sich von Emotionen nicht mehr überfluten, sondern stellt sich ihnen gegenüber, reinigt sie und wählt, was sie wirklich will und was nicht. Sie weiß, wie man in die merkwürdigsten Zustände und Situationen geraten kann. So kann das Rosengeranienölwesen auch in den Gefühlsachterbahnen der Pubertät ein großer Segen sein. Der Punksohn oder die drogensüchtige Tochter, die niemand im Umfeld verstehen kann, finden in der Rosengeranien-Großmutter, -Tante oder -Sozialhelferin das Verständnis, den Trost, die Liebe und die Unterstützung, die sie schon lange vergebens gesucht haben. So stark wie der unerlöste Ausdruck, wenn es am Lebensprinzip des Rosengeranienöls mangelt oder es in belastender, schädigender Weise gelebt wird, so stark ist die Wandlungskraft ihres reinen Prinzips. Es ist enorm, welche Heilkraft dieses lieblich riechende Ölwesen vermittelt. Mit ihrer großen Liebeskraft vermag sie viele seelische Wunden und deren körperliche Folgeerscheinungen zu heilen. Kaum auszumalen, wie schön die Welt wäre, wie viel liebevoller unsere Beziehungen, wenn wir das Rosengeranienölwesen mehr verstehen und verinnerlichen würden.

Wirkungen

- hautregenerierend ++++ eines der ätherischen Öle mit der stärksten hautregenerierenden und -pflegenden Wirkung
- adstringierend +++ zusammenziehend für Haut, Durchfall, Nachtschweiße, Blutungen, Krampfadern und Hämorrhoiden
- antimykotisch +++
- nervenstärkend +++ beruhigt das vegetative Nervensystem, stimuliert Mikrogliazellen, die Entzündungstendenzen im Gehirn entgegenwirken
- entzündungshemmend +++
- antidiabetisch +++ neben Siberwermut kann auch die Rosengeranie den Blutzuckerspiegel senken
- hormonell ausgleichend +++ stimuliert die Nebennierenrinde, wirkt ausgleichend auf den weiblichen Hormonhaushalt (Menstruation, Menopause)
- seelisch stabilisierend +++ kann auch größere seelische Ungleichgewichte wieder in die Balance bringen (Riechen, Öldispersionsbäder = Ödb)
- blutstillend, wundheilend +++ Wunden, Hämorrhagien
- antitumoral +++ Studie belegt eine krebszellentötende Wirkung des Rosengeranienöls für Leukämie[26]
- narbenbildend +++
- diuretisch +++ harntreibend
- schmerzlindernd ++

Indikationen

Alle genannten Indikationen zeigen, dass das gesunde Lebensprinzip des Rosengeranienölwesens nicht ausreichend vorhanden ist. Das Ölwesen kann nur helfen, wenn die vorliegende Symptomatik Ausdruck seines fehlenden gesunden Lebensprinzips ist. So ist bei jedem Symptom zu klären, welches Lebensprinzip hier primär vonnöten ist.

Siehe Kapitel »Wege zum richtigen Öl – die Ölefindung«

Kopf: Augenentzündungen, Gesichtsneuralgien, die stimulierende Wirkung auf die Mikrogliazellen des Gehirns könnte für Alzheimer und andere degenerative Gehirn- und Nervenerkrankungen von Bedeutung sein (Ödb)

Mund: Aphten, entzündete Mundschleimhaut (Ödb)

Nerven, Schlaf: stark nervenberuhigend – Überlastung, Burnout, Schlafstörung – insbesondere aufgrund seelischer Belastungen (Ödb)

Hals, Nase, Ohren: Angina, Glossitis, Stimmbandentzündung, Mandelentzündung (Einnahme oder Ödb)

Herz: stärkt das Herz, (Einreibungen oder Ödb)

Gelenke, Sehnen: Tendinitis (Ödb)

Muskeln: Muskelverspannungen – hilft wunderbar loszulassen (Einreibungen)

Lymphe, Blut, Blutgefäße: Lymphstau, gutartige Lymphome (Lymphstau, so er nicht operativ bedingt ist, hat viel mit gestauten Gefühlen zu tun – Rosengeranienöl bringt das wieder in Fluss), Venenentzündung, Krampfadern, Hämorrhoiden, Bluthochdruck (Einreibungen oder Ödb), Leukämie (Ödb)

Nieren: nieren- und nebennierenstärkend, harntreibend (Einreibungen oder Ödb)

Magen, Darm: nervöser Magen / Darm (Inhalation oder Ödb), Durchfall (Einnahme), Krämpfe, Koliken, M. Crohn (Einreibungen oder Ödb)

Pankreas: Diabetes – blutzuckersenkende Wirkung (Ödb)

urologisch: Prostatitis, Prostatareizung: (Ödb), nervöse Harnverhaltung (Einreibung oder Ödb)

gynäkologisch: Menstruationskrämpfe, Dysmenorrhö, Prämenstruelles Syndrom (PMS), Frigidität, Gebärmutterblutungen (Einnahme oder Ödb), genitale Mykosen (7 Tr auf 2 TL Kokosöl direkt oder auf ein Tampon auftragen und über Nacht in der Scheide belassen oder Ödb), Gebärmutterfibrome, geschwollene Brüste, Mastitis, Brustzysten, Wechseljahre: Hitzewallungen, geschwollene Füße, Beine und Gelenke, Wechseljahrsdepressionen; Geburtshilfe: Dammöl (Einreibungen oder Ödb)

Haut: trockene Ekzeme, Dermatitis, Neurodermitis, Flechten, Hautpilze, Psoriasis, Akne, Wundheilung, Verbrennungen, Juckreiz, Impetigo, Decubitus, Gürtelrose, Dehnungsstreifen, Altershaut (Einreibungen oder Ödb)

Kinder: hervorragend für Kinder einsetzbar, Säuglingspflege

allgemein: hält Mücken, Läuse und Zecken ab! (Einreibungen), wurmtreibend (Einnahme)

seelisch: enorm ausgleichend: Stress, leichtere Depressionen, Niedergeschlagenheit, nervöse Reizbarkeit, Unzufriedenheit, Ängste, Überlastung, autoaggressive Tendenzen, Süchte (Versuche lohnen sich bei Nikotin- und Alkoholsucht, aber auch bei Drogen – das Rosengeranienöl gibt der Seele, was die Droge nicht geben kann) (Inhalation oder Ödb)

Kontraindikationen

Nicht bekannt – Warnungen, das Rosengeranienöl nicht innerlich einzunehmen, entbehren jeder Grundlage – es schmeckt nur ein wenig bitter

Herkunft: Reunion, Madagaskar, Südafrika, Algerien, Marokko, Ägypten

Destillierte Pflanzenorgane: blühende Pflanze

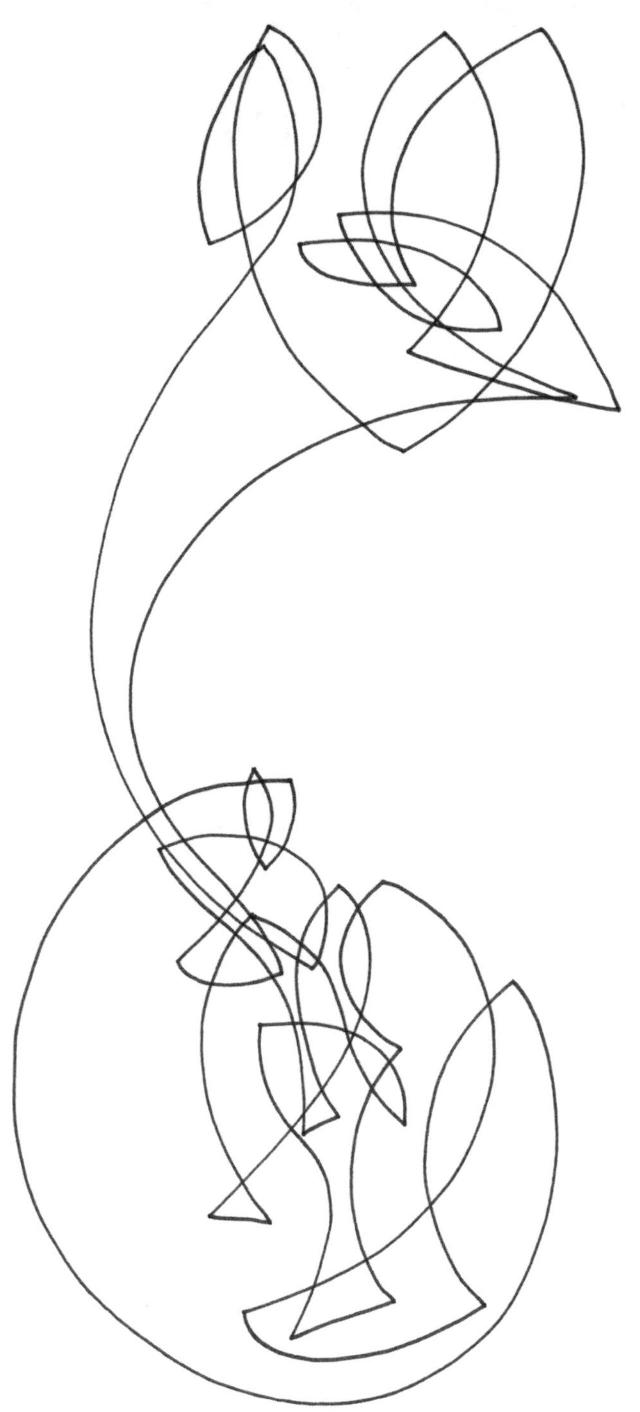

Das Schafgarbenöl

(Achillea millefolium)

Als heilige Pflanze und Symbol für ein wunderbares Gleichgewicht von Yin und Yang verwendeten schon die alten Chinesen die Stengel der Schafgarbe für ihr I Ging-Orakel. In Österreich wird sie auch Herrgottskraut genannt. Ihre verschiedenen englischen Namen, wie Nosebleed (Nasenbluten), Man´s pepper (Männerpfeffer) oder Bloodwort (Blutwurz) weisen auf ihre verschiedenen Qualitäten hin. Und überall, wo sie wächst, wurde sie eine der großen Pflanzen der Volksmedizin. Nicht umsonst trägt sie in ihrem lateinischen Namen Achill, dem Sohn einer Nymphe und eines Königs, dem großen Helden der trojanischen Kriege, großgezogen vom heilkundigen Chiron, dem Kentauren. Hier deutet sich schon an, dass die Schafgarbe in ihrem Wesen große Gegensätze und eine außerordentliche Heilkraft vereint.

Von Achill ist die Legende überliefert, dass er bis auf seine legendäre Ferse unverwundbar war. Die Wunden, die er schlug, konnten nur durch den Speer geheilt werden, der sie geschlagen hat. Es bleibt ein großes Geheimnis, wie die Waffe zum Heilmittel gewandelt werden kann – wir sind mehr als neugierig! Hier klingt schon das Ähnlichkeitsprinzip der Homöopathie an, womit Achill auch zum Wegweiser und lebendigen Vorbild für Generationen von Homöopathen wurde.

Pflanze und Signatur

Die Schafgarbe ist fast auf der gesamten Nordhalbkugel der Erde zuhause. Rein äußerlich wirkt sie auf den ersten Blick eher unscheinbar und bescheiden. Und doch berührt sie tief in ihrer schönen Schlichtheit – etwas Besonderes umgibt sie. Von weitem erkennt man sie in einer Wiese voller weiß blühender Blumen gleich daran, dass ihre weißen Blüten stärker leuchten als alle anderen. Doch von nahem betrachtet ist sie keineswegs weißer als die anderen. Dieses Rätsel löst sich auf, wenn man versteht, dass ihr inneres Strahlen nicht physischer Natur ist, sondern von der außerordentlichen Fülle an Ätherkräften herrührt, die sie mit ihren feingefiederten Blättern (millefolium – die Tausendblättrige) aufnimmt. Ihre Blätter sind wie Fühler, wie Antennen in die Ätherwelt – die Welt der Lebenskräfte.

So sensibel und filigran ihre Blätter, so unverwüstlich ist ihr gerader Stengel, ihr Rückgrat. Im tiefen verschneiten Winter, wenn längst alles verwelkt ist, erkennt man die Schafgarbe immer noch an ihrem, jeden Sturm und jeden Frost überdauernden vertrockneten, doch unverwüstlich stabilen Stengel. Will man die Schafgarbe in die Vase stellen, muss man sie schon abschneiden oder die ganze Pflanze samt Wurzel herausreißen. Den Stengel kann man unmöglich abbrechen. Von Mai bis Oktober blüht die Schafgarbe in aller Regel weiß und mutet dabei eher zurückhaltend und bescheiden an. Es gibt auch gelbe und rosa Varianten, wenn wir die roten Züchtungen hier außer acht lassen. Als Korbblütler (wie auch Kamille, Alant, Wermut oder Arnika) nimmt sie an einem hochentwickelten Blütenprinzip teil. Eine Blüte besteht aus vielen Einzelblüten, die sich in ihrem Selbstausdruck zurücknehmen, um sich einer höheren Komposition unterzuordnen – wie die Musiker eines großen Orchesters, durch die etwas geboren wird, was keiner für sich alleine vermag, was erst durch ein feinfühliges Zusammenspiel und eine gemeinsame höhere Vision ins Leben tritt. Ihre Samen keimen besser im Licht, und dieses Licht verwandelt sie in Wärme – der Schnee schmilzt schneller um die Schafgarbe. Im Gegensatz zur Kamille, die nur in der Blüte aromatisiert ist, ist die Schafgarbe durch und durch von ätherischem Öl durchdrungen – oder anders ausgedrückt: durch und durch kosmisiert.

Biochemie

Die Schafgarbe wartet mit einer großen Bandbreite von Inhaltsstoffen auf: etwa 30 - 60 % Monoterpene, 20-47% Sesquiterpene, 8-22% Ketone, 10% Sesquiterpenole, 5-14% Oxyde, 4 - 10 % Monoterpenole, 1 - 3 % Ester und 1 - 2 % Lactone. Schon die Biochemie des Schafgarbenölwesens offenbart einen festen, gut geerdeten, innerlich klar ausgerichteten und doch anpassungsfähigen, milden Charakter. Der hohe Monoterpenanteil im Verein mit den anderen Anteilen deutet ihre große Gabe an, verschiedenste aus dem Lot geratene seelische und körperliche Zustände wieder in eine gesunde Ordnung zu führen.

Das Wesen des Schafgarbenöls

Was für ein Gefühl erfüllt dich, wenn mein Wesensduft deine Aura durchzieht? Spürst du die feine Verinnerlichung im Gefühl, ein zartes inneres Ankommen und dann ein genauso zartes sich Erweitern über dich hinaus? Fühlst du, wie die Grenzen, die dich bislang ausgemacht haben, transparenter werden, wenn du dich ganz auf mich einlässt? Das allerdings können sie erst, so du der Bewegung tief nach innen in deine Seele folgst. Dahin führe ich dich. Zunächst will ich dir nämlich zeigen, wie zart, wie schön und wie besonders du in deiner Tiefe bist, wie viel Zärtlichkeit und Liebe in dir darauf wartet, entdeckt zu werden – eine Zärtlichkeit und Liebe für die zarten Seiten des Lebens, die verletzlichen, die leisen, dafür um so tieferen und stärkeren; Gefühle, die um so mehr berühren, um so inniger verbinden. Dies ist meine Sphäre – eine Sphäre, die zu den Lebensgrundlagen schlechthin gehört. Wir alle haben gleichermaßen Teil an ihr – wir Elementarwesen ebenso wie ihr Menschen. Viele neue und feine Freuden wird dir diese Entdeckungsreise offenbaren.

Bei aller Zartheit und Verletzlichkeit ist diese Sphäre unglaublich stark und tragend; stark in einer ganz anderen Weise als das, was ihr normalerweise mit stark bezeichnet. Es ist eine Stärke, die sich aus der vollkommenen Hingabe speist; Hingabe an das, was das Leben als innerste Lebensgrundlage ausmacht. Das macht die überpersönliche Nuance meines Wesens und Duftes aus. Das Persönliche ist für mich nur ein notwendiger Durchgang zu dem so erhabenen, feinen und gleichzeitig gewaltigen Überpersönlichen.

Mit allem, was es mit sich bringen mag, und mit inniglicher Freude habe ich mich dem Zarten und Feinen im Leben verschrieben, dem, was sich Höherem und Geistigem öffnen kann. Dazu habe ich mich bereitet. So kann ich dir zeigen, wie du deine Seele öffnest, dass sie die feine Substanz des Lebens eingliedern kann, dass du mehr und mehr Lebenskräfte aufnehmen und weitergeben kannst. Ich stärke den seelischen Lebensgrund, der unabhängiger macht von dem Auf und Ab der Emotionen, unabhängiger von der Faszination äußerer Ambitionen, um jenseits von Sympathie und Antipathie das stille Glück, die seligen Momente tiefer Erfüllung zu erleben, wenn du das feine Gewebe deiner Seelensubstanz immer deutlicher spürst und daheraus handelst.

Ich helfe dir, dich zu verfeinern, dich von falschen Zielen und Einflüssen zu lösen, aus Verstrickungen zu befreien, in schwierigen

Situationen zu deinem Innersten zu stehen, das Feinste und Zarteste deiner Seele immer mehr zum Ausdruck kommen zu lassen. Wenn du etwas zu grob geworden, wodurch auch immer deine Seele beschmutzt, dann weise ich dir den Weg zurück zu deiner Seele wahrer Reinheit. So lasse dich immer tiefer auf mich ein und spüre die unendliche Kraft, die aus dem Zartesten erwachsen kann.

Ich stärke dir den Rücken, damit du zu einem sanften Kämpfer und starken Künder für die zarten Gewebe und subtilen Zusammenhänge des Lebens werden kannst; weil es das Sanfte und Zarte ist, das die Welt am stärksten verändern wird – doch nur, wenn es gleichzeitig ebenso stark ist.

Das Lebensprinzip des Schafgarbenöls

In ihrem Duft tritt das Schafgarbenölwesen uns mit feiner Zartheit und tiefgründiger Milde entgegen mit dem Hauch einer Süße im Hintergrund. Kein anderes Öl ruft sogleich das Bild ihrer Pflanze hervor – das Schafgarbenölwesen tut es! Ist die Pflanze mit ihrem standhaften, äußerst stabilen Stengel und den filigranen, hauchzarten Blättern doch ein sprechendes Bild ihrer polaren Geste. Sie umhüllt und durchdringt. Hier kann es sich nur um ein weibliches Prinzip handeln. Unwillkürlich richtet man sich innerlich auf. Gleichzeitig erlebt man, wie sie die inneren Strukturen festigt – sie beleuchtet den inneren Zusammenhang, wie wir mit allem zusammenhängen, was uns umgibt. Durch sie wird offenbar, wie Integrität entsteht, wie wir integer werden, indem wir unseren praktischen Beitrag zur Not und zu den Widersprüchen des Lebens leisten.

Das Schafgarbenölwesen konturiert unsere inneren Strukturen, sowohl körperlich als auch seelisch-geistig. So erst können sie zum inneren Halt und schützenden Gefäß für ihre Milde und Zartheit werden. Sentimentalitäten, Zerfließen in Gefühlen oder Emotionen oder auch einem Abheben in Intellektualität und zu luftige Gedankenwelten sind nicht ihre Sache. Sie ist in einer Weise gegenwärtig und in sich gegründet, die bei aller Sanftheit höchste Ehrfurcht einflößt. Aufs Tiefste fühlt man sich erkannt und erhoben. So wir uns für ihre Botschaft öffnen können, werden wir selbstverständlich ihre hohen Maßstäbe akzeptieren. Sind sie in Wirklichkeit doch ebenso die Maßstäbe der tieferen Schichten unserer eigenen Seele. Ihrer Qualitäten und Prinzipien ist sie sich wohl bewusst. Auf nichts wird sie sich einlassen, was dem zuwider steht – es würde auch niemandem nutzen, ihr jedoch zutiefst schaden. Das weiß sie nur zu gut.

Sie entdeckt die staubigen Ecken unseres Innenlebens, fegt sie aus, räumt weg, was ihrem feinen Prinzip im Wege steht, und ruht nicht, bis der große Hausputz vollendet ist. Wieder ein großer Hausputz, wie bei vielen anderen Ölwesen auch. Jedes Ölwesen muss hinwegfegen, was seinem Prinzip im Wege steht. Bei dem Schafgarbenölwesen ist es alles, was unseren reinsten und feinsten Seelenregungen widerspricht, sie überdeckt, lähmt oder korrumpiert. Anstatt sie zu überdecken, zu vermeiden, zu vernachlässigen, möchte unser Schafgarbenölwesen, dass wir Verantwortung für unsere Zartheit, für unsere feinen Regungen übernehmen. Sind sie doch der Schlüssel für eine ganz neue Qualität im Umgang mit uns selbst und mit anderen wie auch für ein innigeres Verhältnis zur unsichtbaren Welt. Unser Verhältnis zur geistigen Welt beruht darauf, wie wir uns für das sensibilisieren, was aus geistigen Sphären zu uns dringen möchte. Ebenso entscheidend ist unsere Fähigkeit, genau zu unterscheiden, was da zu uns kommt. Gibt es ja nicht nur die guten Wesen, sondern auch weniger gute, die jedoch mit ganz anderen Gefühlen verbunden sind. Je feiner unsere Seelenaugen und -ohren werden, desto sicherer werden wir in der Unterscheidung der Geister. Mit ihrer klaren Unterscheidungsgabe kann uns das Schafgarbenölwesen in dieser Hinsicht sehr unterstützen. Ihre hingebungsvolle Liebeskraft ist wie ein Seelenlicht, das den anderen in der Tiefe erkennt, sowohl Mensch wie Wesen. Die starke Verbindung zu hohen Idealen, höheren Sphären und Kräften bei gleichzeitig guter Erdung ist der tiefere Grund, warum sie schier nicht ermüdet. Weiß sie doch genau um die Bedingungen des Lebensgeheimnisses: Je mehr du gibst, desto erfüllter bist du. Dabei unterscheidet sie genau, wer ihrer Hilfe bedarf und wer selber tätig werden kann. Ihr geht es weniger um die romantische Liebe, derer sie natürlich zutiefst fähig ist und die sie inniglich ersehnt.

Doch ihr tiefstes Herzensanliegen ist die selbstlose Liebe zum Fragilen, Verletzlichen, zu den zartesten, feinsten und reinsten Gefühlen, Sphären und Wesen. Es ist die Liebe, die in der griechischen Tradition Agape genannt wird, der es um die hingabevolle, bedingungslose und unter Umständen auch einseitige Liebe zum Wesen des anderen geht. In der Hinwendung zum anderen stellt sie ihr Eigeninteresse vollständig zurück. Dadurch kann sie ihre »Feinde« lieben und erfährt darin selbst eine feine Beglückung. Wobei der Begriff »Feind« eigentlich nicht zutrifft, da sie nicht den Feind sieht, sondern den Menschen, der Hilfe braucht. Diese Fähigkeit und dieses Anliegen trägt unser Schafgarbenölwesen tief in sich. Die Erfüllung der Menschen, die ihrem Prinzip nahestehen, hängt davon ab, wie rein sie diese Qualität ausleben können.

Ein schönes Beispiel für die Schafgarbenqualität ist die Geschichte einer Ordensschwester des St. Hedwig-Krankenhaus in Berlin in den Revolutionswirren des Jahres 1848: Eine tobende Menge zog vor das Krankenhaus, bereit zur Plünderung. Höhnend riefen sie: »Mit wem haltet ihr es?« Da trat die Oberin hervor, beherzt und mit überwältigender Stimme rief sie: »Wir pflegen eure Brüder und Schwestern. Wir halten es mit unseren Armen und Kranken.« Ergriffen von ihren Worten, wandelte sich der Sturm der Empörung in einen Sturm der Begeisterung. Wie umgewandelt war die Gesinnung des Volkes. Zum Schutz stellte man eine Bürgerehrenwache vor das Krankenhaus und brachte die Verwundeten herbei. Hier spricht sich die Unerschrockenheit und die bewundernswerte innere Autorität dieses beherzten Lebensprinzips in schönster Weise aus.

In Trauma, Not, Krankheit, Verletzung, Hilflosigkeit, Verzweiflung oder Traurigkeit gibt sie sanften Schutz und Geborgenheit. Mit viel Liebe und Geduld hilft sie zerknitterten Seelen wie verletzten Körpern wieder auf die Beine. Dabei ist sie weder betüttelnd noch mütterlich. Ihre Aufmerksamkeit gilt ganz dem, was die Situation erfordert. Aus einer Art seelischer Objektivität wirkt sie als Hüterin und Heilerin unserer feinsten Strukturen und zartesten Gewebe – körperlich, seelisch und geistig. Die milde Wärme und zarte Süße des Duftes wahren diese Mäßigung der Objektivität, die zu einer Art Vergrößerungsglas und Wahrnehmungsorgan für unsere wirklichen tieferen seelischen Bedürfnisse wird. Ihre Weisheit ist von jungfräulicher Reinheit und gleichzeitig großer Reife.

Aus der Weisheit ihres Lebensprinzips heraus ist ihr klar: Jedes übertriebene Mitfühlen, jedes zu starke Helfen-Wollen, Heilen-Wollen ist von zu viel Eigenwille gefärbt und dem Ziel letztlich abträglich. Da bleibt das Schafgarbenölwesen – wie die weiße

Farbe ihrer Blüte – klar und seelisch ungefärbt. Nie ist sie aufdringlich, schätzt das auch an anderen – eher wartet sie, bis sie angesprochen wird. Bei allem Wunsch zu helfen ist fraglos für sie, dass sie den Eigenraum des anderen, seine Souveränität und Selbstverantwortung, das Wachstum seiner Seele durch ihre Hilfe nicht beeinträchtigt, sondern fördert. So grenzt sie sich gesund und liebevoll, wenn nötig auch strenger ab, sobald der andere ob ihrer liebevollen Zuwendung zu sehr an ihr zieht oder seine Eigenverantwortung abgibt. Mit ihr wird die Grenze zwischen uns und der Welt klarer, gleichzeitig transparenter und kann sich erweitern – es geht nicht um Abgrenzung oder Trennung, im Gegenteil, um eine innige, gesunde und respektvolle Verbindung, aus dem Wahrnehmen des anderen heraus. Als eine große Seelenweise hilft sie, eine fruchtbare Objektivität in unser Seelengebiet zu bringen.

Die Klarheit und bisweilen gewisse Distanz, für die sie in ihren Beziehungen sorgt, sind nicht Ausdruck einer Angst vor Nähe, sondern Bedingung für die Tiefe, aus der sie zu schöpfen vermag. So ist das Wesen des Schafgarbenöls ein exzellentes Antidot gegen jede Art von Symbiose oder Co-Abhängigkeit. Im gleichen Sinne fegt sie Selbstmitleid hinfort, nimmt Übermäßigkeit und Illusionen, hilft unverdaute Vergangenheit bewältigen, Schamgefühle und Selbstzweifel überwinden. Sie stärkt darin, die Realität anzunehmen, wie sie ist, und sie zu erheben, wo nur möglich. In erlösender Aufrichtung hilft sie, Empfindlichkeit in Empfindsamkeit zu wandeln. Wenn wir uns nackt fühlen, bedeckt sie uns und gibt uns wieder eine ätherische Bekleidung. Sie kann einen unglaublichen Schutz vermitteln. Mit großer innerer Kraft und Zartheit zeigt sie uns die innere Stärke der Verletzlichkeit und weiß, wie dieses Prinzip in unserer alles andere als zarten Welt doch bestehen und gedeihen kann. Sie ist eine schlichte Königin von großer Anmut, die aus tiefen Quellen des Lebens schöpft. Das, wofür sie einsteht, tut sie nicht aus einem Machtanspruch, sondern aus der Autorität einer tiefen Empfindung heraus, was das Leben fordert. Es geht um die Wahrheit echter Seelenoffenbarung. Und gleichzeitig braucht sie nichts, für das sie nicht selber sorgen könnte. Mit ihr wächst die Kraft, die Schmerzen des anderen zu fühlen, ohne überwältigt zu werden, Mitgefühl zu entwickeln und auch die Schönheit zu erblicken, die darin liegt. Viele erleben durch das Schafgarbenölwesen zum ersten Mal das Gefühl, innerlich nach Hause zu kommen, endlich angenommen zu sein. Anderen verhilft sie zu mehr Mitgefühl für ihre Mitmenschen. Unser Schafgarbenölwesen ist eine regelrechte Geburtshelferin zu einer Art von Universalmitgefühl. Das trägt sie in sich, und zu dieser Segnung möchte sie uns bewegen. Um ein solch menschheitliches Wahrnehmungsorgan zu entwickeln, sich soweit ins Überpersönliche aufschwingen zu können, muss die eigene Seele in hohem Grade aufgeräumt sein. Dahingehend möchte sie in uns wirken.

So zeigt sie uns, wo wir, um eigene Wunden nicht zu spüren, etwas grob geworden sind, uns verschlossen haben, uns selbst betäubt, selbst verleugnet haben, wider unserer eigentlichen Natur falsche Kompromisse eingegangen sind, um vermeintlich besser bestehen zu können, weil wir unseren innersten Gefühlen, der Kraft der Zartheit nicht trauen konnten, weil wir uns vielleicht zu hilflos fühlten. Sie zeigt das schöne Holz unter den vielen Lackschichten und lässt uns wieder lauschen, wie die Seele aus der Tiefe spricht. Wie hoffnungslos die Situation auch erscheinen mag – sie wird immer Hoffnung geben. Sie weiß, auch das Schlimmste wird gute Wirkungen haben. Auf eine stillere Art als das irdischer gelagerte, geselligere Vetiverölwesen ist sie ein Fels in der Brandung, wenn es wirklich schlimm wird. Ein Beispiel der Wirkung des Schafgarbenöls: Eine junge Frau mit einer Eierstockentzündung führte eine lockere Beziehung mit einem Mann, den sie natürlich mochte, der sie jedoch nicht sonderlich berührte. Trennen von ihm wollte sie sich nicht – es gab nicht wirklich Gründe dafür, und alleine sein wollte sie auch nicht. Sie sagte, es wäre doch ganz praktisch, denn in gewisser Weise wäre sie versorgt. Nach einem Schafgarbenölbad kam sie wieder und berichtete, dass sie unmöglich weiter mit ihm intim sein könne – plötzlich würde sie einen Ekel vor ihm empfinden, der vorher nicht da war. Gleichzeitig war ihre Eierstockentzündung deutlich besser. Das gleichgültige Gefühl ihm gegenüber wurde zu einer starken Ablehnung – einem Ekel –, der alle vielleicht von der Angst, alleine zu sein, gesteuerten Rationalisierungen, wie praktisch es doch sei, vom Tisch fegte. Eine tiefere Seelenwahrheit brach sich Bahn und brachte ins Gefühl, was zuvor nur dumpf schlummerte. Zuvor war das Schafgarbenöl ihr ausgesprochen unangenehm – nach dieser Erkenntnis wuchs es ihr immer mehr ans Herz. Was in ihr rebellierte und sich entzündete, waren die Eierstöcke. Sie ermöglichen die Befruchtung, damit eine Seele auf die Erde kommen kann. Der in diesem Zusammenhang aufgekommene Ekel hängt vielleicht damit zusammen, dass ihr Freund aus der Seelenperspektive eben nicht der richtige Vater für ihre Kinder war.

Dieses Beispiel verdeutlicht, wie unser Schafgarbenölwesen die tieferen Seelenschichten ans Tageslicht holt und verborgene, vielleicht unbequeme Gefühle bewusstmacht. Öffnen wir uns für sie, können wir vor manch unbequemer Wahrheit über uns selbst nicht mehr entrinnen. Das Schafgarbenwesen gibt die Kraft, der Wahrheit ins Auge zu schauen und danach zu handeln. Paradoxerweise bewirkt ihre Strenge doch auch eine tiefe Entspannung, muss man sich doch weniger aufrecht halten. Dies geschieht selbstverständlich aus einer tieferen Instanz von innen. Ihre innige Vertrautheit mit dem Zarten und Verletzlichen ermöglicht dem Schafgarbenölwesen, mit Geburtssituationen aller Art in richtiger Weise umzugehen. Ihre fühlende Wahrnehmung der anderen Welt teilt ihr mit, was ein Wesen braucht, das gerade aus der unsichtbaren in unsere irdische Welt gekommen ist. Das wirklich Neue kommt nicht mit äußerer Macht in unsere Welt, sondern zunächst hilflos und schwach. Es ist auf Menschen angewiesen, die es erkennen und fühlen, was es braucht, um zu gedeihen und stark zu werden. Das gilt nicht nur für Neugeborene, sondern für alle neuen Impulse in der Welt. Wie oft wird der Schrei nach Erneuerung erst richtig laut, wenn die alten, untragbaren Verhältnisse genug Schmerz, Leid und Elend in die Welt gebracht haben? Genau an dieser Stelle liegt die Fähigkeit und die Mission des Schafgarbenölwesens. Sie versorgt Schmerz und Elend und bereitet so Bedingungen für eine Erneuerung, die durch die Schule des Schmerzes gegangen ist. Was auch immer geschehen mag, sie hält unsere Hoffnung in die Erneuerung, in die Stärke des Guten am Leben und bleibt unter den schlimmsten Umständen verlässlich.

So weist sie darauf hin, was der Erneuerung in uns im Wege steht: unsere Verhärtungen, die sie erweichen hilft, die Art unseres Denkens, insofern es uns unserer Seele entfremdet, anstatt ihr zu dienen. Klar unterscheidet sie Trieb und Emotion von echtem Gefühl und hilft, unser Gedankenleben durch das fühlende Bewusstsein zu ordnen. Das Schafgarbenölwesen macht unser Seelenauge so stark, dass wir wie aus einem tiefen Schlaf erwachen und auf einmal fühlen, was unsere Seele wirklich will.

Das Wesen des Schafgarbenöles steht in inniger Verbindung mit der weißen Göttin – die reinigende, jungfräuliche Göttin innerhalb der dreifaltigen weiblichen Gottheit. Von alters her unterscheidet man die drei Göttinnen: die weiße, die rote und die schwarze Göttin. Unter verschiedensten Bezeichnungen und in unterschiedlichsten Darstellungen der Religionen und mythischen Überlieferungen findet man die drei Göttinnen wieder. In der christlichen Tradition kennen wir die weiße Göttin als Jungfrau Maria, die rote Göttin der Fülle und des schöpferischen Reichtums als Eva und die schwarze Göttin des Todes, der Wandlung und Erneuerung als die schwarze Madonna. Die weiße Göttin ist die Göttin der Einheit. Himmlische und irdische Welt sind bei ihr eins – noch nicht in die Polarität gefallen. Sie verkörpert die Kraft, die Göttliches und Irdisches freudig vereint und zusammenhält. Sie ist der Keim der Ganzheit, der immer wieder zur Ganzheit führt. Sie schaut unseren höheren göttlichen wie unseren irdischen Anteil zusammen und sieht klar, wie beide sich gegenseitig brauchen und ergänzen. Sie weiß um unsere irdische Mission im Lichte des Göttlichen. Aus dieser Quelle schöpft das Wesen des Schafgarbenöles.

Ebenso, wie das Schafgarbenölwesen eine Geburtshelferin von der geistigen auf die irdische Welt ist, so hilft sie umgekehrt, unsere Sinne für die geistige Welt zu öffnen. Eine besondere Beziehung hat sie zu unseren Augen und Ohren sowie den dazugehörigen geistigen Organen: dem Dritten Auge, das uns hilft, geistig zu sehen, wie den geistigen Ohren, die uns befähigen, in die geistige Welt zu lauschen. Der erste Schritt dabei ist, die Sinne zu klären, die scharfen Konturen zu nehmen und in sanfte Güte zu tauchen, die unsere höheren Wahrnehmungsorgane wachsen lässt. Sie sieht das Leben aus der Warte der Ätherwelt, lebt in Übereinstimmung mit ihr. So hilft sie uns aus einer tendenziell intellektuell unbeteiligten, rationalen und abstrakten Sicht wieder in die lebendige Wirklichkeit zu kommen, die Vorrausetzung für jede gesunde höhere Wahrnehmung ist. Zum Beispiel, indem sie hinderliche, einschränkende Denkmuster identifiziert und überwinden hilft. Mit anderen Worten: Sie führt aus einem kräftezehrenden, toten Denken, das von dem feineren Lebenszusammenhang entfremdet ist, in ein lebenspendendes, fruchtbares Denken, das wahrhaft schöpferisch werden kann. Wenn das Schafgarbenöl unangenehm riecht, dann, weil etwas in uns sich gegen ihre Qualitäten sträubt, weil wir zu wenig feinfühlig, zu verschlossen oder zu intellektuell mit uns selbst und den anderen umgehen. Oft liegt der Grund in unverarbeiteten Verletzungen. Mit der Hilfe des Schafgarbenölwesens können wir verstehen, warum wir uns verschlossen haben, und es heilen. Oder wir unterliegen der anderen Schlagseite ihres Prinzips – das Sich-Aufopfern auf Kosten der eigenen Bedürfnisse, auf Kosten der eigenen Entwicklung, wenn das Helfen, das Für-andere-da-Sein zu einer Ersatzhandlung für die eigene Entfaltung wird. Dies ist ein so weitverbreitetes Phänomen, das sich zudem völlig unbewusst vollzieht!

Das Fatale dabei ist: Diese Art von Aufopfern kann von den anderen in der Tiefe nicht wirklich geschätzt werden. Unbewusst spüren sie: Etwas Ungesundes geschieht, das keinem wirklich dient – untergräbt es ja auch die Beziehung. Der sich auf diese Art Aufopfernde verliert und schwächt sich selbst ebenso wie die anderen zusehends. Das Schafgarbenölwesen macht diese ungute Dynamik bewusst und hilft, sich selbst wiederzufinden. Die Kraft der Schafgarbe hilft überprüfen: Wo folge ich wirklich einem inneren Bedürfnis, das nährt, hebt und mich im tieferen Sinne mehr ich selbst werden lässt, oder wo bin ich von außen bestimmt – auch wenn es äußere Ansprüche sind, die ich bereits verinnerlicht habe? Sie hilft zu wählen, was die Reinheit und Klarheit unserer Seele fördert. Nach schwierigen Zeiten, nach größeren Enttäuschungen oder Verletzungen kann das Schafgarbenölwesen eine Neigung zum Rückzug hervorrufen, um zunächst in Ruhe zu verdauen, bevor man wieder aktiver am Leben teilnimmt. Doch wenn man, im Gegenteil, nach einem nötigen Rückzug gar nicht mehr aus seiner Höhle herauskommt, in Schlafsucht oder Depression verfällt, muntert das Schafgarbenölwesen auf, gibt einen freundlichen, jedoch deutlichen Schubs, sich wieder dem Leben zuzuwenden. Auch gebrochenen Herzen oder im Liebeskummer hilft sie, schwere seelische Kost zu verdauen.

Das führt uns zum Thema des Vertrauens. Nach Enttäuschungen, Verletzungen, insbesondere nach Traumatisierungen gibt das Schafgarbenölwesen die Sicherheit, wieder Vertrauen zu fassen. Sie weiß, wie stärkend, verbindend, wärmend und grundlegend Vertrauen für alle Beziehungen und jede seelische Entwicklung ist. Dabei gibt sie selbst so viel Vertrauen, dass wir auch wieder Vertrauen aufbauen können. Gleichzeitig ermutigt sie, das Gegenteil von Vertrauen, die Kontrolle loszulassen. Ebenso hilft sie bei der gegenteiligen Neigung – wenn wir zu leichtgläubig, zu vertrauensselig oder naiv sind, was nichts anderes heißt, als zu wenig in der eigenen Seelenrealität und Seelenwahrnehmung verankert zu sein. Sie ist eins mit ihrer Seelensubstanz. Ihre tiefe Verankerung in der Seelenwelt ist ihr Lebensboden. Je mehr wir uns ihrem Wesen öffnen, desto mehr kann sie helfen, dass wir uns selbst tiefer in unserer Seele verankern.

Nach allem, was wir jetzt erfahren haben, würden viele beim Schafgarbenölwesen wahrscheinlich in erster Linie an Frauen denken. Doch ist sie auch für Männer mindestens ebenso hilfreich – insbesondere für Männer mit einer starken weiblichen Seite, die es oft schwer haben, in ihre volle Entfaltung zu kommen und schnell als zu weich gelten. Mit ihrer ausgeprägten Yin-Yang-Balance hilft ihnen das Schafgarbenölwesen, ihre männlichen Anteile in ihre volle Kraft zu setzen. So können sie im Alltag besser unterscheiden, wann weibliche Einfühlsamkeit oder eher männliche Konfrontations- und Behauptungskraft am Platze ist. Da unser Schafgarbenölwesen eine Meisterin »souveräner Verletzlichkeit« ist, hilft sie auch Männern, die ihre Sensibilität, ihre Zartheit und ihr intimeres Gefühlsleben eher unter »Verschluss« halten. Mit dem Wesen des Schafgarbenöles wird der rechte Ausgleich dieser beiden Kräfte in uns klarer, bewusster und kraftvoll. Andersherum gilt das ebenso für Frauen, die zu stark ihre männliche Seite leben und entsprechende Symptome entwickeln.

Menschen, die dem Charakter des Schafgarbenöls nahestehen, sind hervorragende Krankenschwestern, Kindergärtnerinnen, Sozialarbeiterinnen, Lehrerinnen, Ärzte oder Therapeuten. Sie würden aber ebenso eine engagierte Anwältin oder einen guten und gerechten Richter abgeben. Auch im

Management eines Unternehmens können sie mit ihrem Sinn für qualitatives beständiges Wachstum und ihrem Blick für den größeren Kontext ausgesprochen segensreich sein.

Wirkungen

- blutstillend, wundheilend ++++ bei äußeren und inneren Blutungen (zum Beispiel nach Operationen oder Unfällen), auch wenn Arnika nicht geholfen hat, Neigung zu Nasenbluten (1 - 2 Tr. auf ein Stück Watte oder Taschentuch hilft sofort), hilft auch da, wo absterbendes Gewebe die Heilung erschwert, Lungenblutungen (Öldispersionsbäder = Ödb), Vorsicht – nicht auf ungereinigte Wunden, da das Schafgarbenöl die Wunde schnell schließt und dann infektiöser Schmutz oder Splitter die Wundheilung unmöglich machen und zu Eiterbildung führen.
- schleimhautstärkend ++++ Im Zusammenhang mit ihrem starken Bezug zur Leber ist das Schafgarbenöl ausgesprochen regenerierend für alle Schleimhäute. Bei Magenschleimhautentzündungen ist es unangefochten das erste Öl der Wahl. Sehr bewährt bei zu trockenen Schleimhäuten (Augen, Mund, Scheide) durch den starken Leberbezug des Schafgarbenöls – die Leber reguliert den Flüssigkeitshaushalt der Schleimhäute. Auch bei der schwer zu behandelnden Zöliakie (Glutenunverträglichkeit bzw. -allergie) kann das Schafgarbenöl gute Dienste leisten (Einnahme oder Ödb).
- entzündungshemmend ++++ durch das blaue Chamazulen ist es stark entzündungshemmend bei aller Art von Entzündungen, besonders jedoch für die Organe, zu denen sie eine stärkere Affinität hat: Augen, Ohren, Häute, auch innere Häute, Leber, Magen, Darm, Gallenblase, Nieren und die Blase (Einnahme, Einreibung oder Ödb)
- antiallergisch ++++ durch ihre Differenzierungskraft hilft das Schafgarbenöl zu unterscheiden, was von der Darmschleimhaut aufgenommen werden sollte und was nicht. So ist es eines der besten Öle für Nahrungsmittelallergien, die daraus resultieren, dass unsere Darmschleimhaut Nahrungsmittel passieren lässt, die noch nicht genug abgebaut sind und in der Folge im Körper nicht zum eigenen Aufbau verwendet werden können. Meist müssen sie dann über die Haut lästig juckend ausgeschieden werden. Insofern ist, was wir als Nahrungsmittelallergie bezeichnen, eine notwendige Abwehrmaßnahme des Körpers. Hier kann das Schafgarbenöl an der Wurzel ansetzen. Auch bei Nesselausschlägen (Urticaria) und Heuschnupfen (Einnahme oder Ödb)
- antitumoral ++++ nicht zuletzt ist die Schafgarbe eines der zentralen Öle für die Krebsbehandlung, insbesondere Formen des Unterleibkrebses, aber auch bei Lungenkrebs gehört es zu den Ölen der Wahl. Es erleichtert die Nebenwirkungen der Strahlentherapie und hilft, nach der Chemotherapie zu entgiften. Zudem ist das Schafgarbenöl eine Möglichkeit, um der Metastasenbildung vorzubeugen. Wenn ich das schreibe, möchte ich gleichzeitig darauf hinweisen, dass es bei einer so komplexen Erkrankung wie dem Krebs einer ganz individuellen Herangehensweise bedarf. Es geht für den Erkrankten darum, zu erkennen, um welche inneren Schritte es bei ihm geht, um dem Wesen seines Krebses angemessen zu begegnen und mit ihm in ein inneres Gespräch zu kommen. Das halte ich für den stärksten

Weg, um in heilvollere Bahnen zu kommen und die Erkenntnisse in eine richtige Ölewahl zu übersetzen. Für den Behandelten ist das zutiefst transformativ. Das Wesensverständnis des Schafgarbenöles erklärt, warum es ein bedeutendes Öl für die Krebserkrankung ist: Ein häufiger gemeinsamer Nenner bei Krebserkrankten ist eine hohe Sensibilität gepaart mit einer teilweisen Abkapselung von der eigenen Seele, den eigenen tieferen Bedürfnissen, einem Mangel an wirklichem persönlichen Austausch und eine gewisse soziale Isolation. Wie ausgeführt, kann das Schafgarbenöl in eine solche Situation sehr hilfreich hineinwirken, weil es genau in diesen Problemfeldern seine Stärke hat. Allerdings sollte ein solcher Prozess gut begleitet sein.

- hormonwirksam +++ hilft das weibliche Hormonsystem in der feinen Balance zwischen Östrogen- und Progesteronproduktion zu regulieren. Neben dem Mönchspfefferöl ist das Schafgarbenöl das wichtigste Öl zur Anregung der Progesteronproduktion (Einnahme oder Ödb). Progesteron schafft die Bedingungen, dass eine Schwangerschaft entstehen und sich entwickeln kann. Außerdem steigert Progesteron die Kollagenbildung und vermindert so die Faltenbildung, wirkt abschwellend vor der Periode, löst Heiterkeit und innere Zufriedenheit aus, ist wichtig für unser Gedächtnis, den Knochenaufbau, wirkt schlafördernd, es dämpft den Einfluss von Östrogen, ist Gegenspieler des köpereigenen Stresshormons Cortisol, wirkt der Fettanlagerung am Bauch entgegen und regeneriert die Schwannschen Zellen. So zieht ein Progesteronmangel beziehungsweise eine Östrogendominanz eine Vielzahl von Symptomen nach sich: trockene Schleimhäute, Osteoporose, Unfruchtbarkeit, beschleunigtes Altern, Eierstockzysten, Myome, Prämenstruelles Syndrom, Menstruationsbeschwerden, Wechseljahresbeschwerden, Schlaflosigkeit, Kopfschmerzen, Schwindel, Depressionen, Ängste, Schilddrüsenunterfunktion, Gewichtszunahme, Heißhunger auf Süßes, Bluthochdruck, Haarausfall, Bartwuchs, Brustkrebs, um nur einige zu nennen.
- entgiftend +++ über seine starke Leberwirksamkeit, hilft das Schafgarbenöl zu entgiften, besonders bei Nahrungsmittelvergiftungen (Einnahme), auch bei Hepatitiden aufgrund von Nahrungsmittelvergiftungen (Einnahme oder Ödb). Genauso rückt sie Umweltgiften zu Leibe und hilft, Insektengifte bei Insektenstichen zu neutralisieren.
- mild, aber tief wärmend +++ erwärmt Kälteinseln im Körper, ebenso kühlt es hohes Fieber (3-4 Tr. in lauwarme Wadenwickel oder Ödb), indem es die Wärme reguliert – je nach Erfordernis dämpft oder anfacht – auch bei Schüttelfrost
- schmerzlindernd +++ Zahnschmerzen (1-2 Tr. oral auf den Zahn), Phantomschmerz (Einreibungen oder Ödb)
- gewebestärkend und tonisierend +++ Gewebeschwäche der Organe, Senkungsbeschwerden: Gebärmuttervorfälle oder Scheidenvorfälle bei schwachem Gewebetonus, nach schweren Geburten oder körperlicher Überlastung. Hier kann das Schafgarbenöl bei längerer Anwendung (Ödb 3 x pro Woche über mindestens 3 Monate) sehr hilfreich sein.
- adstringierend +++ zusammenziehende Wirkung: besonders für Krampfadern und Hämorrhoiden, aber auch für Zahnfleisch und lockere Zähne
- beruhigend und tief entspannend +++ das Schafgarbenöl führt in die eigene Inner-

lichkeit, auch wenn das manchen zunächst beunruhigt, ist es, wenn man auf diesem Wege weiterschreitet, zutiefst beruhigend. Ihr hohes Maß an Integrität beruhigt Menschen, die durch tiefe Enttäuschungen und Verletzungen gegangen sind.

- schlaffördernd +++ durch die starke Nervenberuhigung kann das Schafgarbenöl auch zu besserem Schlaf verhelfen
- fungizid +++ insbesondere bei Scheidenpilz (Einreibung oder Ödb)
- schleimlösend +++ besonders im Stirn- und Nebenhöhlenbereich
- krampflösend +++ bei Gallen-, Magen- und Darmkrämpfen
- diuretisch +++ entwässernd bei Blasenentzündungen
- gallebildend +++ regt den Gallefluss an
- antidepressiv +++ schon Hildegard von Bingen erwähnt, dass die Schafgarbe die Melancholie vertreibt, jene Säfte, die Depressionen begünstigen. Ihre Kraft liegt darin, sich von keinem Unbill entmutigen oder desillusionieren zu lassen. Entschlossen verfolgt sie ihre Ziele, die immer mit dem Schützen, Heilen und Offenbaren tieferer Seelensubstanz zu tun hat. In der Depression verlieren wir eben diesen Faden zu unserer Seele.

Indikationen

Alle genannten Indikationen zeigen, dass das gesunde Lebensprinzip des Schafgarbenölwesens nicht ausreichend vorhanden ist. Das Ölwesen kann nur helfen, wenn die vorliegende Symptomatik Ausdruck seines fehlenden gesunden Lebensprinzips ist. So ist bei jedem Symptom zu klären, welches Lebensprinzip hier primär vonnöten ist. Siehe Kapitel »Wege zum richtigen Öl – die Ölefindung«.

Kopf: Der Stoffwechselbezug des Schafgarbenöles erklärt auch die gute Wirkung bei mancher Migräne, wenn der Wesenskontext der Schafgarbe bei dem Menschen zutrifft. In der Migräne schießt der Stoffwechsel zu sehr in den Nervenbereich hinein. Dadurch, dass der Stoffwechsel wieder an seinem eigentlichen Ort verankert wird, können die überschießenden Tendenzen nachlassen. Ihre kühlende Wirkung auf den Kopf kann auch manchen Kopfschmerz regelrecht »wegzaubern«. (Einreibung oder Ödb)

Augen: Iritis, Konjunktivitis, Augenleiden mit Fließen und Tränen, stechende oder brennende Schmerzen in den Augen – nicht umsonst wird die Schafgarbe »Augenbraue der Venus« genannt. (Ödb)

Sehnen, Knochen: Sehnenscheidenentzündungen: nicht nur die Achillessehne betreffend, Knochenmarkleiden, unter Umständen auch Knochenfraß (Einreibungen oder Ödb)

Blut, Blutgefäße, Kreislauf: Eines der wichtigsten Öle für das Blut und den Blutfluss: blutstillend, reinigt das Blut, fördert die Blutgerinnung, gleichzeitig blutverdünnend bei zu dickem Blut, bei einem Blutstau im oberen Bereich des Menschen (Hypertonie) bringt das Schafgarbenöl das Blut wieder in eine Schwingungsfähigkeit, die beim Bluthochdruck verlorengegangen ist. Außerdem regt sie die Blutbildung über das Knochenmark an (Anämie), venöse Durchblutungsstörungen: Krampfadern, Hämorrhoiden – durch die Tonisierung des Gewebes, durch die Leberaktivierung, die den venösen Zufluss zur Leber erleichtert und durch die Förderung der Wundheilung bei Gefäßläsionen (Einnahme oder Ödb)

Herz: Nervöse Herzbeschwerden – beruhigt das Herz, Angina pectoris-Anfälle mit ausstrahlenden Schmerzen in den linken

Arm. **Wichtig:** Sofort den Notarzt rufen (Einreibung oder Ödb)

Magen, Darm: Stimuliert die ganze Verdauung und den Stoffwechsel (Appetitlosigkeit, Abmagerung, Anorexie), regt die Darmperistaltik an (Verstopfung), mildert Blähungen, Afterjucken, Afterbrennen, Durchfall (bes. bei Kindern) und Reizmägen. Das leuchtet besonders ein, da die seelisch-geistige Verdauung unmittelbar mit der physischen zusammenhängt. Es verbessert die Nahrungsmittelabsorption und findet Anwendung sowohl bei zu geringer wie zu starker Magensäure. Durch seine entzündungshemmende Wirkung ist es eines der Öle für Colitis, Pleuritis und Divertikulitis. Nahrungsmittelallergien, Zöliakie, wie oben erwähnt, eines der besten Öle für Magen- und Darmgeschwüre (Einnahme, Einreibung oder Ödb); Bauchkrämpfe und Übelkeit: Einreibung im Uhrzeigersinn

Leber: Das Schafgarbenöl ist eines der besten Öle für die Leber, die unseren Ätherleib regiert und unser regenerativstes Organ ist. Damit ist sie für alle Regenerationsprozesse entscheidend. (Einreibung oder Ödb)

Kinder: Bettnässen, Schafgarbenöl ist auch ein wichtiges Öl für viele Kinderkrankheiten: Masern, Windpocken: Bringt die zwar unangenehmen aber erleichternden Ausschläge heraus – lindert auch den Juckreiz, auch bei Mumps (Einreibung oder Ödb); Nabelkoliken: 3 Tr auf 50 ml Johanniskrautöl – im Uhrzeigersinn sanft um den Nabel streichen

Gynäkologisch: Menstruationsbeschwerden: kann die Blutung auslösen, indem es das Blut vom Zentrum an die Oberfläche bringt oder es eindämmt, wenn sie zu stark nach außen dringt: mangelnde, zu starke oder schmerzhafte Periode, Menorrhagie, Unfruchtbarkeit nach Absetzen der Pille, Menstruationskrämpfe (Einreibung oder Ödb), Scheidenpilze (5 Tr auf 2 TL Kokosöl direkt oder auf ein Tampon auftragen und über Nacht in der Scheide belassen oder Ödb), Menopause: hilft Hitzewallungen, Nachtschweiße sowie Unruhe mäßigen und fördert den Reifungsprozess der Frau in dieser Periode, auch bei zu früher Menopause, um die Regel wieder in Fluss zu bringen. (Einnahme oder Ödb)

Schwangerschaft: Geburt und Stillzeit: Kurz vor der Geburt genommen (Einnahme oder als Öldispersionsbad) verhindert es zu starkes Bluten, lindert die Geburtschmerzen und danach hilft es für die Nachgeburt; bei gereizten, wunden Brustwarzen (Einnahme oder Ödb)

Der Bezug zu den verletzlichsten Geweben und Strukturen in uns, wie zum Thema Leben geben und tragen, bilden den Hintergrund für die Wirksamkeit des Schafgarbenöls in diesem Bereich: Eierstockentzündungen, Scheidenentzündungen, Gebärmutterentzündung, Weißfluss, nach Aborten, nach Gebärmutterentfernung, Unfruchtbarkeit nach Absetzen der Pille. Durch den starken Bezug zu den Schleimhäuten und ihre Integrationskraft für aus der Integration Gefallenes ist das Schafgarbenöl eine Möglichkeit für die Endometriose. (Einnahme, Einreibung oder Ödb)

urologisch: Prostata- und Hodenentzündungen. Nicht umsonst hat die Schafgarbe den englischen Namen »Man's pepper« und entfaltet neben den »männlichen« Ölen der Zypresse und des Stabwurzes auch hier seine Wirkung – allerdings wie immer nur, wenn eine Wesensverwandtschaft zwischen Patientensituation und Öl vorliegt. (Einnahme, Einreibung oder Ödb)

Nieren, Blasen: starker Nieren-Blasenbezug: Harnverhaltung bei vorübergehenden Funktionsstörungen der glatten Muskulatur (da oft kein Stein oder ein anderes organisches Hindernis vorliegt), die dann in eine

Kolik übergeht. Echte Steinkoliken halten länger an, gehen mit häufigeren Rezidiven einher, und das Druckgefühl bleibt, nachdem die Kolik zurückgegangen ist – bei spastischen Koliken steigt die Kolik steiler an und fällt schneller wieder ab. Blasen- und Nierenschwäche allgemein, Nierenblutungen, Nephritis, Blasenentzündung, Bettnässen, Inkontinenz, schmerzhafte Harnentleerung (Einnahme, Einreibung oder Ödb)

Haut: das Schafgarbenöl ist eines der wichtigen Öle für Akne, Ekzeme und juckende Ausschläge. Durch ihre milde, aber durchgreifende Stoffwechselstärkung wird der Stoffwechsel, der bei Ekzemen zu stark in die Peripherie schlägt, wieder zurück in seine Gefilde geführt. Und es ist eine gute Möglichkeit bei Psoriasis, die im Grunde eine nie wirklich heilende, systemische Wunde aufgrund einer alten, nicht selten mitgebrachten und nicht aus diesem Leben stammenden seelischen Verletzung ist, einhergehend mit einem enorm beschleunigten Stoffwechsel. Außerdem ist das Schafgarbenöl eines der bewährten Öle bei Milchschorf. (Einreibung oder Ödb)

seelisch: Eines der wichtigen Traumaöle; ihr starkes Mitfühlen, gepaart mit ihrer großen inneren Sicherheit kann traumatisierten Menschen, insbesondere bei sexuellem Missbrauch, die innere Sicherheit wiedergeben, die ihnen verlorengegangen ist; Depressionen (s. o.), Anorexie, Narkolepsie (Riechen oder Ödb)

Anwendung, wenn nicht bereits anders beschrieben,

äußerlich: Einreibung: 1 - 2 Tropfen auf etwas fettem Trägeröl; Öldispersionsbäder: 1 - 2 Tropfen auf 3 ml Olivenöl

Einnahme: 1 - 2 Tr in etwas warmen Wasser 3 x tägl.

Kontraindikationen

Vorsicht bei Korbblütlerallergie, keine orale Einnahme bis zum Ende der Schwangerschaft – kann Gebärmutter stimulieren

Herkunft: fast die gesamte Nordhalbkugel

Destillierte Pflanzenteile: blühende Pflanze

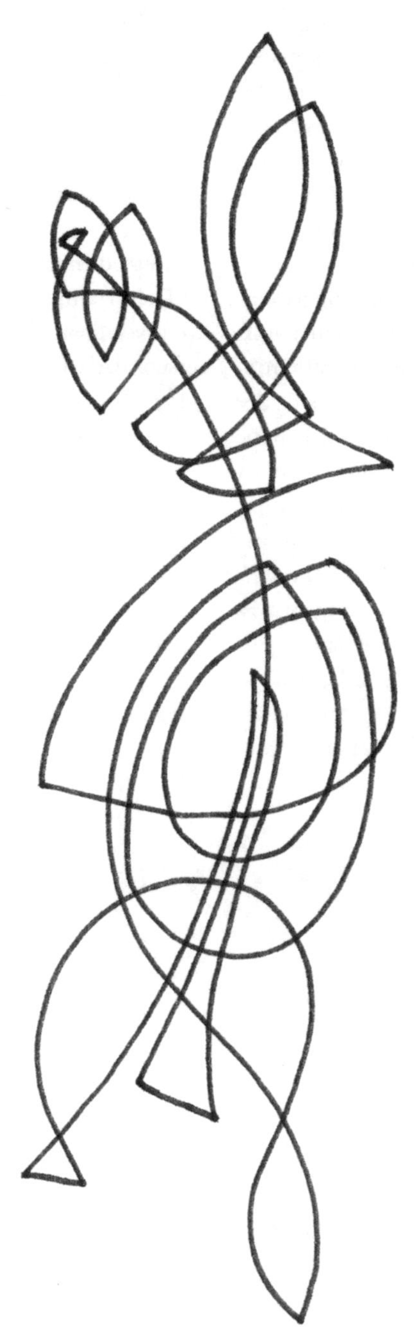

Das Silberwermutöl

(Artemisia arborescens)

Das weitgehend unbekannte Silberwermutöl ist für die meisten sicher eine Überraschung in unserer Liste der dreizehn wichtigsten Öle unserer Hausapotheke. Auf der Suche nach dem richtigen Öl für eine Frau mit einer besonders aggressiven Form von Rheuma bin ich durch Hildegard von Bingen auf den Stabwurz gestoßen. Ich beschaffte mir das ätherische Öl und badete die Patientin darin. Nachdem das Öl die auf es gesetzten Hoffnungen mehr als erfüllt hatte, ließ es mir keine Ruhe, bis ich sein Lebensprinzip erforscht hatte. Dabei zeigte sich, welche zentrale Stellung das Stabwurzöl innerhalb der ätherischen Öle einnimmt. Inzwischen zählt es in meiner Praxis zu den unentbehrlichsten Ölen, das auch symptomatisch ein beeindruckendes Spektrum abdeckt. Erst später stellte sich heraus, dass mein Stabwurzöl in Wirklichkeit ein Silberwermutöl war. Die Entdeckung des Silberwermutöles verdanke ich also einer glücklichen Verwechslung. Stabwurz (*Artemisia abrotanum*) ist ein anderer Name für die mittel- und osteuropäischen Eberraute, die Hildegard von Bingen meinte. Die marokkanische *Artemisia arborescens,* der hier behandelte Silberwermut, unterscheidet sich jedoch in der Pflanze wie im Öl grundlegend vom Stabwurz.

Pflanze und Signatur

Hier haben wir wieder eine Pflanze mit einer großen Namensverwirrung. Man findet sie als Silberbeifuß, Silberwermut, Baumwermut, Silberstrauch oder auch Stabwurz (was jedoch nur ein anderer Name für die Eberraute ist) – der einzig sichere Kompass bleibt der lateinische Name. Ich habe mich für den Namen Silberwermut entschieden, da Artemisia arborescens dem Wermut wesentlich ähnlicher ist als dem Beifuß. Alle drei entstammen der großen Familie der Artemisiagewächse, der auch Estragon, Annakraut, Davana oder die Eberraute angehören.

Die Artemisiafamilie hat sich auf der ganzen Welt die unterschiedlichsten Klimazonen erschlossen, hat sich also an die unterschiedlichsten Bedingungen anpassen können. Gemeinsam ist ihnen allen, dass sie eher trockene Bodenverhältnisse bevorzugen. Kein Wunder also, dass man Artemisiaarten sogar in der Wüste trifft. Der Silberwermut wächst im Mittelmeerraum, in Nordafrika, im arabischen Raum und im Nordwesten der USA. Im arabischen Raum heißt er Sheeba, in Israel wird er Shiba oder La`anah genannt. Überall nimmt der Silberwermut in der traditionellen Heilkunde eine zentrale Stellung ein. Auch im Nordwesten der USA gibt es eine Artemisia arborescens-Variante, allerdings mit einer anderen biochemischen Ölzusammensetzung. Der lateinische Name und die richtige biochemische Spezifität sind daher unabdingbar, um zu wissen, dass man es mit der richtigen Pflanze und dem richtigen Öl zu tun hat. Das aus dem Lateinischen stammende *arborescens* bedeutet »baumähnlich«. Unter den Artemisiaarten ist der Silberwermut wohl der größte Busch, erreicht ein bis zwei Meter, in günstigen Lagen sogar bis zu drei Meter und kann ebenso breit werden. Er hat die typischen silbergrünen, samtenen, an der Unterseite mit einem feinsten Flaum versehenen, mehrfach gefiederten, stark duftenden, unverwechselbaren Artemisiablätter. Von April bis Juni erscheinen die kleinen gelben Korbblüten. Auffallend sind die samtweichen Blätter bei einer Pflanze, die in eher trockenen und kargen Gefilden zuhause ist. Der Silberwermut versteht also die Kunst, unwirtliche Verhältnisse in seine weichen, samtenen und stark aromatisierten Blätter zu übersetzen.

Biochemie

Man unterscheidet beim Silberwermut zwei sehr unterschiedliche Chemotypen.* Der eine, zumeist aus Marokko stammende, enthält über 50 % β-Thujone und kaum Chamazulen. Wir sprechen hier über das ebenfalls nordafrikanische (Algerien, Marokko) dunkelblaue 30-40% chamazulenhaltige Öl, das 20-28% β-Thujone, ca. 8% β-Eudesmol und ca. 5% Catalponol enthält.[27] Die amerikanische Variante enthält geringe Mengen von β-Thujonen bei einem hohen Chamazulengehalt, hat dadurch aber eine andere Note, ein anderes Charakterbild und entsprechend andere Wirkungen. Wie bei der Schafgarbe hängt die dunkelblaue bis dunkelgrüne Färbung mit dem Chamazulen zusammen. Das zu den Sesquiterpenen gehörende Chamazulen ist stark entzündungshemmend, beruhigend, antihistaminwirksam und dadurch auch antiallergisch. Ketone, wozu auch β-Thujon zählt, wirken in schwachen Dosen beruhigend, in stärkeren Dosen regen sie hingegen das Nervensystem an. Im ganzheitlichen Verständnis der Biochemie stehen sie für unsere Ich-Instanz, unseren Wesenskern, für unsere innere Referenz, unsere zentrale Instanz, auf die wir, so wir uns treu bleiben, uns immer mehr zubewegen. Der β-Thujongehalt des Silberwermutöls ist jedoch durch den höheren Gehalt des beruhigenden, ausgleichenden Chamazulens hervorragend ausbalanciert. Das Sesquiterpenol β-Eudesmol hat eine entkrampfende Wirkung und dem zur Stoffgruppe der Äther zählende Catalponol wird eine steigernde Wirkung auf die Dopaminproduktion nachgesagt.[28] Dopamin ist gemeinhin als Glückshormon bekannt, mit vielfältigen Funktionen im Nervensystem und in der hormonellen Steuerung. Im Wesentlichen haben wir es hier mit der Achse Sespuiterpene-Ketone zu tun – einerseits die lebenserfahrene, innerlich sehr bewusst ich-gesteuerte, willenskräftige Kraft der Ketone, andererseits die milde und tiefe Seelenreife der Sesquiterpene.

Man sollte sich nicht irritieren lassen, wenn man das Artemisia arborescens-Öl auf Listen findet, vor denen mancher Autor warnt. Diese Listen wurden aufgrund bestimmter biochemischer Einzelsubstanzen in den Ölen erstellt, ohne die Wirkung der Gesamtzusammensetzung der Öle zu beachten. Die Wirkung des Silberwermutöls haben diese Menschen mit Sicherheit selbst nie erfahren.

In über 15 Jahren intensivster Anwendung des Silberwermutöls in Form von Inhalation, Öldispersionsbädern oder Massage habe ich keine einzige problematische Situation erlebt – weder selbst mit meinen Patienten noch konnten Seminarteilnehmer davon berichten. Im Gegenteil, auf Grund seiner hervorragenden Wirkungen wurde es in kürzester Zeit zu einem meiner meistbenutzten und wichtigsten Öle. Wie sollte ich Ihnen dieses Öl vorenthalten!

Das Wesen des Silberwermutsöls

Riechst du meine Kraft und meine Fülle im Dunkeln? Spürst du den reichen Nährboden, aus dem ich schöpfe? Fühlst du meine unbändige Lebenskraft? Ich liebe das Unergründliche und Unberechenbare der Tiefen, den reichen Lebensboden, wo kein Tageslicht hingelangt. Hier gelten andere Regeln. Hier walten andere Kräfte. Das Geordnete, Glasklare suchst du hier vergeblich – es würde meiner Sphäre ihre kostbarsten Geheimnisse nehmen. Es würde ihr nehmen, was unabdingbar für sie ist. Aus dem Chaos meiner dunklen Süße gebiert sich eine unendliche Vielfalt neuen Lebens, neuer Formen. Die wahren Pfade sind die unbetretenen. Die wahren Ufer – die unbekannten. Dahin lass uns aufbrechen! Ungebändigte Kraft, kühner Enthusiasmus und wilde Entschlossenheit treiben mich an. Abenteuer rufen, in vollen Zügen will das Leben gelebt werden. Kraftvoll, leidenschaftlich und voller Lebensfreude. Trau dich! Jeder neue Schritt macht dich mutiger, macht dich stärker, lässt die Freude wachsen. Nichts ist unmöglich – die Wege allerdings sind andere, als du dir jetzt noch vorstellen kannst. Die geheimisvollsten Bewegungen sind die Unvorhersehbaren. Jeder neue Moment birgt ein Geheimnis für dich. Denke nur nicht, du müsstest jetzt schon wissen, wohin morgen der Wind weht. Es kommt sowieso anders. Und gerade das ist wunderbar. Unerahnte Möglichkeiten tun sich auf. Ich weiß, deine Angst, dein Kontrollbedürfnis sprechen eine andere Sprache. Waren sie denn jemals gute Berater? Haben sie je Herrliches, Köstliches, Wunderbares, Befreiendes – wirklich Neues in die Welt gebracht? So du dich traust, folge dem Strom, der aus dem Dunklen kommt, um wunderbar Helles und Farbiges zu erschaffen – unvorhersehbar und nicht zu bremsen. Sprenge die Grenzen des Geronnenen! Lasse frohgemut hinter dir, was gestern war. Zu so viel mehr bist du berufen! Und da liegt die wirkliche Freude, die echte Kraft.

Wahre Schöpfung kommt aus dem Dunkel des Unbekannten. Zu deinem tiefen Schöpfungsquell will ich dich führen. Erhebe dich über die Gespenster der Angst, der Zögerlichkeit, des Zweifels, der Schüchternheit, der Anpassung und der Abtrennung. Unerschrocken, voller Mut und Tatendrang brauche ich dich. Und dazu helfe ich dir auf die Sprünge. Komm mit mir, trau dich auf die Reise in deine tieferen Schichten, in deine Untergründe! Nur keine Angst, was dir da alles begegnen könnte. Natürlich wartet dort auch dein Schatten. Doch, das ist kein Grund zur Ängstlichkeit – schließlich hast du ihn selbst erschaffen. Schließlich ernährst du ihn bereitwillig mit deiner nicht genutzten Kraft. Wie schade! Willst du diese Kraft nicht lieber selber nutzen? Dann widme dich ihm. Höre ihm zu. Und befreie ihn aus dem Dunkel, in das du ihn gestoßen hast. Bringe ihn wieder in dein Tageslicht.

Erlöst du deinen Schatten nicht, bleibst du nur ein Schatten deiner selbst. Alles, was du verdrängst, lebt fortan rege weiter als dein Schatten zwischen dir und deiner Geistesgegenwart, Spontaneität, deiner vollen Kreativität, deinem unmittelbaren Ausdruck. Er ist der Torhüter zu deiner tieferen Schöpfungskraft. Erst, wenn du ihn befreit hast, kann sich der ganze Schöpfungsbereich der Nachtsphäre richtig eröffnen. Ich höre schon, wie du sagst: »Ja, aber ich will doch ans Licht, dem Licht mich widmen.« Doch, was ist das Licht ohne das Dunkel, der Tag ohne die Nacht, das Wachen ohne den Schlaf, die Pflanze ohne Erde und Wurzel... Du siehst, was ich meine. Was ist das Leben ohne die Geheimnisse, die Schätze, die Mysterien der Nacht... Willst du aus dem Vollen schöpfen, so folge mir in die fruchtbaren Untergründe... Ungeahnte Fülle wartet hier, schlummert seiner Geburt entgegen.

Ja, auch das Andere ist hier. Deshalb musstest du dich zunächst deinem Schatten zuwenden, deinen blinden Flecken. Die kannst du hier nämlich gar nicht gebrauchen – zu gefährlich wären sie für dich. Du musst schon sehend werden in der Nacht – denn hier schauen dich viele Augen an. Die meisten meinen es gut, nicht alle allerdings. Sei unbesorgt, ich helfe dir dich im geheimnisvollen nächtlichen Reich zurechtzufinden. Ich schärfe dein Gefühl zu scheiden die einen von den anderen. Ich zeige dir, wie du auch mit den ungemütlichen Gesellen richtig umgehen kannst, dich von falschen Einflüssen befreist. Der Lohn? Du riechst ihn in meinem Duft – eine untergründige, lebendige, dichte und süße Fülle, die immer geheimnisvoll bleiben wird – und eine Freiheit, befeuert von echter Unabhängigkeit.

Das Lebensprinzip des Silberwermutöls

Der Duft des Silberwermutöls taucht einen in eine dichte lebendige Fülle wie im Dickicht eines sommerlichen, dichten, eher dunklen Waldes. Würzige Wärme mit erdig-moosigen Untertönen, eine gewisse dunkle Süße und gleichzeitig enorme Frische lassen Wohlbehagen aufkommen. Hier atmet man eine kräftige Würze und Fülle des Lebens, verbunden mit geheimnisvoller Tiefe. Überall, wo dieses Ölwesen hingelangt, weitet, stärkt und erfüllt es mit lebendiger und sinnlicher Substanz. Gleichzeitig spürt man, dieses Öl dringt in tiefste Schichten vor. Ein unwillkürlicher Sog zieht einen in die Tiefe des eigenen Wesens. Unterwegs streift man alles zu Mentale, Konditionierte oder Aufgesetzte ab. Ohne Umschweife geht dieses Ölwesen an die Quelle unserer Lebenswürze und Lebenskraft und fragt: »Wie ist es damit bestellt, mein Lieber?« Es geht um die Sphäre des Unergründlichen, Ungeformten – eine Quelle schier unendlicher Fülle in uns. Dahin möchte er uns führen, davon kündet er. Unser Ölwesen des Silberwermuts ist ein eindeutig männlicher Vertreter, einer von ganz besonderer Art. Seine ebenso unbändige wie geheimnisvolle Lebendigkeit und Lebensfreude, sein Charisma und seine Schlichtheit stehen außerhalb von Konvention und Norm. Er ist weder zähmbar noch allzu berechenbar, dafür unerschrocken und direkt. Was ihn treibt, ist seine starke Kreativität, sein Gerechtigkeitssinn und sein freier Geist. Was er tut, tut er beherzt und mit ganzer Leidenschaft – Halbherzigkeit, Zögern, Zaudern, Einwände und Ängstlichkeiten sind ihm ein Greuel. Sein kreativer Reichtum treibt ihn an, etwas Neues in die Welt zu setzen – dies ist seine höchste Priorität. Er ist gut geerdet, präsent im Hier und Jetzt, schätzt dabei unbedingt auch das Sinnliche. Doch liegt sein innerer Anker in der Zukunft, in dem, was zu realisieren es ihn drängt. Das Wesen des Silberwermuts schöpft aus einem tiefen Lebensfundament – es ist eine Schöpfung aus der Tiefe des eigenen Lebensgrundes.

Diese Schöpfungstiefe will jedoch erschlossen sein. Damit stehen und fallen der Ausdruck und die Qualität seines Lebensprinzips.

Das Silberwermutölwesen ist eng mit dem Naturwesen verbunden, das in vielen Kulturen als »grüner Mann« oder Pan verehrt wurde – der König der Elementarwelt. Er verkörpert das männliche Element der Natur und ist auch bekannt als Gott der Wälder, Flure und Wiesen, als Fruchtbarkeitsgott und als Gott der Freude. Er hat Zugang zur schöpferischen Kraft der Natur, zu ihren verborgenen Geheimnissen. Das Silberwermutölwesen leuchtet uns den Weg zu diesen Kräften in uns. Dabei muss es unweigerlich zunächst zeigen, was in uns diesem sprudelnden Quell im Wege steht: überbetonte Rationalität, jede diesseitige Oberflächlichkeit, all das, was wir in den Schattenbereich unserer Seele verdrängt haben, alles Unechte, Unlebendige, Starre, Verhärtete aber auch zu Zaghafte, Zweifelnde und Ängstliche. Kurz, alles, was unserer unmittelbaren, echten

Lebendigkeit und Lebenskraft im Wege steht. Er fackelt nicht lange, gibt sich mit keinen Halbheiten ab und will wissen, wer du wirklich bist. Als erstes nimmt sich das Silberwermutölwesen unseren Schattenbereich vor. Er holt hervor, was wir in unser Unterbewusstsein verdrängt haben. Der manchmal notwendige Kunstgriff der Seele, Dinge, die uns momentan überfordern, ins Unterbewusste zu schieben, ist auf Dauer eine energie- und kreativitätsraubende, auf allen Ebenen schwächende Angelegenheit. Es ist, als ob wir ständig einen unsichtbaren Ball unter Wasser halten müssen. Je größer dieser Ball, desto mehr Kraft brauchen wir, ihn unter Wasser zu halten. Diese Energieverschwendung kann sich ein Wesen, das der Inbegriff der Lebensfreude und Kreativität ist, natürlich nicht leisten. So weist er uns schonungslos darauf hin, wo sein Prinzip in uns leidet. Verdrängte Gefühle und Situationen holt er ans Tageslicht des Bewusstseins und hilft sie zu verarbeiten. Kein Verstecken, keine Geheimnisse, keine Masken bestehen vor ihm.

Natürlich kann das zunächst höchst unangenehm sein, die lange verdrängte Wut, Scham, Trauer, Angst, bittere Wahrheiten und deren Ursachen plötzlich real vor sich zu haben. Was dann notwendig ist, ist der Mut, diese Gefühle zuzulassen, sie zu fühlen und zu bejahen, wie unangenehm sie auch sein mögen und, falls erforderlich, manches Vergangene richtigzustellen. Die Bejahung ist der erste Schritt, die ungeliebten Gefühle zu integrieren, und setzt die Kräfte wieder frei, die in ihnen gebunden waren. Wir werden freier, kräftiger und authentischer. Das Fühlen ist ein integrierender Vorgang an sich. So verarbeiten wir, aktualisieren uns und werden wieder vollständiger. Jedes ätherische Öl holt unbewusste Gefühle in uns hoch – das Silberwermutwesen jedoch diejenigen, die unsere elementaren Schöpfer- und Schaffenskräfte fesseln und damit sein Prinzip in uns schwächen.

Die allermeisten ätherischen Öle sind Öle des Tagesbewusstseins. Sie hängen mit der Entwicklung unserer bewussten Talente und Qualitäten zusammen. Das Silberwermutöl gehört hingegen zu den wenigen Ölen, die mit dem Nachtbewusstsein, dem Reich des Schattens wie auch des Geistigen zu tun haben. Dort liegen die kreativen Potentiale, die ungehobenen Schätze. Um dahin zu gelangen, müssen wir zu Grenzgängern werden, sprich, uns neben den Gesetzen der Tagesseite denen der Nachtseite zuwenden. Und das heißt: sich mit leeren Händen ins Dunkle, Leere, zunächst Aussichtslose stellen können, unseren Eigenwillen zurückzustellen, um zu lauschen, zu hören, was kommt und was entstehen möchte. Wirkliche Künstler, Dichter und Komponisten kennen die Todesprozesse, die unweigerlich mit echtem schöpferischen Wirken einhergehen – da gibt es weder Kontrolle noch Berechenbarkeit. Sie kennen die Momente, in denen man meint, es geht nicht mehr weiter, es ist verloren, bis scheinbar aus dem Nichts eine unerwartete Wendung der Arbeit eine völlig neue Dimension verleiht. Unvermeidliche Todes- und Auferstehungsprozesse sind die Geburtswehen neuer Schöpfungen. Eine wirklich künstlerische Schöpfung wird aus der Zwiesprache zwischen dem Künstler und dem Wesen des entstehenden Werkes geboren. Das Silberwermutölwesen weiß mit dem Tod als Erneuerer im Leben zu leben. Nicht ohne Grund ziehen die Nachtaspekte des Lebens so viele Künstler an. Das Silberwermutölwesen kennt den dunklen Wald seiner Nachtseite wie seine Westentasche. So kann er zum Wegweiser werden für all die, die den ihren erkunden wollen oder sich gar in ihm verirrt haben. Der Verirrungsmöglichkeiten gibt es natürlich viele. Neben verschiedensten Rauschzuständen, Exzessen und Abhängigkeiten sind das Depressionen, Psychosen und andere Seelentrübungen.

Es gibt wenige Öle, die auch bei schweren Depressionen so viel ausrichten können, wie das Silberwermutöl. Das Ölwesen des Silberwermuts hat das Genie und kennt den Abgrund. So vermag er die nicht seltene unselige Paarung von großer Schöpferkraft und selbstzerstörerischem Handeln zu entwirren, die unbewusste Todessehnsucht überwinden, die Vergangenheit zu seinem Freund zu machen und nach vorne zu gehen. Durch unsere abgespaltenen, verdrängten Anteile erschaffen wir unser persönliches Schattenwesen oder unseren Doppelgänger, der als konkretes Wesen an der Schwelle zu unserem Nachtbewusstsein steht. Erst wenn wir ihm begegnen, ihn nach und nach erlösen, indem wir unsere verdrängten Wesensanteile anschauen und zu uns nehmen, werden wir stark, unerschrocken und reif genug, um die Nachtseite zu einem Schöpfungsquell zu machen. Für diesen Weg und dessen Verirrungen ist er ein unschätzbarer Begleiter und Führer. Er zwingt zu unterscheiden, was wesentlich ist, und was nicht, damit wir endlich in unsere elementare Schöpfungs- und Schaffenskraft kommen. Als Hüter dieser ursprünglichen Schöpfungskraft verlangt er Weitung und Tiefe, je mehr desto besser – jede Verengung, Verhärtung, Fixierung, Angst vor den Konsequenzen der Tiefe verstellt den Weg zu seinen Quellen. Er gibt echte Heimat, befreit und ermutigt diejenigen, die ihre Erfüllung nur jenseits der gesellschaftlich sanktionierten, ausgetretenen Pfade finden können. Seine Gedankenwelt ist von größter Beweglichkeit und bringt immer neue Zusammenhänge zustande. Unbelastet davon, wie Dinge »zu sein haben«, räumt er mit Stereotypen auf und schafft einen erfrischenden Freiraum im Kopf. Fixiertes führt er ins Chaos, aus dem Neues entstehen kann. Er weiß von den Geheimnissen der Erde. Sein Denken verwandelt, ist durch die Widersprüche des Lebens angespornt.

Gleichzeitig gibt es im Silberwermutölwesen einen Lebemann und Abenteurer, der die Herausforderung ebenso sucht wie er die sinnlichen Freuden des Lebens zu schätzen weiß. Sein Lebensprinzip steht für ausgelassenen Tanz, frohen Gesang, gelebte Sinnlichkeit, herzhaftes Lachen und Humor. All das ist innerer Ausfluss seines Wesens und Ausdruck seiner Verwurzelung in die Schöpfungssphäre des Lebens. Das Leben soll ein Fest sein – wie für singende Vögel, strahlende Blumen oder erhabene Mammutbäume. Egal in welchem Kulturkreis ich das Silberwermutöl in Gruppen erarbeite, immer wieder erleben Teilnehmer sein grünes Wesen und seine Heiterkeit. Diese Heiterkeit lässt das Silberwermutölwesen aus dem Vollen schöpfen; er steht für die Feier des Lebens. Das gibt ihm seine starke Grundlage des Verkörpertseins, der Lebenssicherheit, um von dort aus höhere Ziele in Angriff zu nehmen. So erleben Menschen mit dem Silberwermutöl, sich das erste Mal richtig wohl und sicher in ihrem Leib zu fühlen, zu erkennen, was ihnen gar nicht klar war, wie sehr sie ihre Sinnlichkeit und Sexualität vernachlässigt haben und wie stark der Lebenspuls wird, wenn das Leben um diese Qualitäten bereichert wird. Er vermag verlorene Seelenanteile wieder zurückzuholen. Genauso kann unbewusste Trauer um die ungenutzten Möglichkeiten, das ungelebte Leben hochkommen und nach einer nötigen, doch nicht zu langen Trauerphase sich der Horizont wieder neu öffnen. Dadurch, dass er uns so existentiell mit uns selbst konfrontiert, zwingt er uns zu grundlegender Selbsterkenntnis. Das macht uns realer, geerdeter, direkter, lebenskräftiger, freudiger und freier.

Unser Silberwermutölwesen ist gleichzeitig alt und jung. Von kindlicher Freude erfüllt, gleichzeitig ausgestattet mit lebensgeprüfter Reife, immer für eine Überraschung gut, dabei von erquickender Weisheit, ist sein Alter schwer einzuschätzen. Seine Verjüngungskraft und sein Erneuerungsimpuls halten ihn bei voller Schaffenskraft und spielerischer Führungsqualität ewig jung. So wundert es nicht, dass das Silberwermutöl ein wahrer Jungborn für den gesamten Stoffwechsel ist.

Eine Grundqualität seines Wesens ist seine kolossale Direktheit. Es geht um den unmittelbaren Kontakt. Alles, was diese direkte Zuwendung und Verbindung trübt, holt er hervor. Sein ganzes Wesen lebt von der Qualität der Unmittelbarkeit. Eine leidenschaftliche Wesensverbindung ist sein Kompass in allem. Sein reiches Gefühlsleben lässt ihn fast instinktiv wissen, was stimmt und was nicht. Daher ist die Schattenarbeit, die er sofort einleitet, so dringlich – erst dadurch können wir echtes Gefühl klar genug unterscheiden von Emotionen, Projektionen und Sentimentalitäten. So braucht er weder Schutz noch Rüstung – seine Unmittelbarkeit ist der viel bessere Schutz.

Es verwundert nicht, dass eine gute Portion Radikalität zu seinem Wesen gehört: Grenzen sind dazu da, überwunden zu werden, Tabus sind ein Fremdwort, Regeln kann man ändern. Er hat Wesentliches beizutragen, und nichts wird ihn daran hindern. Als Charismatiker kann er Berge versetzen und weiß er, die anderen für seine Sache einzunehmen. Menschen wie der junge Fidel Castro, Shakespeare, Van Gogh, Joseph Beuys oder Gaudi sind gute Beispiele für diese Kraft, die Revolutionäres, Einzigartiges und Bahnbrechendes in die Welt setzen kann. Allerdings ist es für die menschlichen Vertreter dieses Lebensprinzips gar nicht so einfach, diese enorme Kraft fruchtbar zu machen. Der Sog ins Unergründliche, Unberechenbare, Dunkle braucht nicht nur Unerschrockenheit, genauso braucht er das richtige Maß und die klare Orientierung auf ein höheres Ziel, um nicht in Zügellosigkeit, Selbstzerstörung oder Machtallüren und Herrschsucht auszuarten. Groß sind die Verführungen von Drogen, Macht und Sexualität für die menschlichen Vertreter dieses hohen Prinzips. Allzu leicht kippt es und wird dann unerträglich, rücksichtslos, destruktiv oder macht krank. Nicht wenige, die sich im Sumpf von Kriminalität, Alkohol oder Selbstzerstörung verloren haben, sind Verirrte des Silberwermutprinzips. Ihnen kann dieses Öl, neben anderen, eine große Hilfe sein, den Sumpf hinter sich zu lassen.

Das Lebensprinzip des Silberwermutöls ist so kraftvoll, dass es, wenn unerlöst gelebt und das gesunde Maß verlorengeht, die ganze Umgebung erdrücken kann. Gerade die Biographien von charismatischen Führern wie Fidel Castro, Che Guevara, Robert Mugabe und vielen anderen zeigen dies deutlich. Zunächst von hohen Idealen angetrieben, konnten sie schnell die Herzen der Menschen erobern. Doch einmal an den Schalthebeln der Macht, können sie deren Verführungen und Verirrungen schnell erliegen. Tragischerweise dauert es dann oft nicht lange, bis sie in anderem Gewand dem immer ähnlicher werden, was sie vorher so vehement und zu Recht bekämpft haben – ein Hinweis darauf, dass eben die so wichtige Schattenarbeit nicht getan wurde. Die andere unerlöste Weise, das Prinzip des Silberwermutöles zu leben, das Zuwenig davon, ist viel verbreiteter, doch nicht minder unselig. Es ist der fehlende Mut, diese Kraft zum Ausdruck zu bringen. Natürlich ist es einfacher und bequemer, diese Potentiale brachliegen zu lassen. Man eckt nirgends an, geht problemloser durch das Leben, braucht nichts zu riskieren und hat es einfach leichter. Der Preis für diese meist unbewusste Entscheidung ist allerdings hoch. Je nachdem, wie stark dieses Potential in einem Menschen angelegt ist, hat dessen Negierung unterschiedliche Folgen: Das Leben wird flacher, farbloser, freudloser, spannungsloser, unerotischer. – Esprit und Lebenssaft? Fehlanzeige! Bei diesen Menschen kommt es dann zu schwereren Depressionen, Autoaggressionen, Schamgefühlen, Lebensüberdruss, Apathie und Sinnlosigkeitsgefühlen. Da es ein männlich schöpferisches Prinzip ist, besteht auch körperlich eine starke Beziehung zu den männlichen Sexualorganen: Hodenentzündung, Potenzprobleme, Prostatitis, Prostatavergrößerung, auch Karzinome von Hoden und Prostata. Gleichzeitig hat es auch eine nicht zu unterschätzende Wirkung auf den weiblichen Unterleib (siehe unten).

Gesund gelebt hingegen ist dieses Prinzip, das zumindest in kleineren Dosen in jedem lebt, ein wunderbarer Segen. Menschen mit diesem Prinzip können starke Katalysatoren für große kollektive Entwicklungsschritte sein. Das Silberwermutölwesen räumt mit allem Verhocktem auf. Er steht für Kartharsis, für die größeren Würfe und Wagnisse im Leben, ist dabei jedoch für sich selbst bescheiden. Natürlich sind nur wenige von uns berufen, dieses Prinzip in ganzer Fülle zu leben, doch kann fast jeder enorm von ihm profitieren.

Eine kleine Warnung möchte ich an dieser Stelle doch aussprechen: Bei dieser Hochpotenz an Schaffens- und Schöpferkraft, bei dieser prallen Lebensfreude wundert es nicht, daß dieses Ölwesen auf manche eine magische Anziehung ausübt. Es sollte allerdings nur als Anregung und Förderung angewendet werden, selbst diese Qualitäten in sich auszubilden und nicht als Ersatz dafür missbraucht werden – sonst kann die dauerhafte Anwendung einen Suchtcharakter annehmen, auch wenn das Öl in keiner Weise berauscht.

Lange habe ich gedacht, dieses Öl sei nichts für Kinder – bis ich die ersten Kinder in die Praxis bekam, die eine Überdosis von aggressiven Computerspielen oder Filmen nur noch durch eigene Aggression wieder »heraussetzen« konnten – mit der Folge, dass sie für ihr Umfeld fast untragbar wurden. Welches Öl ich ihnen auch zu riechen gab, keines konnte sie berühren. Erst das Silberwermutöl konnte sie erreichen und hat ihre Aggressionsbereitschaft nach einigen Öldispersionsbädern drastisch reduziert. Allerdings ist es nur für Kinder geeignet, die den Geruch des Silberwermutöls mögen. Dazu gibt man dem Kind das Öl zu riechen und sieht, ob es davon angezogen oder eher abgeneigt ist. Die Behandlung von Kindern mit Silberwermutöl sollten allerdings nur erfahrene Therapeuten durchführen.

Wirkungen

- antihistaminwirksam ++++ zählt zu den wenigen stark antihistaminwirksamen Ölen
- antidepressiv ++++ auch bei stärkeren Depressionen
- stoffwechselanregend ++++ regt den gesamten Stoffwechsel kräftig an
- entzündungshemmend ++++ durch den hohen Chamazulengehalt stark entzündungshemmend
- antidiabetisch +++ neben Rosengeranie kann auch Siberwermut den Blutzuckerspiegel senken
- antitumoral +++ siehe unten

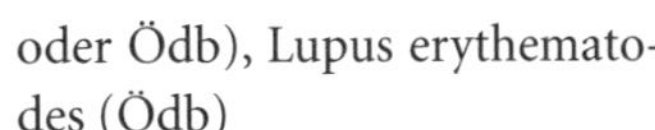

- entkrampfend +++ Magen-, Darmkrämpfe, Koliken
- schleimlösend ++ chronische Neben- und Stirnhöhlenentzündungen, löst auch alten Schleim, bewirkt zunächst eine Verschlimmerung der Symptome, da die chronische Entzündung zuerst aktiviert werden muss, bevor sie ausgeheilt werden kann. So kommt es zunächst zum Verflüssigen des Schleims und zu erhöhter Schleimlösung durch Nase und Mund (Öldispersionsbäder = Ödb)

Indikationen

Alle genannten Indikationen zeigen, dass das gesunde Lebensprinzip des Silberwermutölwesens nicht ausreichend vorhanden ist. Das Ölwesen kann nur helfen, wenn die vorliegende Symptomatik Ausdruck seines fehlenden gesunden Lebensprinzips ist. So ist bei jedem Symptom zu klären, welches Lebensprinzip hier primär vonnöten ist. Siehe Kapitel »Wege zum richtigen Öl – die Ölefindung«.

Kopf: Kopfschmerz, Migräne – durch Stoffwechselschwäche, Meningititis, aktiviert die Zirbeldrüse und damit den Melatoninstoffwechsel (Einreibung oder Ödb)

Mund: Zahnwurzelentzündungen, zahnfleischstärkend (Einreibung oder Ödb)

Nerven: stark nervenberuhigend – Überlastung, Burnout (Einreibung oder Ödb)

Hals, Nase, Ohren: Otitis, Laryngitis, gibt dir eine Stimme! (Einreibungen, Ödb)

Atemwege: Sinusitis, chronische Bronchitis, Asthma, chronischer Husten (Einreibungen, Ödb)

Herz: erweitert die Blutgefäße des Herzens, Herzrasen (Einreibungen, Ödb)

Gelenke, Sehnen: Tendinitis, Arthritis, Arthrose, Gicht, Fibromyalgie (Einreibung oder Ödb), Lupus erythematodes (Ödb)

Muskeln: entspannt hohen Muskeltonus, Parkinson (Einreibungen, Ödb)

Blut, Blutgefäße, Kreislauf: Anämie, verbessert die Blutzirkulation, Hypertonie, Hypotonie, dem Öl wird eine antikoagulierende Wirkung nachgesagt, Krampfadern, Hämorrhoiden (venenentstauend), (Einreibungen oder Ödb)

Magen, Darm: Magengeschwüre, Gastralgien, Magen-/Darmspasmen, regt Sekretion der Magensäfte an, regt die Peristaltik an (Einreibungen, Ödb)

Leber, Galle: Hepatitis, Galleninsuffizienz – steigert den Gallenfluss (auch Pfefferminzöl), leberentstauend (Einreibungen oder Ödb)

Pankreas: Diabetes – blutzuckersenkende Wirkung (Ödb)

Nieren: Nierenkoliken, Nierensteine (Einreibungen oder Ödb)

urologisch: Prostatitis, Prostatareizung, Prostatavergrößerung, Hodenentzündung (Einreibungen oder Ödb)

gynäkologisch: Menstruationskrämpfe, Amenorrhoe, geburtsfördernd, gebärmutterstärkend (doch nicht während der Schwangerschaft), (Einreibungen oder Ödb)

Haut: Urticaria, Schweißdermatitis, Furunkel, Psoriasis, Keratose, Juckreiz, Sklerodermie, in der Volksheilkunde Sardiniens wurde Silberwermut benutzt, um die Haut weich, geschmeidig und wohlriechend zu machen[29] (Einreibungen oder Ödb)

Kinder: nicht bei Kindern unter 10 Jahren, Vorsicht bei Kindern – nur anzuwenden, wenn sie den Geruch ausgesprochen mögen. Windpocken, Masern (jeweils gegen den Juckreiz durch seine Antihistamin-Wirkung – Einreibungen oder Ödb)

Krebs: Nicht zuletzt ist der Silberwermut ein weiteres zentrales Öl für die Krebsbehandlung (ihm wird eine interferonähnliche Wirkung nachgesagt), insbesondere für Carcinome der Prostata, der Lunge und für die Leukämie. Wenn ich das schreibe, möchte ich gleichzeitig darauf hinweisen, dass es bei einer so komplexen Erkrankung, wie dem Krebs einer gezielt individuellen Herangehensweise bedarf. Es geht für den Erkrankten darum, zu erkennen, um welche inneren Schritte es bei ihm geht, um dem Wesen seines Krebses angemessen zu begegnen und mit ihm in einen echten Dialog zu kommen. Das ist meiner Erfahrung nach der stärkste Weg, um in heilvolle Bahnen zu kommen und die Erkenntnisse in eine richtige Ölewahl zu übersetzen – für den Behandelten kann das ein zutiefst transformativer Prozess sein.

allgemein: früher bei Malaria genutzt, bringt aus dem Kopf tiefer in den Körper, hilft sklerotische Tendenzen zu überwinden, äußerlich gegen Skorpion- und Schlangenbisse benutzt, Wachkoma! Sterbebegleitung, Todesphantasien, gibt den Mut, über die Schwelle zu gehen. Gute Möglichkeit für die Suchttherapie, insbesondere Alkoholabhängigkeit – allerdings nur sinnvoll, wenn ausreichend Krankheitseinsicht, Gesundungswille sowie professionelle Begleitung vorhanden ist

seelisch: Depressionen, manisch-depressive Zustände, Ängste, Überlastung, autoaggressive Tendenzen, Kontrollzwänge (Ödb)

Haushalt: gegen Motten, Mäuse, Ameisen und Kakerlaken gebraucht – einige Tropfen Öl in Wasser versprühen

Dosierung, soweit oben nicht anders angegeben,

innerlich: Das Artemisia arborescens-Öl ist nicht für die innerliche Einnahme geeignet.

äußerlich: Ödb: 1 - 2 Tropfen auf 3 ml Olivenöl; Einreibung oder Massage: 1 - 2 Tropfen auf etwas fettes Trägeröl geben

Kontraindikationen

Da es geburtsbeschleunigend und in hohen Dosen sogar abortiv wirkt, nicht während der Schwangerschaft, wegen der Ketone nicht in der Stillzeit, nicht für kleine Kinder oder epilepsiegefährdete Menschen, nicht für die innerliche Einnahme geeignet.

Herkunft: Marokko

Destillierte Pflanzenorgane: blühende Zweige

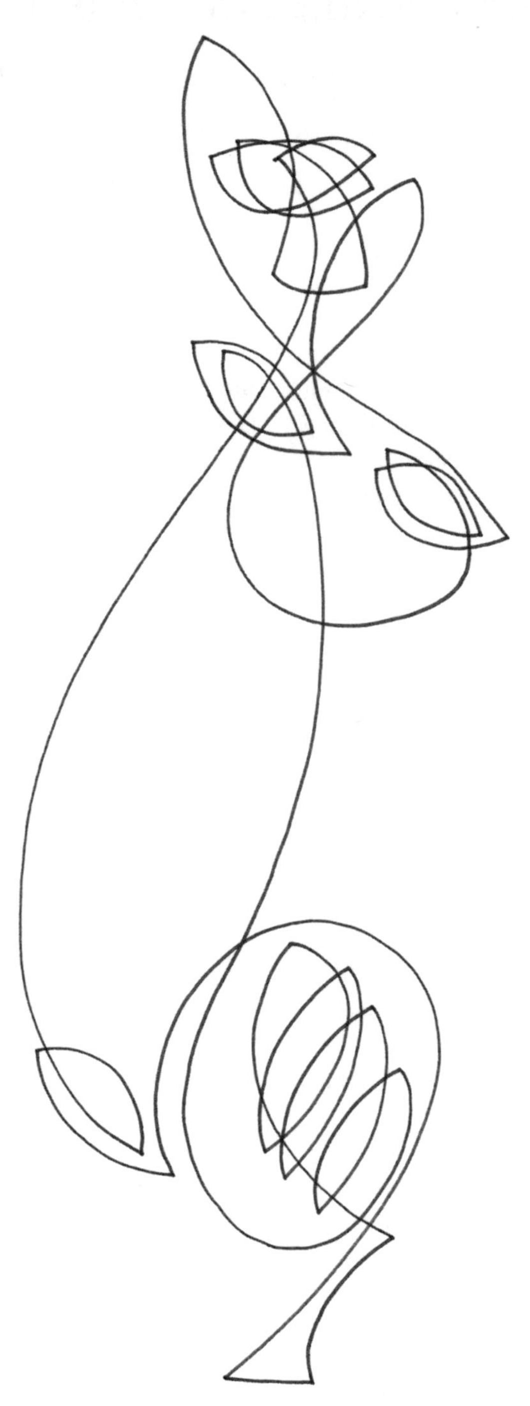

Das Thymian thujanol-Öl

(Thymus vulgaris thujanol)

Mancher wird sich wundern, warum ich nun gerade den Thymian thujanol ausgewählt habe, einen der unbekanntesten Vertreter seines Thymian-Stammes. Die Antwort ist ganz einfach: Sowohl im Hinblick auf seinen Charakter als auch in der Bandbreite seiner symptomatischen Fähigkeiten nimmt er eine ausgesprochene Ausnahmestellung ein. Er schafft den seltenen Spagat zwischen einer enorm immunstärkenden Wirksamkeit und einer guten Verträglichkeit. Seine milde Natur macht ihn auch in der Anwendung für Kinder so wertvoll. Wie könnte er da in unserer Sammlung fehlen? Kommen wir seinen Geheimnissen auf die Spur...

Pflanze und Signatur

Die Thymianfamilie hat sich interessanterweise in viele verschiedene sogenannte Chemotypen mit unterschiedlichsten Charakteren wie Fähigkeiten differenziert und weiterentwickelt. Äußerlich unterscheiden sie sich dabei nur gering, bleiben also in ihrer äußeren Form der klassischen Thymianform treu, sind aber in der Biochemie ihrer ätherischen Öle ganz verschieden. Sie sind von kleinem Wuchs, mit vielen kleinsten Blättchen und ebenso kleinen, im Falle des Thymian thujanol rosa Blüten, wirken sie äußerlich unscheinbar, dabei innerlich um so beeindruckender. Das Markante und Interessante am Thymian thujanol ist nun, dass er im Gegensatz zum Rest der Thymian-Familie als Pflanze leicht kränkelnd und augenscheinlich gar nicht fit fürs Leben ist. Vermehren lässt er sich nur vegetativ über Stecklinge. Er kommt einem eher vor wie der kränkelnde Sonderling in der robusten und unverwüstlichen Thymianfamilie. Und wieder haben wir das wunderschöne Paradox, dass gerade der kränkelnde Sonderling mit einer überragenden Botschaft Außergewöhnliches zu vollbringen vermag.

Biochemie

Der Thymian thujanol hat seinen Namen von der biochemischen Stoffgruppe Thujanol, das ihn zu ca. 40-70% ausmacht. Neben Majoran thujanol ist Thymian thujanol das einzige ätherische Öl, das Thujanol in nennenswerten Mengen aufweist. Es vermittelt eine hohe selbstlose Qualität, die sich ausgesprochen wohltuend auf die Nerven auswirkt. Thujanol wie Linalol (4-12%), Terpinen-4-ol (3-6%) und Myrcenol (1-3%) sind Monoterpenole, die für Lebensfreude und den unbeschwerten Lebensausdruck stehen. Sie sorgen für Milde, für Schmerzlinderung, Beruhigung und die gute Verträglichkeit des Thymian thujanol-Öles. Die strukturgebenden Monoterpene (in erster Linie Terpinen) geben mit 13-24% dem ganzen eine solide, geerdete Basis.

Das Wesen des Thymian thujanol-Öls

Willkommen! Willkommen in der Familie! Willkommen in der Familie, die auf diese Art wohl die wenigsten Menschenkinder erlebt haben! Spürst du die wohlige Wärme? Spürst du die Süße völligen Angenommenseins? Die mollige Gemütlichkeit brüderlicher Übereinkunft? Die Kraft fragloser Einigkeit? Die stille Freude warmer Geborgenheit? Die Beglückung, ganz verstanden zu sein? Hörst du das herzhafte Lachen? Eine Familie im herkömmlichen Sinne sind wir nicht. Wir sind eine Familie von Brüdern und Schwestern ähnlichen Schicksals. Jeder von uns ist auf seine Art ein Sonderling. Ein Sonderling seines ursprünglichen Kreises. Einer, der auf irgendeine Art herausgefallen ist. Und keiner war damit glücklich. Bis er einen anderen Sonderling traf. Wir erkennen uns gleich und die Freude ist dann groß. Nach und nach hat unsere Familie so zusammengefunden. Weil wir alle wissen, wie es auch ganz anders sein kann, schätzen wir das, was wir jetzt haben, über alle Maßen.

Ja, du hast richtig gerochen! Bei uns riecht es nach Honig – hier riecht es immer so. Es mangelt uns eben an nichts – im Gegenteil, jeder hat mehr als er braucht. Wir genießen die Freuden des Teilens. Bei uns wirst du niemanden antreffen, der alleine genießt. Das wäre viel zu schade und zu langweilig! Geteilte Freude ist doppelte Freude! Da wir alle Sonderlinge sind, hat ein jeder von uns Verständnis für den anderen. Keiner von uns ist großartig, toll oder ganz besonders. Doch zusammen sind wir es. Wir sind eine unglaublich tolle Truppe! Wir sind ausgelassen, lachen viel und freuen uns aneinander. Wenn einer nicht weiß, weiß es der andere. Wenn einer es nicht kann, kann es der andere. So wissen wir: Wir bekommen alles hin und freuen uns inniglich dabei. Eile, Sorgen, Ängste, Kümmernisse kennen wir nur noch aus der Ferne. Sie können nicht wirklich an uns heran. Wir sind quasi immun dagegen, weil wir so guter Dinge sind und weil wir alle zusammenhalten.

Wenn etwas nicht gelingt, dann wird erst einmal tüchtig gelacht. Dann machen wir uns erneut ans Werk und dann wird es schon klappen. Das Leben ist viel zu schön, um es sich versäuern zu lassen – da sind wir uns einig. Wir nutzen jeden guten Anlass, um richtig zu feiern. Besonders gut können wir über uns selbst lachen. Außerdem können wir Stroh zu Gold machen. Wir kennen so manche kleinen und großen Geheimnisse des Lebens. Und weil wir so viel zustandekriegen, nehmen wir uns besonders gerne Großes vor. Wahrlich, das Leben ist ja nicht für Kleinmut da. Wir wissen um die Wege, wie man nach den Sternen greift. Und das tun wir natürlich am liebsten. Deshalb schwing dich auf und greife mit uns! Die Bedingungen? Bei uns darf man nicht zu sehr wollen, vor allem nicht für sich wollen. Auch alles Bierernste ist nichts für uns. Das zerstört den Zauber. Wenn man für andere will und andere für einen wollen, ist das so viel schöner, so viel stärker. Ja, du hast richtig gehört, auch du kannst einer von uns sein! Wir freuen uns schon! Doch nun lerne uns erst einmal richtig kennen.

Lebensprinzip des Thymian thujanol-Ölwesens

Auch wenn die Schilderung des Ölwesens wie aus einem Märchenland klingen mag, verkörpert es ein sehr reales höheres Lebensprinzip, das hochaktuell ist und dem wir uns mehr und mehr annähern können. In seinem Duft kommt uns Honigartiges entgegen, eine tiefe süße Wärme, etwas unergründlich Köstliches, eingerahmt von beinahe schützender Kühle. Gehen wir der Wärmequalität und der Honigsüße des Thymian thujanol-Ölwesens auf den Grund, zeigt sich: Diese Qualität kann nicht auf der Errungenschaft oder dem inneren Vermögen eines Menschen beruhen. Es ist eine gemeinschaftliche Kraft, die sich hier offenbart. Ein starkes Gemeinschaftsgefühl lässt alle an einem Strang ziehen. Jeder wird getragen und trägt ebenso dazu bei – die zarte Süße eines brüderlich gemeinschaftlichen Wirkens liegt in der Luft – und alle werden dabei erhöht. Eine gemeinsame Sphäre, in der man sich versteht,

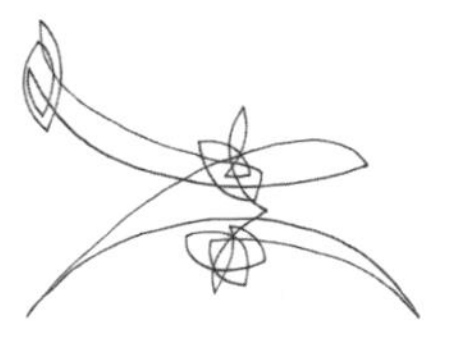

füreinander eintritt, miteinander teilt und auf ein gemeinsames Ziel hinarbeitet, ernährt das Ganze. Es ist das beglückende Gefühl, zusammen schaffen wir etwas Schönes, Gutes. Wenn diese Magie des Menschlich-Brüderlichen entsteht, können Wunder geschehen. Man hat das Gefühl, alles ist möglich. Eine enorme Dynamik entwickelt sich. In dieser honiggeschwängerten Sphäre des Thymian thujanol-Ölwesens lebt eine ausgesprochene Aufbruchskraft.

Und genau diese Kraft, dieses Potential möchte das Thymian thujanol-Ölwesen in uns wecken. Um das zu tun, muss es erst einmal bewusstmachen, was in uns seinem Prinzip im Wege steht. So kommt bei manchem, der das Thymian thujanol-Ölwesen tiefer in sich aufnimmt, zunächst einmal Trauer über nicht realisierte Vorhaben und Ideen hoch. Oder es wird klar, was – bisher unbewusst – erfüllenden Beziehungen im Wege steht. Ob ein Mangel an Selbstwert oder Selbstbewusstsein oder welche Ängste es sind, die einen davon abhalten, in diese gemeinschaftliche Kraft einzusteigen. Diese Bewusstmachung öffnet uns, das Thymian thujanol-Ölwesen mit seinem Lebensprinzip mehr und mehr in uns aufzunehmen und lebendig werden zu lassen.

Seine besondere gemeinschaftliche Kraft ruht nicht auf den Stärken und Talenten der Beteiligten. Sie speist sich vielmehr aus den transformierten Schwächen und Unfähigkeiten. Es ist eine Kraft, die durch die Ohnmacht, durch den Tod gegangen ist. Dadurch erwächst eine ganz andere Aufmerksamkeit, Milde, Barmherzigkeit, Güte, Großzügigkeit und Liebeskraft. Wer sich mit der rechten Gesinnung in eine solche Gemeinschaft stellt, hat die große Gelegenheit, das eigene Ego, Eigenheiten, Eitelkeiten, Ehrgeiz oder Stolz zu verbrennen. Sie finden darin keinen Platz. Wie in einem gemeinschaftlichen Gewächshaus wächst jeder über seine persönlichen Begrenzungen hinaus, spürt die einmalige Gelegenheit, seine alte Haut abzustreifen und sich in das Neue hineinzustellen. Diese Kraft ist etwas sehr Zukünftiges. Auch wenn es natürlich zu allen Zeiten solche Gemeinschaften gab, waren es immer nur Inseln innerhalb der Kultur, wo das Lebensprinzip des Thymian thujanol zur Geltung kam. Als Menschheit können wir von diesem Lebensprinzip noch unendlich viel lernen. Kaum auszumalen, was für paradiesische Zustände wir hätten, wenn sich die ganze Welt mit dem Thymian thujanol-Ölwesen anfreunden würde!

Jede Zeit, jede weitere Stufe menschlicher Individualisierung bringt unweigerlich einen anderen Ausdruck dieses Prinzips mit sich. Es ist die Herausforderung und ebenso große Chance, den zeitgemäßen Ausdruck dieses Prinzips zu finden und darauf hinzuarbeiten. In einer Zeit rasanten Wandels können wir nicht auf frühere Modelle zurückgreifen – sie wären zum Scheitern verurteilt. In früheren Zeiten unseres Kulturkreises finden wir dieses Lebensprinzip bei den Urchristen, später bei den Templern, der Gralsbewegung, in manchen Bruderschaften und Klostergemeinschaften, später bei Künstlergemeinschaften. Es ist die Berührung des Zeitgeistes mit Menschengemeinschaften religiöser oder spiritueller Art in heilerischem, sozialem oder künstlerischem Kontext. Immer ging es um spirituelle Entwicklung, geistige Freiheit, soziale Gerechtigkeit und brüderliches füreinander Eintreten. Ein ansteckendes modernes Beispiel sind die zwei Großmütter aus dem britischen Städtchen Todmorden. Eines schönen Tages rissen sie die Mauer vor ihrem Haus ein, animierten Passanten in ihren Garten zu kommen, um sich zu bedienen, was immer an Früchten sie nehmen wollten. Sie stellten eine Tafel auf: »Kommt und bedient euch.« Natürlich fehlte es nicht an warnenden Stimmen, die sagten: »Ihr werdet schon sehen, man wird euch nur ausnutzen.« Doch es ging den beiden ja gerade darum, ihren Erntesegen zu teilen, und zwar nicht nur im Familien- und Freundeskreis. »Incredible edible« – »unglaublich essbar« nannten sie ihr Programm, welches die Einwohner Todmordens weitgehend zu Selbstversorgern machte.

Tatsächlich hat es eine ganze Weile gedauert, bis sich die ersten Mutigen trauten, die ungewöhnliche Einladung anzunehmen. Angesteckt von dieser Großherzigkeit, begannen immer mehr Menschen im Ort das Gleiche zu tun. Überall wurde angebaut, nicht nur in Gärten, sondern auch auf öffentlichen Grünflächen. Aus tristen Ecken wurden Kräuter- und Gemüseparadiese. Das Wunderbare daran ist, dass jeder nur soviel nimmt, wie er braucht. Während die Kriminalitätsrate in Todmorden erheblich sank, beflügelte es die Beziehungen in der Gemeinschaft. Kurse zum Einmachen und Brotbacken luden zum Selbermachen ein. Ein blühender Markt entstand, wo man sich trifft und miteinander redet. Gasthäuser decken sich mit biologischem Gemüse bei Bauern aus der Umgebung ein. Pam Warhurst, eine der beiden Großmütter, verrät ihr Geheimnis: »Es ist eine Revolution, aber wir sind sanfte Revoluzzer. Alles, was wir tun, beruht auf Güte.« Die andere Begründerin der Bewegung, Mary Clear, hat die Idee mittlerweile vor Parlamentariern in London vorgetragen. Inzwischen lebt die Idee in vielen anderen englischen Städten, und Anfragen kommen aus der ganzen Welt. Ein Beispiel, das einem richtig warm ums Herz werden lässt![30]

Ein anderes Beispiel sind gemeinschaftsbasierte Kleinkredite. In einigen Ländern der dritten Welt wurden Frauengemeinschaften Kredite für Existenzgründungen oder -erweiterungen gegeben. Das Besondere ist, dass innerhalb der Gemeinschaft die Frauen untereinander haften und so eine Schicksalsgemeinschaft entsteht. Man trifft sich regelmäßig, berät sich, hilft sich gegenseitig und bekommt Unterstützung von der kreditgebenden Organisation. Die Kreditausfälle sind minimal, und die Frauen können sich Existenzen aufbauen, ohne die klassischen Sicherheiten bieten zu können. Es entsteht neues Selbstvertrauen, eine neue Unabhängigkeit und es wachsen neue soziale Strukturen, in denen man sich gegenseitig trägt. Inzwischen hat sich die Idee gemeinschaftsbasierter Kleinkredite in der ganzen Welt verbreitet. Dieses Ideal einer solchen Gemeinschaftsbildung ist ein zutiefst menschliches Bedürfnis. Jeder, der dies ansatzweise schon einmal erlebt hat, weiß um die Kraft, die Beglückung und den Enthusiasmus, die trotz aller Anstrengungen und Rückschläge entsteht. Eine solche Gemeinschaftsbildung kann äußerlich verschiedenste Formen annehmen: Ob es ein Chor ist, der eine Aufführung vorbereitet, ein Saatgutnetzwerk, das Samen seltener Kultursorten züchtet und zugänglich macht, eine Gruppierung, die über Genmanipulation aufklärt, ein Nachbarschaftsgarten, eine Initiative, die gesündere Geldformen entwickelt und in Umlauf bringt, ein Reiseveranstalter, dem es um echten Kulturaustausch im Tourismus geht, oder eine Nachbarschaft, die gemeinsam ein Straßenfest organisiert. Es geht weniger um das Was als um das Wie: der gelebte brüderliche Umgang, ein existentielles Sich-auf-einander-verlassen-Können, ein liebevolles Miteinander, die warme Geborgenheit, Großzügigkeit, Gastfreundschaft und die Freude darüber, dass so etwas möglich ist. Man ringt der schnöden Normalität einen gemeinschaftlich menschlichen Lichtblick ab. Dieser inspirierende Geist strahlt weit über die Gemeinschaft hinaus, ihr Wirken gibt Impulse an viele andere. Alles das soll nicht heißen, dass es keine Probleme in diesen Gemeinschaften gibt. Doch die feine Substanz von gelebtem Vertrauen und brüderlichem Miteinander lässt ein Kraftfeld entstehen, das in ganz anderer Weise hilft, auftretende Probleme zu lösen.

Die Botschaft des Thymian thujanol-Ölwesens kommt mit einer Wärme, die aus der Tiefe kommt, dabei moderat und gemäßigt ist – sie kennt das richtige Maß. Im menschlichen Umgang ist es das Taktgefühl – das Gefühl für die richtigen Worte, die etwas lösen, die erwärmen und in einen erwärmenden Zusammenhang stellen. Das geschieht in äußerster Selbstverständlichkeit und Gelassenheit, hat dabei aber etwas ganz Zielstrebiges, Geführtes. Nicht unbedingt wortreich, jedoch durchdrungen von um so größerem inneren Reichtum. Er weiß, wovon er spricht, weiß um die inneren Zusammenhänge und höheren Bezüge. Und er schafft Zusammenhänge, lädt in einen warmen, reichen Kontext ein. Es besteht frageloses und argloses Vertrauen – man kann sich verlassen und kann loslassen. Hier kommt jeder an den Platz, wo er seine Fähigkeiten in einen höheren Dienst stellen kann. Wenn es eine Hierarchie gibt, ist es eine Hierarchie der Güte. Die Dinge werden in einem Rat besprochen, in einem Rat entschieden. Es geht unaufgeregt zu in diesem Rat. – Die Stille redet mit und hat eigentlich am meisten zu sagen. Es ist ein Nach-Hause-Kommen, das hier möglich ist, ein tiefes Nach-Hause-Kommen nach einer langen, mitunter beschwerlichen Reise. Mit so etwas Schönem und Köstlichem hat man gar nicht mehr gerechnet. Es ist fast wie nicht von dieser Welt, und doch ist es ganz in dieser Welt. Das Wesen ist älter, dabei jedoch ganz geschmeidig. Erst einmal wird für einen gesorgt – alles, was man braucht, ist da.

In seinem Buch »Das wiedergefunde Licht«[31] beschreibt Jacques Lusseyran eine Gruppe der Resistance in Frankreich während der Nazibesetzung. Seine Aufgabe war es, die Neuzugänge zu prüfen. Es gab nämlich immer wieder Versuche, die Resistance zu unterwandern. Verlief die Begegnung positiv, hatte er immer das erhebende Gefühl, ein Bruder sei zu ihnen gestoßen. Nur einmal wurde er von einem Agenten in die Irre geführt, der seinen feinen Sinn für das Richtige mit viel Blendwerk täuschen konnte und am Ende die ganze Gruppe hochgehen ließ. Und eben bei diesem Menschen war es das einzige Mal, wo sich das brüderliche Gefühl nicht eingestellt hatte. Das bringt uns zu dem wichtigen Punkt des Immunsystems einer solchen Gruppe. So stark dieses Lebensprinzip ist, ebenso sensibel und verletzlich ist es gleichzeitig. Damit kommen wir zu der anfangs erwähnten schützenden Kühle des Thymian thujanol-Duftes. Sein Lebensprinzip verträgt sich nicht mit einer autoritären Struktur. Es ist eine brüderliche Gemeinschaft der Übereinkunft und der Fähigkeiten. Gewiss stellt sich meist schnell von selbst heraus, wenn einer nicht hineinpasst. Das Thymian thujanol-Ölwesen trennt die Spreu vom Weizen. Es zeigt auf, wer aus den falschen Motiven die Gemeinschaft sucht, zum Beispiel, weil ihm das Leben außerhalb zu anstrengend oder zu unfreundlich ist, statt zu ihren Idealen beitragen zu wollen. Es zeigt, wenn wir das Nehmen insgeheim doch mehr lieben als das Geben.

Die Stufenfolge seines Lebensprinzips

Das Ölwesen des Thymian thujanol hat sein Lebensprinzip in zwei Stufen offenbart. Dieser Stufenweg ist für das Verständnis und für den eigenen inneren Weg zu seinem einzigartigen Lebensprinzip entscheidend.

Im ersten Schritt führt das Ölwesen mehr zu sich selbst. Es fordert auf, für sich alleine stehen zu können. Das Thymian thujanol-Ölwesen beschreibt es selbst mit der Stufe des Sonderlings, der lernen muss, mit sich selbst klarzukommen, außerhalb stehen zu können, alleine zu seiner Meinung zu stehen, unabhängig von den anderen und ihrem Urteil zu werden. Der Sonderling fühlt sich nicht mehr beheimatet in den alten Familienbanden, den alten gesellschaftlichen Strukturen und muss deshalb seinen eigenen Weg gehen. Eine innere Suchbewegung, eine tiefe Sehnsucht nach mehr treibt ihn weiter. Er muss sich sondern, um sein Eigenes zu finden. In den meisten Fällen ist es schlicht unmöglich, zu dieser Art der Brüderlichkeit zu kommen, wenn der Gemeinschaftssinn noch zu sehr in den Blutsbanden gefangen ist. Erst, wenn man die alte Sicherheit der Blutsbande, der alten gesellschaftlichen Strukturen, die Gebundenheit an die alten Gesetze hinter sich lässt, kann man dem Ruf des Thymian thujanol-Ölwesens folgen.

Kein Einzel- oder Gruppeninteresse im weltlichen Sinn vermag diese Kraft freizusetzen. Die neuen Beziehungen sind ganz anderer Natur, sie kommen nicht zustande, wenn wir die alte Schwere nicht loslassen. Das Öl nimmt alle Scheinsicherheiten, Scheineinigkeit, die uns in der Illusion falscher Zugehörigkeit wiegen. Erst einmal ist Innehalten gefragt, Stille, die hilft den inneren Kompas auszubilden und uns neu auszurichten. Es reinigt überflüssiges Reden. Es gibt die Kraft, mit sich selbst ins Gericht zu gehen. Da kommt seine Strenge zum Vorschein: »Du musst erstmal in die eigenen Pantoffeln!« Da gibt es keine Widerrede. Alles Gemeinsame bekommt dann eine ganz andere Grundlage – man ist im wahrsten Sinne des Wortes selbst-ständig geworden, hat sich in sich selbst beheimatet. So können wir unabhängiger und sachlicher miteinander sein. Erst im Rückzug kommen wir zu einer inneren Stärke, die sonst nicht erreichbar ist. Im zweiten Schritt kommt dann die Reise in die Brüderlichkeit, in das echte neue soziale Element. Auch wenn wir keiner solchen Gemeinschaft angehören, entstehen im Leben immer wieder Situationen, in denen wir diese Qualität miterschaffen können. Wir spüren, wann wir eine solche Chance verpasst haben, um das nächste Mal wacher zu sein. Je mehr wir uns mit dem Thymian thujanol-Ölwesen auf du und du begeben, desto eher vernehmen wir die innere Stimme, die uns in seine Qualität führt, desto mehr wachsen wir seinem honigsüßen Lebensprinzip entgegen, finden Gelegenheiten, es zu einem immer größeren Teil unseres Lebens zu machen. Bis wir auf so viele andere Sonderlinge treffen, dass sich mehr und mehr solche Strukturen ausbilden.

Die unerlösten Seiten des Thymian thujanol-Lebensprinzips

Die beiden unerlösten Seiten eines Lebensprinzips kommen immer durch den Mangel an gesunder, tragender Mitte zustande. Im Falle des Zuviel ist es das Ausnutzen, Hintergehen oder Manipulieren im Namen der Brüderlichkeit. Da es eine enorme Sehnsucht nach brüderlicher Gemeinschaft gibt, nutzen das diejenigen aus, die daraus Kapital schlagen wollen. Dies geschieht in Sekten, aber auch in manchen Unternehmen, die bewusst eine familiär gemeinschaftliche Atmosphäre herbeiführen, um letztendlich noch mehr aus ihren Angestellten herauszuholen und sie abhängig

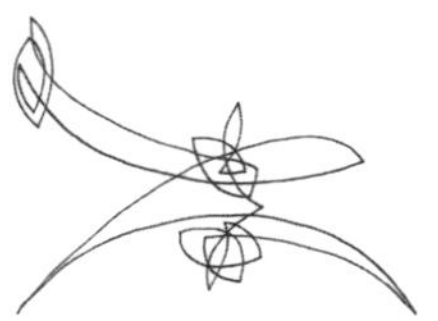

zu machen. Das Unternehmen soll ganz zum Mittelpunkt des Lebens werden. Und es geschieht überall dort, wo im Namen der familiären oder freundschaftlichen Bande Vorteile gesichert, Freiheit beschnitten oder manipuliert wird – sprich, überall, wo die Sehnsucht nach brüderlicher Gemeinschaft ausgenutzt wird. Das gilt auch für den Kommunismus, der im Namen hoher Ideale des sozialen Miteinanders, der brüderlichen Solidarität, der Gleichberechtigung ein totalitäres System errichtet hat. Wir sehen, der Missbrauch dieser Sphäre ist weit gediehen. Mit dem Thymian thujanol-Ölwesen kommen bei Patienten wie Teilnehmern teilweise große Herzschmerzen über brüderlichen, familiären oder Freundesbetrug hoch, über missbrauchtes Vertrauen oder das Gefühl, von den Nächsten verraten worden zu sein. Wenn das als Gefühl in einem lebt, kann man sich auf die Thymian thujanol-Sphäre nur schwer einlassen. Deshalb holt das Thymian thujanol-Ölwesen diese Gefühle ans Licht, damit sie bewusst verarbeitet werden können.

Die andere Seite des Straßengrabens ist das Zuwenig an brüderlich-gemeinschaftlichem Geist, an menschlicher Zuwendung, das ungeteilte Leid, die ungeteilte Freude. Immer wieder kommt im Zusammenhang mit dem Thymian thujanol-Ölwesen Trauer über die nicht erhaltene Unterstützung, fehlendes Verständnis, über Isolation, das Gefühl, allein zu sein, lieblose Beziehungen, Unaufmerksamkeit, Grobheit oder Erniedrigung hoch. Dazu gehört auch das schamlose Ausnutzen Schwächerer, Mobbing, Ausgrenzen, Rechtsbruch oder auch Korruption – alles, was das soziale Element, das Gemeinschaftsgefühl untergräbt. Für Menschen, die das erleiden mussten, ist das Thymian thujanol-Ölwesen ein großer Trost und Heiler. Neben Ravintsara, das von der entgegengerichteten Seite des Eremiten da herangeht, ist Thymian thujanol sehr hilfreich für sozial ausgegrenzte Menschen, die immer außen vor standen oder es schwer mit Freundschaften haben. Auch für Menschen, die als Kinder nicht die ersehnte Liebe ihrer Eltern bekamen, ist es ein Labsal. Das gleiche gilt für Waisenkinder.

Zusammen mit Ravintsara sticht das Thymian thujanol-Ölwesen interessanterweise als eines der wenigen stark antiviralen Ölwesen hervor. Im Zusammenhang mit dem Ravintsara-Ölwesen bin ich bereits ausführlich auf die konstitutionellen Hintergründe viraler Infektionen eingegangen. Es hängt mit einem Überbetonen des zum Erkalten neigenden Nerven-Sinnes-Systems und einhergehend damit einer Stoffwechselschwäche (der Stoffwechsel braucht und erzeugt Wärme) zusammen. Das ist der Grund, warum Antibiotika bei viralen Infektionen so wenig wirksam sind. Wirkungsvolle antivirale Öle müssen in der Lage sein, heilend in diesen Zusammenhang einzugreifen – und nur wenige können das. Somit verkörpern diese Öle ein Lebensprinzip, das stark genug ist, um Wärme in die erkalteten Nervenprozesse und gleichzeitig wieder Leben in den Stoffwechsel zu bringen. Beide Ölwesen sind aus ihrem Kontext, aus ihren erworbenen Fähigkeiten heraus auf eine andere Art dazu in der Lage. Je nach Erkrankung und Mensch muss man sehen, welches der beiden am besten auf die Lage eingehen kann. Ist es nicht ein wunderschöner Umstand, dass ein solch zukünftiges, urmenschliches Lebensprinzip eine solch große Heilkraft vermittelt? Das Ölwesen des Thymian thujanol macht uns klar, wie stark sich die Qualität unseres Gemeinschaftslebens auf unsere Gesundheit auswirkt. Wie stark es auf unser seelisches Befinden wirkt, würde wohl niemand in

Frage stellen, wie stark die Seele auf den Körper auch nicht – doch den direkten Bogen von unseren sozialen Verhältnissen zur körperlichen Gesundheit schlägt kaum jemand – noch dazu in so ermutigender und bestärkender Art und Weise.

Wirkungen

- ausgezeichnet antiviral ++++
- immunstärkend ++++
- leberregenerierend ++++
- stark nervenstärkend ++++
- antibakteriell +++
- antimykotisch +++
- kreislaufanregend +++
- erwärmend +++

Indikationen

Alle genannten Indikationen zeigen, dass das gesunde Lebensprinzip des Thymian-thujanol-Ölwesens nicht ausreichend vorhanden ist. Das Ölwesen kann nur helfen, wenn die vorliegende Symptomatik Ausdruck seines fehlenden gesunden Lebensprinzips ist. So ist bei jedem Symptom zu klären, welches Lebensprinzip hier primär vonnöten ist. Mehr dazu in Kapitel »Wege zum richtigen Öl – die Ölefindung«.

Atemwege: Angina, Bronchitis, Sinusitis, Kehlkopfentzündungen (Einreibungen oder Öldispersionsbäder – Ödb)

Hals, Nase, Ohren: Ohrentzündungen, Mandelentzündungen (Einreibungen oder Ödb)

Kinderkrankheiten: Windpocken, Mumps, Masern, Röteln (Einreibungen oder Ödb)

Mund: Zahnfleischentzündung, Parodontitis (Einreibungen oder Ödb)

Haut: Haut-, Nagelpilze (Einreibungen oder Ödb)

gynäkologisch: Scheiden-, Brust-, Eierstockentzündungen, Kondylome (Einreibungen oder Ödb), Scheidenpilze (Candida) – Thymian thujanol ist gut schleimhautverträglich – (7 Tr auf 2 TL Kokosöl direkt oder auf ein Tampon auftragen und über Nacht in der Scheide belassen oder Ödb), Genitalherpes (Einreibungen oder Ödb), Endometriose (Ödb)

urologisch: Blasenentzündungen, Harnleiter (Einreibungen oder Ödb)

Darm: Kolitis (Ödb)

leberregenerierend: Thymian thujanol wirkt stark regenerierend auf die Leberzellen: Hepatitis, Leberzirrhose (Ödb)

Gefäße: Morbus Raynaud (Ödb)

virale Infektionen: Encephalitis (Ödb), virale Hepatitis (Ödb), grippaler Infekt (Einnahme bei den ersten Anzeichen oder Ödb)

Gelenke, Muskeln: Arthritis (Einreibungen oder Ödb), Arthrose (Einreibungen oder Ödb), Fibromyalgie (Einreibungen oder Ödb), neuromuskuläre Erkrankungen (Einreibungen oder Ödb), Sehnenscheidenentzündungen (Einreibungen oder Ödb)

nervenstärkend: Nervenbelastung, nervöse Störungen, Schlafstörungen (Einreibungen oder Ödb)

allgemein: Asthenie, Schwäche, Kraftlosigkeit (Einreibungen oder Ödb)

Dosierung, soweit oben nicht anders angegeben,

äußerlich: Einreibung: 1 - 2 Tropfen auf etwas fettem Trägeröl; Öldispersionsbäder: 4 Tropfen auf 3 ml Olivenöl

innerlich: 1 - 2 Tr in etwas warmen Wasser 3 x tägl.

Kontraindikationen

Die ersten 3 Monate der Schwangerschaft

Herkunft: Südfrankreich

Destillierte Pflanzenorgane: blühende Pflanze

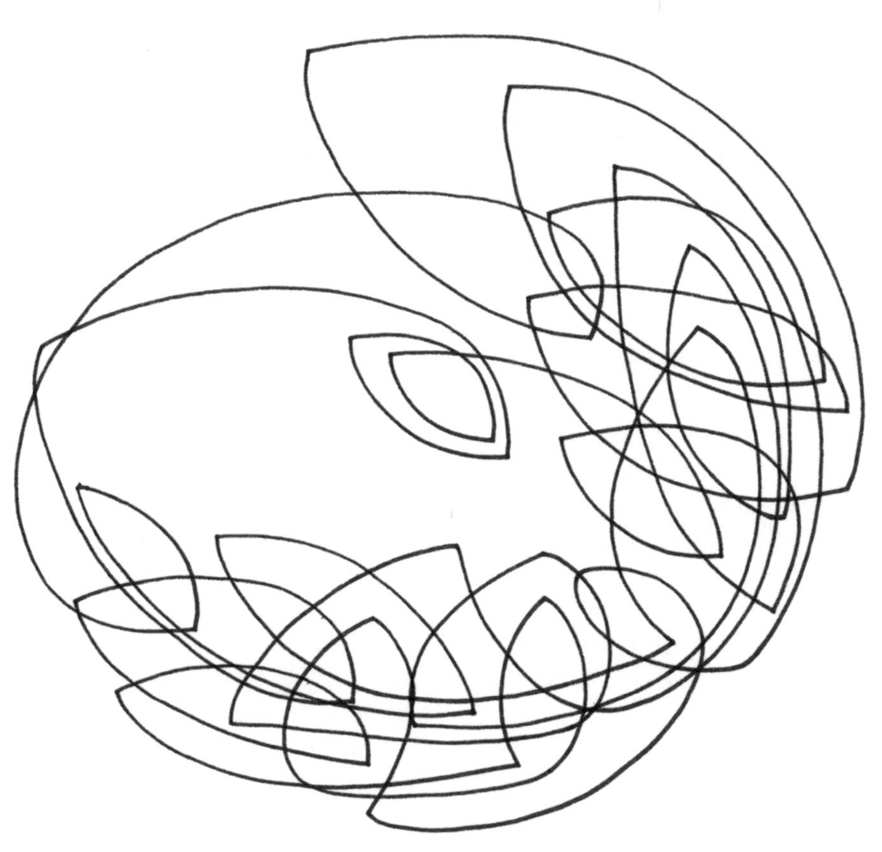

Das Vetiveröl

(Vetiveria zizanoides)

In Sri Lanka heißt Vetiver »Aroma der Ruhe« und ist schon als Pflanze ein wahres Gottesgeschenk. Auf dem heimatlichen indischen Subkontinent finden ihre Wurzeln neben der Destillation des ätherischen Öls in vielen unterschiedlichen Lebensbereichen Verwendung. Sie werden zu gut isolierenden Backsteinen verarbeitet, als haltbare, insektenabweisende und schwer entflammbare Reetdächer geschätzt. Aber auch zu angenehm duftenden Raumteilern, Vorhängen und Fensterläden werden die Wurzeln geflochten. Zum feinen Aromatisieren wirft man kleine Baumwollsäckchen mit Vetiverwurzeln in die Tonkrüge, die das Trinkwasser kalt halten. Als Mottenschutz werden die Wurzeln zwischen Kleider gelegt, und es entstehen Seile, Duftkissen, Kulturbeutel und Körbe aus ihnen. Außerdem gibt es Vetiver in Likörform, als Gewürz und nicht zuletzt weit verbreitet in der Kosmetik wie in der Parfümherstellung. Keine andere Duftpflanze hat so tief in das praktische Leben Einzug gehalten und eben in erster Linie durch ihr Wurzelwerk.

Pflanze und Signatur

Wie Lemongras oder Palmarosa gehört Vetiver zu der großen Familie der Duftgräser. Im Unterschied zu anderen Duftgräsern allerdings destilliert man nicht die Blätter, sondern die Wurzeln. Das beste Öl ergeben die Wurzeln, die bis zu zwei Jahre lagern. In dieser Zeit fermentieren sie und entfalten dann erst ihr vollständiges Duftbouquet. Aus der frischen Wurzel werden die ergiebigeren, jedoch weniger edlen und daher billigeren Öle destilliert. Die langen, schmalen, steifen, im oberen Bereich gezahnten Vetiverblätter erheben sich bis zu einem Meter über dem Tuff-Dickicht und lassen die ganze Pflanze bis zu anderthalb Meter groß werden. Die Blütenstände der etwa 20 bis 45 cm hohen Blütenrispe sind zweigeschlechtlich.

Anders als die allermeisten flachwurzelnden Gräser, arbeiten sich ihre weißen, dicht verflochten wachsenden Wurzeln bis zu vier Meter tief in die Erde. Dabei wachsen sie stolze zwölf Zentimeter am Tag. Um einen halben Liter ätherisches Öl zu erhalten, müssen 1000 kg Erde ausgehoben werden. Vetiver wendet sich also wesentlich mehr dem Erdreich zu als der Sonne. Das macht es zu einer beliebten Pflanze, um Böden gegen Erosion zu sichern. Ob seiner schädlingsabweisenden Wirkung wird Vetiver gern auf Feldern angebaut, wo es gleichzeitig zu feste Böden auflockert und sie fruchtbarer macht.

Obwohl ursprünglich in den Sümpfen beheimatet, kommt Vetiver sogar in der Wüste zum Einsatz, wo es den Boden verbessert und bei den seltenen, jedoch starken Regenfällen vor Erosion schützt.

Über ihre Heimat in Indien, Sri Lanka und Java hinaus wird Vetiver inzwischen auf Reunion, Haiti, in Südamerika und Afrika angebaut. Obwohl in den Tropen zuhause, verträgt es sogar Frost bis - 15 °C. Fallen die Temperaturen unter 5 °C, gehen auch die Wurzeln in eine Schlafphase. Was für eine Anpassungsfähigkeit! Welch enorme Lebens- und Widerstandskraft! So trotzt das Vetivergras den widrigsten Umständen und wächst sogar auf verseuchten Böden, deren Öl- oder Schwermetallgehalt es signifikant reduziert. Und es ist das erste Grün, das es schafft, nach einem Vulkanausbruch Leben in die erkalteten Lavamassen zu bringen.

Biochemie

Mit ca 80 % Sesquiterpene und 16 % Sesquiterpenole stehen die Sesquiterpene mit ihren beruhigenden, entzündungshemmenden, nervenstärkenden Wirkungen beim Vetiverölwesen im Vordergrund. Sowohl körperlich als auch seelisch-geistig stärken sie den inneren Halt. Sie erwärmen gebeutelte und verkühlte Seelen und stärken den inneren Kompass. Es ist ein ausgesprochen zentrierendes, harmonisierendes, wärmendes und unkompliziertes Öl.

Das Wesen des Vetiveröls

Spürst du den Duft der Erde, der mit mir in dich einzieht? Spürst du, wie mit mir das Element und die Kraft der Erde dir Heimat gibt? Empfindest du die Ruhe und den Frieden, die in dich einkehren? Ich heiße dich willkommen bei Mutter Erde. Ich bin eine Mittlerin zur großen Mutter, zur Urmutter allen Lebens auf dieser wunderschönen Erde. Ich erinnere dich: Auch du bist Erde. Deine Substanz ist meine Substanz, mit einem individuellen Geist ausgestattete Erdensubstanz. Du bist ein Stück selbständig laufende Erde. Deshalb kannst du mit mir so tief nach Hause kommen – tiefer vielleicht als je zuvor. Warum? Weil du mit meiner Hilfe eines tieferen Teils deiner selbst gewahr werden kannst; eines Teils, der für viele von euch in so weite Ferne geraten ist. Warum seid ihr wohl auf die Erde gekommen? Warum seid ihr wohl Kinder der heiligen, liebenden, gebenden Mutter Erde geworden? Nur um zu nehmen und auszubeuten und das zu schädigen, was dich jeden Tag aufs Neue so reich beschenkt? Der Segen, den ich dir bringen will, sieht anders aus. Immer tiefer führe ich dich hin zu deiner Erde. Zu deiner eigenen Erdsubstanz, wo du verbunden bist, aufgehoben bist, genährt bist, geliebt bist – mehr als von jeder Menschenmutter. Fühle diese Liebe, diese Nährung, diese Sicherheit in mir. Ein Sohn, eine Tochter, die ihre Mutter in dieser Weise lieben, werden keinen anderen Sohn, keine andere Tochter einer Mutter so schädigen können. Sie werden um des materiellen Vorteils willen niemand anderen übervorteilen wollen. Sie werden ihre Mutter und alle anderen Mütter schützen und ehren. Mit meiner Kraft und meiner Liebe entsteht eine neue Gemeinschaft derer, die die Erde lieben, sie fühlen und ehren – in sich, im anderen und überall, wo sie auf ihr wandeln. Alle seid ihr beschenkte und geliebte Kinder der Erdmutter. Dies ist meine Botschaft für euch, dies ist die Kraft, die ich für euch bereithalte. Ich bin das Fundament, auf dem ihr alle steht. Das Fundament des Füreinander-Sorgens und Versorgens, im Großen und im Kleinen. Darum fordere ich dich auf: Entscheide, ob du dem Leben dienen willst und das Fundament stärkst oder ob du es vorziehst, auch dein Fundament um des kurzfristigen Vorteils willen zu schwächen.

Ich zeige dir, wo du meine Kraft in dir schwächst oder wo in dir meine Kraft und meine Substanz durch andere geschwächt wurden. Ich helfe, diese Wunden zu heilen, den Verlust, den Verrat zu betrauern und gestärkt daraus hervorzugehen. Mit mir wirst du verstehen, dass aller Verrat, alle Verletzung, alle Schändung meiner Sphäre nur aus einer tiefen Entfremdung und Verlorenheit heraus geschehen kann. Wer sich gegen das Leben richtet, ist zuvor selbst aus dem gesunden, nährenden Zusammenhang gefallen. Ich helfe, den gesunden Zusammenhang wieder herzustellen, die unselige Trennung zu überwinden – damit ihr das Leben wieder feiern könnt, euch an den Geschenken des

Körpers, des Lebens und der Erde wieder erfreut; damit ihr aus tiefstem Herzen die Erde wieder ehrt und preist; damit ihr wieder zu einem freudigen, fruchttragenden Teil der Schöpfung werdet; damit ihr im Sinne der Erde schöpferisch werdet und euren Teil zur Schöpfung beitragt.

Das Lebensprinzip des Vetiveröls

Schon der Duft führt einen direkt in die eigene Tiefe. Von warmer Erde umgeben, fühlt man: Hier beheimatet einen das Erdelement – die Erdmutter selbst heißt einen willkommen. Das Ölwesen des Vetivers ist so mit Gaia verbunden, dem Wesen unserer Erde, dass es sich stellenweise fast so anhört, als spräche die Erde selbst. Für viele verwunderlich, verkörpert das Vetiverölwesen ein eindeutig weibliches, mütterliches, eher sogar großmütterliches Lebensprinzip. Unmittelbar verbindet sie uns mit der Kraft der Erde. Ruhe, Frieden und Zeitlosigkeit kehren ein. Alles wird sehr einfach – alles Aufgeregte, Oberflächliche, Zerstreuende fällt ab. Dafür führt das Vetiverölwesen tief in den Körper und erinnert uns: »Dein Körper ist deine Erde, dein Boden und deine Wahrheit. Auch du bist Erde.« Es sind einfache Wahrheiten. In der Bescheidung liegt die Fülle. Man braucht nicht viel, um glücklich zu sein – ein gutes Gefühl für das Wesentliche. Vor allem eine gute Verankerung in sich selbst und ein großes Herz, das viele Menschen mit Freude in sich beherbergt. Der Rest ergibt sich dann von ganz alleine. Hier könnte das Vetiverkapitel schon enden, denn das Wesentlichste über das Lebensprinzip dieses Ölwesens ist schon gesagt. Für das Wesen des Vetiveröls braucht es nicht viele Worte. Und doch gibt es einiges dazu zu sagen, da seine Wirkungen so fundamental und weitreichend sind. Wie so oft, ist gerade das Einfachste alles andere als einfach. Auf der inneren Reise mit dem Ölwesen des Vetiver können wir das eindrücklich erleben.

In unserer eher verkopften Kultur mit seiner Entfremdung, sozialen Kälte, wachsendem Leistungsdruck, steigendem Tempo und fortschreitendem Zerfall gewinnt das Gegenteil von dem, was das Wesen des Vetiveröls verkörpert, immer mehr Raum. Glücklicherweise wächst gerade dadurch gleichzeitig eine starke Bewegung zu mehr innerer Qualität, die bewusst verlangsamt, verinnerlicht, sich der ursprünglichen Werte besinnt, Herzensbeziehungen pflegt, die Natur liebt und um die Erde als einen lebendigen Organismus weiß. So steigt die Sehnsucht nach dem Echten, Warmen, Verbundenen, Ruhigen und Geborgenen.

Dabei hütet das Wesen des Vetiveröls ihr Geheimnis so gut: Ihre Biochemie ist so komplex, dass man es im Gegensatz zu manch anderem ätherischen Öl nicht künstlich nachbauen kann – entweder man nimmt das echte Öl oder man muss auf Duft und Qualität des Vetivers verzichten. Kompromisse an ihrer Authentizität sind mit ihrem Wesen nicht vereinbar. Das Wesen des Vetiveröls verbindet uns mit einer tiefen weiblichen Weisheit, die wie ein nährendes und tragendes Wurzelwerk die Menschheit umfasst. Einerseits ist sie innig und sehr persönlich, andererseits weit und umfassend. Es ist eher eine großmütterliche, denn eine mütterliche Qualität, die sie verkörpert. Tiefe Wunden hat sie geheilt – Wunden, die Zeit brauchen zu heilen. Ihr großes Herz wurde dadurch nicht verzagter, sondern noch weiter. Sie kennt den Atem und die Heilkraft der Zeit, lebt in der Zeit und mit dem Wesen der Zeit. Ein wirklich gutes Vetiveröl hat lange gelagert. Mit jedem Jahr wird es besser – das Wesen des Vetiveröls braucht die Zeit des

Reifens, den langen Atem und die Gelassenheit, die man gewinnt, wenn man das Leben in größeren Bögen betrachtet. Es wächst ein Vertrauen in die Schicksalsfügung, das auch schwere Schicksalsschläge überdauert.

So tief, wie sie trauern kann, so ausgelassen und fröhlich feiert sie das Leben. Ihr Halt kommt von keiner äußeren, sondern ihrer inneren Sicherheit, ihrer tiefen Verwurzelung im Geflecht des Lebens. Sie tröstet, ermutigt und rückt einem den Kopf wieder zurecht, beheimatet den Heimatlosen. Was man nur von wenigen Menschen annehmen kann – von ihr kann man es, da es aus einer ganz selbstverständlichen Lebenseinstellung kommt, nicht belehrend oder moralisierend. Sie fühlt mit, bezieht mit ein, redet und handelt aus dem Herzen. Ausgestattet mit einem starken Wahrheitsgefühl, nimmt sie auf der anderen Seite kein Blatt vor den Mund und spricht aus, was gesagt werden muss. Als eine natürliche Respektsperson stellt man ihre Beweggründe oder Autorität nicht in Frage. Bei aller Wärme kündet der Duft auch von einer gewissen, schönen Herbheit. Sie ist weder süßlich noch lieblich, sondern tut beherzt, was das Leben erfordert. So warm, schützend und liebevoll sie zu denjenigen ist, die ihrer Hilfe bedürfen, so ermutigt und fordert sie diejenigen, die auf eigenen Füßen stehen können. Sie ist diejenige, die zusammenhält, wenn äußerlich alles auseinanderbricht. Ihre unerschütterliche Lebensbejahung ist gewachsen durch die Feuerprüfungen großer Schmerzen, Verlassenheit und Verzweiflung. So ist das Vetiveröl geeignet für Menschen, die die Lust am Leben verloren haben. Durch ihren eigenen Leidensweg hat sie dem Leben Weisheit abgerungen und vermag sie in passende, eindringliche Worte zu kleiden. Sie verbindet den Himmel mit der Standfestigkeit der Erde. Sie ist diejenige, die wieder aufbaut, wenn alles zu Bruch gegangen ist, die wieder fruchtbar macht, was zu Asche geworden – eine unschätzbare Begleiterin für alle Lebensphasen vom Lebensanfang bis zum Lebensende.

Zur Feindin möchte man sie allerdings nicht haben. Ihr Kampfgeist, ihre Durchhaltekraft, ihre Geradlinigkeit, ihr Wahrheitssinn und ihre moralische Autorität werden sich auf Dauer immer durchsetzen. Ein Beispiel für dieses Prinzip ist Vandana Shiva, die bekannte indische Kämpferin für natürliches Saatgut. Von klein auf hatte sie eine große Liebe zur Natur. Als Kind spielte sie mit Tigerbabies und ritt auf Elefanten durch den Wald. Schon als Studentin setzte sie sich in den 1970er Jahren für den Schutz der heimatlichen Wälder ein. Nachdem sich über 2000 indische Bauern aus Verzweiflung das Leben genommen hatten, weil sie durch genmanipulierte Saaten in den finanziellen Ruin geraten waren, stellte sie mit einer großen Kampagne weltweite Öffentlichkeit für die unsäglichen Hintergründe her. Sie zeigte die gnadenlose Skrupellosigkeit auf, mit der internationale Saatgutkonzerne vorgehen. Zum Beispiel ließen sie sich seit Jahrtausenden in Indien genutzte und gezüchtete Pflanzen, wie den Basmatireis, patentieren. Damit wollten sie alle, die diese Pflanzen unabhängig von ihnen besitzen oder benutzen, rechtlich zu Dieben machen. Vandana Shiva hat maßgeblich dazu beigetragen, diese perfide neue Form des Kolonialismus ans Licht der Öffentlichkeit zu bringen. Charakteristisch für das Wesen des Vetiveröles ist Vandana Shivas Anliegen, bisherige patriarchale, nach außen gerichtete Machtstrukturen durch die Macht innerer Werte abzulösen, die auf Ermutigung anstelle von Unterdrückung setzt. Wenn sie, wie Vandana Shiva, aufgrund der untragbaren Verhältnisse nicht anders können, als aufzustehen und zu kämpfen, leben Menschen, die dem Ölwesen des Vetivers nahestehen, am liebsten ein einfaches natürliches Leben. Wenn sie ein Mensch wäre, hätte unser Vetiverölwesen ein schlichtes Haus, warm und urgemütlich. Jede Art von Statusdenken ist ihr fremd. Fast nebenbei kocht sie ein ebenso schlichtes wie köstliches Essen. Es tut einfach gut, in ihrer Nähe zu sein. Ohne viele Worte fühlt man sich bei ihr verstanden. Alleine ihre Anwesenheit gibt Freude, Trost, und Medizin. Man entspannt sich, nichts wird gefordert, nichts erwartet. Unausgesprochen ist man ermutigt, so zu sein, wie man im Tiefsten ist. Goethes Ausspruch: »Hier bin ich Mensch, hier darf ich´s sein« (Faust) trifft auf das Vetiverölwesen besonders zu. Ist man müde, ruht man hier aus, ist man erschöpft, sammelt man hier wieder Kräfte. Sie ist der ruhende Pol der Umgebung. Immer wieder kommen Menschen vorbei. An ihrem Tisch ist Platz für viele. Man lacht und erzählt. Wer sein Leben auf das Wesentliche zurückführen und entschleunigen will, hat mit dem Vetiverölwesen die richtige Begleiterin. Hat jemand ein Leiden, kennt sie die richtigen Kräuter. Wer nicht mehr ein noch aus weiß, den baut sie wieder auf. Sie kennt und findet das Licht in der Dunkelheit. Sie zeigt auf, wenn wir in den Kopf geflüchtet sind, um Schmerzen nicht zu fühlen, und verbindet wieder Kopf und Herz. Selbst wenn der andere verschlossen ist, bleibt sie offen und warm. Dabei lässt sie den nötigen Raum, der es ermöglicht, sich wieder zu öffnen.

Voraussetzung für ihre entspannte und warme Art ist, dass sie Dinge, die für sie nicht stimmen, auf den Tisch bringt und klärt – alles andere würde ihr Wesen unterminieren. Unbequeme, aber unausweichliche Wahrheiten spricht sie an, bevor zu großer Schaden entsteht. Dabei bleibt sie bei sich und verletzt den anderen nicht.

Wie wenige ist das Wesen des Vetiveröls in der Lage, dem Leid ein Ende zu bereiten und die Not zu wenden. Und sie tut es mit der Autorität des Urmütterlichen, die das Leben bewahrt, trägt und, wenn nötig zu verteidigen weiß. Die Menschen, zumeist sind es Frauen, die dieses Lebensprinzip in sich tragen, sind enorm stark. Wie die Wurzeln des Vetivergrases tief in die Erde reichen, so schöpfen die Menschen dieses Lebensprinzips aus einer tiefen, eher überpersönlichen Quelle. Die leicht erdige Süße ihres Duftes offenbart, wie sie in eine tiefe Berührung mit den Kräften der Erde bringen kann. Mit ihr wollen sich die Füße immer tiefer mit der Erde verbinden und die Arme die ganze Welt umfassen.

In der meditativen Verbindung mit ihrem Wesen kann man erleben, wie sie mit einem Feuerwirbel aus der Erdmitte diese mit der Erdoberfläche verbindet. Manche erleben einen brodelnden Lavastrom, der sich aus der Erde in den Körper ergießt, die Blutgefäße weitet, das Blut befeuert, elastischer macht und gleichzeitig bestimmter. Dabei fördert dieser Strom zutage und hilft verwandeln, was seiner Urkraft im Wege steht. Durch das Vetiveröl können verborgene, sehr unangenehme Gefühle hochgespült werden, da es Ereignisse und Gefühle ans Tageslicht bringt, die unsere seelischen Lebenswurzeln abgeschnitten oder von den natürlichen Instinkten abgetrennt haben. Das können verstörende Kindheitserinnerungen sein, wodurch wir beschämt, verunsichert, erniedrigt, verletzt oder entmutigt wurden und uns daraufhin der Welt zumindest teilweise verschlossen haben. Ebenso kann Traurigkeit darüber aufsteigen, im Stich gelassen oder verraten worden zu sein. Je nach dem Zusammenhang kann das Vetiverölwesen Gefühle von großer Hoffnungslosigkeit,

Scham, Schuld, Verzweiflung, Lebens- oder Todesängsten hochbringen, die der tieferen Verwurzelung im Leben bislang im Wege stehen. Sie hilft Frieden zu schließen mit den Dingen, mit denen wir im Leben hadern.

In Bezug auf die Chakren ist zuerst das Wurzelchakra angesprochen. Je nachdem, was dort an Unverarbeitetem schlummert, kann das außerordentlich beunruhigen. Dies betrifft besonders Schocks und Traumata, die das Grundlebensgefüge unterminieren und am inneren Lebensboden nagen. Bei dem Ölwesen des Vetivers befinden wir uns jedoch in den besten Händen, um Erlebnisse solcher Art zu verarbeiten und zu heilen. Vetiver ist eines der großen Öle für traumatische Entwurzelung, existentielle Bedrohung, vernachlässigte Kinder und sexuellen Missbrauch. Sie entfacht das Lebensfeuer im Wurzelchakra wieder, das durch solche Ereignisse fast erlöschen kann. Vom Ölwesen des Vetivers angefacht, pulsiert das Blut wieder stärker durch seine Bahnen. Sie kann helfen, dass tiefe Schmerzen zu Früchten reifen und eine neue Lebenssicherheit gedeiht. Allerdings gibt es so schlimme Traumata, die selbst das Vetiverölwesen überfordern. Das würde uns zu den Ölwesen der Myrrhe, des Birkenteers, Wacholderteers und anderen führen. Das Vetiverölwesen verbindet uns mit einem Teil unserer selbst, der für viele Menschen unserer westlichen Zivilisation nicht mehr so einfach zugänglich ist. Es ist eine urmenschliche Schicht, die unterhalb jeder modernen Kulturerrungenschaft liegt. Sie eröffnet uns eine Wesensschicht, die alle Menschen auf der Erde verbindet, wie die eng verflochtenen Wurzeln des Vetivergrases. Daher ihre außergewöhnlich versöhnende und beruhigende Wirkung. Das Vetiverölwesen hängt innig mit dem Element der Gemeinschaft zusammen. Sie weiß: Das tragende Element im Leben sind unsere Beziehungen, die Beziehungen untereinander und, grundlegender noch, die Beziehung zu unserem Urgrund, zu Gaia, dem Wesen der Erde selbst. Das beginnt mit der Familie, der ersten Gemeinschaft und setzt sich fort mit dem größeren Kreise im Stamm oder Dorf, wo man sich Aufgaben teilt, sich in der Not unterstützt, einander trägt, gemeinsam einen geistigen Bezug pflegt und seine Feste feiert.

Das Vetiverölwesen führt uns zum Bewusstsein und zum Erleben des lebensstiftenden, seelennährenden menschlichen Eingebettetseins. In einer Zeit sich lösender Familienbanden und dünner werdender Beziehungen führt sie uns in die Tiefe, wo wir inneren Halt finden. Sie hilft, neue tragende Formen der Gemeinschaft aufzubauen, jenseits von Blutsbanden oder Religionszugehörigkeit. Im Unterschied zum Ölwesen des Thymian thujanols, dessen Gemeinschaftssinn sich auf dem neuen Aufbau gründet, der aus unseren verwandelten Schwächen erwächst, aus dem, was entsteht, wenn das Allgemeine, Konventionelle nicht mehr passt, speist sich die Gemeinschaft des Vetiverölwesens aus der konkreten innigen Verbindung zum Wesen und zur Weisheit der Erde.

So wirft sie die Frage auf, wie wir innerhalb unseres Geflechts von Beziehungen gegründet sind. Sie hinterfragt, inwieweit unsere Beziehungen unseren Herzensanliegen entsprechen, und zeigt, an welcher Stelle unser Herz sich weiten möge. Im gleichen Atemzug stellt ihr ausgeprägtes Wahrheitsgefühl die Beziehungen, die nicht stimmen, auf den Prüfstand. Eine Teilnehmerin hat mit dem Vetiverölwesen erlebt, wie von der Niere, unserem Beziehungsorgan, Stränge zu anderen Menschen ausgehen. Dabei hat ihr das Wesen des Vetiveröls gezeigt, welche davon förderlich sind und welche nicht. Wenn andere Menschen in unserem Herzen

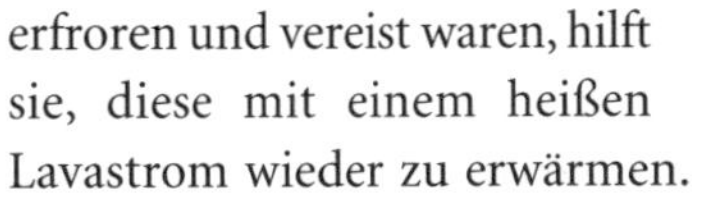

erfroren und vereist waren, hilft sie, diese mit einem heißen Lavastrom wieder zu erwärmen. So können sich Herzen wieder öffnen. Das bereits erwähnte Motiv des Lavastroms, der Urhitze aus den Tiefen der Erde, kommt in Meditationen mit dem Vetiverölwesen immer wieder vor – ein Lavastrom, der verstopfte Blutgefäße öffnet, verhärtete Muskeln geschmeidig macht, das Herz befeuert, Gewebe erneuert oder kalte Bereiche wieder erwärmt.

Sie erinnert, dass Schwere ebenso wichtig ist wie Leichtigkeit. Ohne Schwere, ohne die Möglichkeit, in das eigene Becken abzusinken, in den Füßen heiß zu werden, ohne diese innere Beheimatung bleiben uns große Freuden, Kraft, aber auch das Geheimnis wirklicher Leichtigkeit verwehrt. Das Ölwesen des Vetivers ist ganz im Becken verwurzelt – sie macht unten schwer und dadurch oben weit und leicht. Was an ihr so beeindruckt: Bei aller Tiefe, verströmt sie genauso eine ausgelassene Leichtigkeit und Fröhlichkeit.

Ihr Duft erweckt Bilder von Bauchtanz, orientalischer Sinnlichkeit und Lebenslust. Sie freut sich ihres Körpers und liebt die Freuden sinnlicher Liebe. Die Fülle des Lebens, die in ihr pulst, macht immun gegen die vielen Ersatzbefriedigungen für ein volles Leben, Wärme und Verbundenheit. Damit stärkt sie gegen die Anfälligkeit für Süchte, insbesondere auch gegen die Esssucht. Das In-sich-Ruhen, was man mit ihrer Hilfe finden kann, lässt einen die Freuden der intimen Beziehung voller genießen und macht unabhängig von faulen Kompromissen, Beziehungs- oder Sexsucht. Zum Beckenbezug gehört auch das Thema der Fruchtbarkeit, der Empfängnisfähigkeit, die Fähigkeit, eine Schale zu bilden, zu gründen und zu halten. Hierin ist das Vetiverölwesen eine große Heilerin, die auch das dazugehörige hormonelle Gleichgewicht von Östrogen und Progesteron wiederherstellen hilft.

Sie wäre eine ideale Amme, die sich liebevoll und selbstverständlich um das junge Menschenkind kümmert. Das Vetiverölwesen ist eine Hilfe für manche junge Mutter, die schnell verunsichert ist oder dazu neigt, nur noch das Kind in den Mittelpunkt zu stellen, zuviel durchgehen zu lassen – die Gefahr läuft zu vergessen, dass sie auch noch eine stolze, sinnliche Frau ist; oder bei der im Gegenteil kein wirklicher Bezug zum Kind entsteht. Kinder, die sonst kaum zu ertragen sind, werden bei ihr auf einmal anschmiegsam. Bei ihr bekommen sie, was ihre Seele sich ersehnt.Überhaupt ist sie ein großes Heilmittel für die Kinder unserer Zeit, deren Eltern immer weniger Zeit haben, bei denen immer früher der Fernseher, das Internet oder die Gleichaltrigen als Orientierung dienen, die oft keinen richtigen Lebensboden haben, seien es Waisenkinder, Straßenkinder, Scheidungskinder oder alle anderen, die nicht genug Wärme und Geborgenheit bekommen haben. Würden alle Kinder genug Vetiveröl bekommen, würde unsere Welt heute sehr anders aussehen.

In Erweiterung der herkömmlichen Sinneslehre unterscheidet Rudolf Steiner zwölf Sinne. Als ersten und zentralen Sinn nennt er den Lebenssinn, der das Grundlebensgefühl im Körper vermittelt. Bei gesunder Entwicklung äußert sich der Lebenssinn als Wohlbehagen. Durch Hunger, Durst, Müdigkeit oder Schmerzen vermeldet der Lebenssinn Unbehagen und fordert damit auf, das Unbill zu beheben. Das erste Lebensjahr ist für den Lebenssinn entscheidend, weil in dieser Zeit über ein insgesamt behagliches oder eben weniger behagliches Lebensgefühl entschieden wird. So trägt zum Beispiel das Stillen zu einer guten Entwicklung des

Lebenssinnes bei. Glücklicherweise ist das Stillen heute wieder selbstverständlicher und akzeptiert. Ist die Mutter unsicher, unwohl oder überfordert, kann sie ein Behaglichkeitsgefühl nur schwer vermitteln. Dadurch fühlt sich das Kind nie ganz wohl in seiner Haut und äußert das auch lautstark. Später ist dieses Gefühl mit einer latenten Unruhe und Lebensunsicherheit verbunden, deren Ursache der Betroffene selbst kaum verstehen kann. Die Ursache kann auch in erlittenen Traumata während der Schwangerschaft oder einer schweren Geburt liegen. Für die Nachreifung eines gesunden Lebenssinnes ist Vetiver (neben Perubalsam) eines der ersten Öle der Wahl und damit für viele Menschen ein echtes Labsal. So mancher, der unter ADS/ADHD (Aufmerksamkeitsdefizitsyndrom) leidet, findet mit Hilfe des Vetiverölwesens seine Ruhe. Da das Vetiverölwesen so wohlig im Körper beheimatet ist, ist es hervorragend bei allen Störungen, die mit einem Zuwenig an körperlicher Verwurzelung einhergehen. Ein Extrembeispiel dafür ist die Anorexie, die, bei aller Fixierung auf das Körpergewicht, mit einer regelrechten Körperverneinung einhergeht. Für Magersüchtige ist das voll verkörperte Vetiveröl natürlich ein echter Gegenpol und stellt eher eine Zumutung dar. Wer es aber schafft, über diese Hürde zu springen, wird reich belohnt. Unter Umständen braucht es (individuell verschiedene) Brückenöle, die den großen Sprung zum Vetiveröl erleichtern. In anderer Weise gilt das auch für die Bulimie. Allerdings muss ich vor jeder Art von Laienbehandlung dieser Erkrankungen warnen. Jedoch begleitend und in Absprache mit einem geeigneten Heilpraktiker oder Arzt kann das Vetiveröl in diesem Zusammenhang sehr hilfreich sein (am besten als Öldispersionsbad). Weniger extrem, dennoch nicht selten dramatisch, ist das Burnout-Syndrom, bei dem der Bezug zum Körperlichen und zur Erdung leidet. Die Nerven sind überstrapaziert, die Fähigkeit zu entspannen schwindet. In der Folge entgleist der Stoffwechsel und damit der Zugang zu den eigenen Kräften. In diesem Zusammenhang ist Vetiver (neben Engelwurz und Ingwer) eines der ersten Öle der Wahl. Es verlangsamt, hilft wieder zur Ruhe zu kommen, in den Körper einzutauchen, um tiefen erholsamen Schlaf zu finden.

Menschen, die es schwer haben, mit ihrem Körper zufrieden zu sein, hilft das Vetiveröl, sich mit ihrem Körper zu versöhnen. Mit den Urkräften des Vetiverölwesens wächst wieder ein Vertrauen in die eigenen körperlichen Vorgänge, ob zum Thema der Fruchtbarkeit, der Schwangerschaft, der Periode, der eigenen Abwehrkraft oder der Wechseljahre.

Bei der um sich greifenden Neigung, sich operieren zu lassen, um einem fragwürdigen Schönheitsideal zu gefallen, ermutigt das Ölwesen des Vetivers, von übertriebener Außenorientierung zu seinem inneren Wesen und damit seiner eigentlichen Schönheit zu kommen. Die strahlt dann ganz anders nach außen und macht auf eine authentischere Art attraktiv. Zudem strafft das Vetiveröl die Haut, macht sie geschmeidiger, festigt das Gewebe und hilft auf natürliche Art, den Körper zu verschönern. Die starke seelische Struktur- und Haltekraft des Vetiverölwesens wirkt sich ebenso körperlich aus. Sie arbeitet die ganze Zellstruktur durch und ordnet sie neu. Dabei festigt und strukturiert sie das Körpergewebe wie wenige andere Öle das vermögen. Das Thema der Autoaggression hängt mit einer fortgeschrittenen Entfremdung von sich selbst, eventuellen frühen Verletzungen oder Traumata zusammen. Auch hier kann das Vetiveröl eine gute Hilfe sein. Eine andere Art der Entfremdung, bei der das Vetiverölwesen naheliegt, ist die Naturentfremdung, die bis zu einer Phobie vor der Natur, vor Bakterien und Krankheitserregern, zu einem regelrechten Desinfizier- und Putzwahn ausarten kann.

Als ein reifes weibliches Prinzip hilft das Ölwesen des Vetivers, in Würde zu reifen, auch in der Zeit der Menopause. Oft wird übersehen, dass die Menopause ein wichtiger Entwicklungsprozess im Reifungsweg der Frau ist. Die Hitzewallungen sind ein Inkarnationsvorgang, mit dem das Ich tiefer den Körper ergreift. Das Vetiverölwesen unterstützt diesen Vorgang, so dass er bewusster und damit problemloser vonstatten gehen kann. Die Frauen, die um die eigentliche Bedeutung der Menopause wissen und den geistigen Zufluss, der mit den Hitzewallungen einhergeht, willkommen heißen, gewinnen eine ganz andere Beziehung dazu. So kann das Ölwesen des Vetivers einen wichtigen Schritt zu einer höheren Kreativität und Lebensqualität der reiferen Frau beitragen. Bei aller Reife hat das Vetiverölwesen etwas Beschwingtes und Bewegtes – hat sie doch Zugang zu einer tiefen Lebensquelle.

So segensreich die freie und erlöste Form des Vetiver-Lebensprinzips ist, so unangenehm wirkt sie sich in unerlöster Form aus. Wenn Menschen, die ihrem Lebensprinzip nahestehen, nicht genug Kraft, Liebe oder Integrität haben, dieses starke Prinzip zu leben, kommt es zu einer unguten Ausdrucksform ihres Lebensprinzips. Ein Zuwenig äußert sich in mangelndem Körperbezug und Sinnlichkeit, in zu starker Orientierung am Außen, darin, nicht genug für sich einstehen zu können, zuwenig Mut zu haben, Dinge anzusprechen, die angesprochen werden müssen, in der mangelnden Fähigkeit zur Abgrenzung, in einem Zu-weich-Sein, wo Kontur gefragt, oder auch in Trägheit, wo Handeln am Platze wäre.

Das Zuviel äußert sich in erdrückender Urmütterlichkeit oder Kontrolliersucht, übertriebener Abgrenzung, harschem Zurechtweisen, Kritiksucht oder gar Unterdrückung anderer, in übertriebener Strenge bis zur seelischen Verhärtung oder Verbitterung. Das Vetiveröl hilft beiden Schlagseiten, wieder in die gesunde Mitte zu kommen.

Wirkungen

- gewebetonisierend ++++
- neurotonisch ++++
- sedativ ++++
- parasympaticoton ++++ stärkt den Parasympathikusnerv
- stark krampflösend ++++
- hautregenerierend +++
- entzündungshemmend +++
- Anregung der Speichel- und Magensaftsekretion +++
- antiseptisch +++
- hormonell ausgleichend +++
- schleimlösend +++
- Leber anregend +++
- immunstärkend +++

Indikationen

Alle hier genannten Indikationen sind Ausdruck eines Mangels am gesunden Lebensprinzip des Vetiverölwesens. Das Ölwesen kann nur dann ausgleichend wirken, wenn die vorliegende Symptomatik im inneren Zusammenhang steht mit dem Fehlen seines gesunden Lebensprinzips. So ist bei jedem Symptom genau zu klären, welches Lebensprinzip hier in erster Linie vonnöten ist. Mehr dazu in Kapitel »Wege zum richtigen Öl – die Ölefindung«.

Kopf: Schwindel, Hypophysenunterfunktion, stärkt das Hören (meditatives Riechen oder Ödb)

Schilddrüse: wirkt regulierend und stärkend auf die Schilddrüse (meditatives Riechen, Einreibungen oder Ödb)

Kehlkopf: nimmt Druck vom Kehlkopf, Kehlkopfentzündungen (Einreibungen oder Ödb)

Nerven: beruhigt die Nerven, stärkt das vegetative Nervensystem, großes Burnout-Öl, Nervenschwäche, nach Schocks, nervöse Ticks, Ängste, Schlafstörungen, Epilepsie, Ischiasschmerzen, Hexenschuss, Vetiver ist eines der Öle für Multiple Sklerose und M. Parkinson (meditatives Riechen, Einreibungen oder Ödb)

Mund, Zähne: Zahnwurzelentzündungen (Ödb), Karies, Zahnfleischentzündungen (Einreibungen oder Ödb)

Hals, Nase, Ohren: Ohrenschmerzen, Otitis (Einreibungen oder Ödb)

Atemwege: Sinusitis, Bronchitis (Einreibungen oder Ödb)

Herz, Perikard, Blut: beruhigt das Herz, senkt die Herzfrequenz, stärkt gleichzeitig das zu schwache Herz – beruhigt, auch wenn es zunächst beunruhigen kann, da es alte Gefühle hochholt, regt die Produktion der roten Blutkörperchen an (Einreibungen oder Ödb)

Gelenke: Gicht, Arthritis (Einreibungen oder Ödb)

Muskeln: Myalgien, Fibromyalgie, entspannt zu hohen Muskeltonus, Muskelkrämpfe (Einreibungen oder Ödb)

Blutgefäße, Kreislauf: Koronariitis, Phlebitis, Hypertonie und Hypotonie – reguliert den Kreislauf, Krampfadern, Hämorrhoiden (Einreibungen oder Ödb)

Magen, Darm: nervöser Darm, Koliken, Blähungen, Koliken bei Kindern: (Einreibungen oder Ödb), bringt Formkraft in die Verdauung, Übersäuerung, regt stark den Stoffwechsel an (Einreibungen oder Ödb)

Leber, Galle: Leber regenerierend nach Arzneimittelabusus, Leberstau, Leberschwäche nach Vergiftung, medikamentöser Überbelastung oder viraler Hepatitis (Ödb)

Pankreas: Pankresasinsuffizienz (Einreibungen oder Ödb)

urologisch: Hodenhochstand, Impotenz und Frigidität, erzeugt eine entspannte, warme, sinnliche Stimmung, nimmt Leistungsdruck und verbindet die Sexualität wieder mit dem Herzen. Befreit von zu drängender, triebhafter Sexualität, Sex- und Beziehungssucht (Einreibungen oder Ödb)

gynäkologisch: Hitzewallungen in der Menopause, Amenorrhoe, Dysmenorrhoe, prämenstruelles Syndrom, hat einen starken Bezug zur Gebärmutter – eine Möglichkeit für die Endometriose, regt die Unterleibsdurchblutung an, Eierstockentzündungen, stärkt das Gewebe um die Keimanlagen – gibt eine Hülle um den Sexualbereich, Senkungsbeschwerden (Gebärmutter, Blase), Unfruchtbarkeit, Scheinschwangerschaften, schwere Geburt, Geburtstrauma (sowohl für Mutter wie Kind – ist auch Jahre später noch angezeigt), durchwärmt Kälteinseln im Unterleib, stabilisiert den Beckenboden, ausgleichend auf den Östrogen-Progesteron-Haushalt (allerdings nicht so stark wie Mönchspfeffer), soll brustvergrößernd wirken, zum Einleiten der Geburt, Wochenbettdepressionen, durchaus eine Möglichkeit bei Brust- oder Gebärmutterkrebs (Einreibungen oder Ödb)

Haut: Neurodermitis (Ödb), Ekzeme (Einreibungen oder Ödb), verjüngt reife, faltige und trockene Haut, festigt schlaffes Unterhautgewebe (Einreibungen), Akne, regeneriert bei häufigem Kontakt mit Chemikalien (Einreibungen oder Ödb)

seelisch: ein großes Heilmittel für die Seele – hilft durch Dunkles zu gehen, um ein neues Licht zu finden, stabilisiert bei Unsicherheit und Nervosität, beruhigt die Gefühle, Schock, Ängste, Depressionen, Traumata,

Süchte, Überarbeitung, mentale Überreizung, Bulimie, Anorexie, bei verschiedensten Arten von Abhängigkeiten (meditatives Riechen, Einreibungen oder Ödb)

allgemein: Abwehrschwäche, starkes allgemeines Tonikum, Burnout, Asthenie, Sonnenstich, Insekten abwehrend (Einreibung oder Ödb)

Anwendung, wenn nicht bereits anders beschrieben,

äußerlich: für das Öldispersionsbad 4 Tropfen auf 3 ml Olivenöl, ansonsten 1 Tropfen auf etwas fettem Trägeröl für Einreibungen oder Massagen

innerlich: für die innerliche Einnahme ungeeignet

Kontraindikationen
Keine

Herkunft: gesamter indischer Subkontinent, Indonesien, Afrika, Süd- und Zentralamerika, Haiti, Reunion

Destillierte Pflanzenorganes: Wurzeln

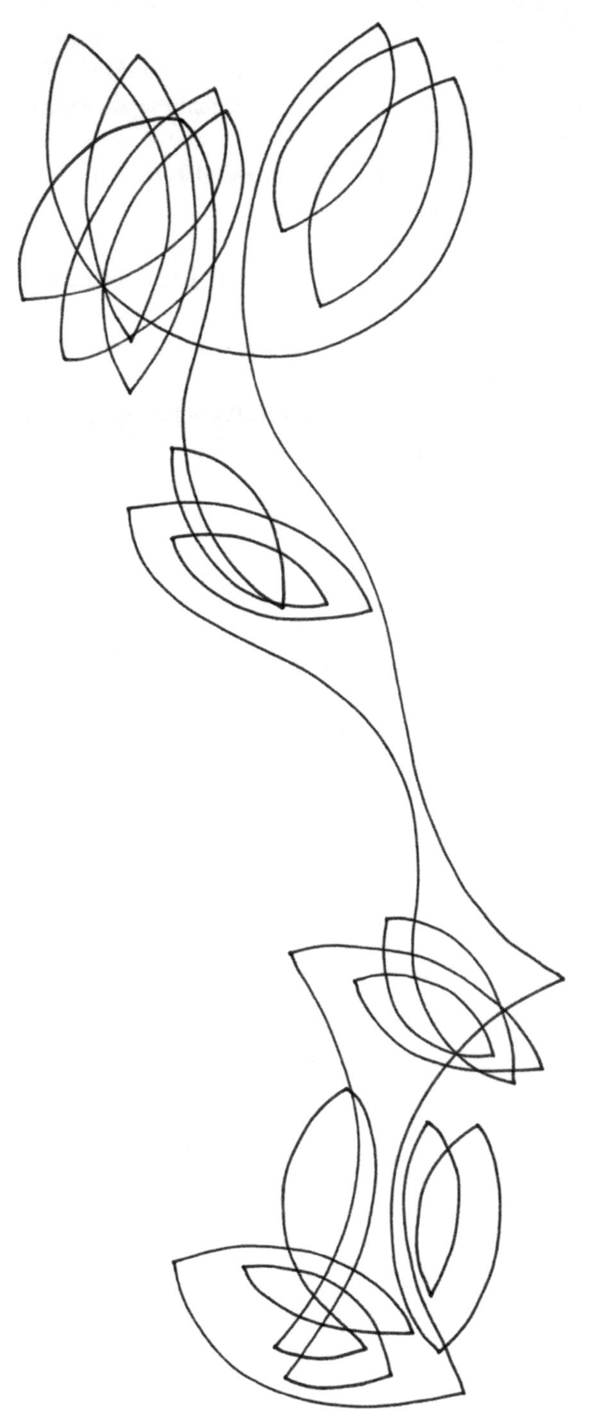

Das Zypressenöl

(Cupressus sempervirens)

Recht anders als für die unsterbliche Immortelle ist bei der »ewig-lebenden« (*sempervirens*) Zypresse die Verbindung vom Diesseits zum Jenseits. Mythen und Verkündigungen berichten uns Außerordentliches: Odysseus Palast auf Ithaka, das Symbol des Selbst, war aus Zypressenholz errichtet. Auch Noah benutzte das Holz der Zypresse für seine Arche (Jesaja 6, 14). Und Jesaja verkündet im Alten Testament: Im neuen Jerusalem werde des Libanons Pracht einkehren, Tanne, Buchsbaum und Zypresse werden Gottes heiligen Wohnort schmücken (Genesis 60, 13). Hier steht die Zypresse mit dem Allerheiligsten in Verbindung. Salomons Tempel, der das Allerheiligste bewahrte, war in seinem Kern mit den heiligen Hölzern von Zedern und Zypressen getäfelt. Die mittelalterliche Alchimie verband die Zypresse mit dem untersten Teil der Wirbelsäule, dem Sakrum. Seit altersher wird die Zypresse dem strengen, ehrwürdigen, in großen Zyklen arbeitenden Saturn zugeordnet. Hildegard von Bingen empfiehlt Zypressenbäder, um nach großer Schwäche (Kräfteverfall, Altersschwäche, Nervenschwäche) wieder auf die Beine zu kommen. Sie verbindet die Zypresse mit dem Gottgeheimen, dem Secretum Dei. [32]

Pflanze und Signatur

Ursprünglich aus Kleinasien kommend, findet man die Mittelmeer-Zypresse mittlerweile in allen warmen Gebieten der Nordhalbkugel. Jeder kennt den markanten, bis 25 m großen, flammenförmigen Baum, der bei uns nur bedingt winterhart ist. Er ist einhäusig, getrenntgeschlechtlich, das heißt, männliche und weibliche Zapfen wachsen am selben Baum. Mittelmeer-Zypressen können bis weit über 1000 Jahre alt werden. Man unterscheidet die säulenförmige »männliche« von der »weiblichen« Ursprungsform mit ausladender Krone, die mehr im östlichen Mittelmeer zu finden ist. Die Nadeln sind schuppenförmig verzweigt. Die harten, runden Zäpfchen brauchen zwei Jahre, um zu reifen, bleiben aber oft noch weitere Jahre verschlossen, bis sie sich öffnen. Für die Signatur sticht die klare Flammenform hervor, der sich alles unterordnet. Nichts irdisch Horizontales, steht ihrem Drang gen Himmel entgegen. Ein anderes starkes Merkmal ist, dass die Zypresse in der Lage ist, auch ihr Holz mit Öl zu durchdringen, das heißt, das Feuerprinzip des Öles auch in ihre festeste Substanz zu bringen. Das ist besonders bemerkenswert und macht das Holz witterungsbeständig, insektenresistent und dauerhaft.

Biochemie

62 - 90 % Monoterpene, 3 - 9 % Monoterpenole, 3 - 8 % Sesquiterpene, 2 - 8 % Ester und andere. Die formbetonten, funktionsstärkenden und die irdische Umsetzung stützenden Monoterpene bestimmen das biochemische Bild, interessant ausbalanciert durch die freudebringenden Monoterpenole, die harmonisierenden Ester und die inneren Werte der Sesquiterpene.

Das Wesen des Zypressenöls

Du spürst, ich bin einen langen Weg gegangen und bin an einen Ort der Sammlung, der Ruhe und der Verinnerlichung gelangt. Als eine kleine Gruppe von Gleichgesinnten treffen wir uns hier. Wir sind uns einig über die Ziele und Ideale, unsere innersten Anliegen. Es geht um höhere Entwicklungsziele, die weit über uns hinausreichen. Das treibt uns an und gibt uns Einigkeit. Jeder spielt seine Rolle in dem großen Werk – wir handeln in höherem Auftrag und arbeiten am Wohl des Großen und Ganzen. Von höherer Warte wurde der Plan mit Weitsicht und von langer Hand ausgearbeitet. Jeder weiß genau, was zu tun ist, und auf jeden kommt es an. Es sind die Besten ihres Faches, vereint durch das hohe Werk. Es ist eine Ehre und große innere Freude für jeden von uns, dabeisein zu dürfen – nur einige werden ausgewählt. Jeder kann sich auf den anderen verlassen.

Meist verfolgen wir unsere Ziele im Stillen – es dringt nicht viel nach außen von dem, was wir tun. Das schützt uns und macht uns ausgesprochen wirkungsvoll. Die Früchte unserer Arbeit kommen vielen zugute. Still, beharrlich und unbeirrt verfolgen wir unser Ziel. Es tut gut, einer solchen Gemeinschaft anzugehören – keiner macht großes Aufhebens um sich selbst, die Dinge werden zielstrebig vorangebracht. Wie ein Uhrwerk läuft alles ab und wird am Ende gedeihen. Es braucht Ruhe, Geistesgegenwart und volle Konzentration. Eine stille innere Freude trägt und vereint uns. Falls es Schwierigkeiten gibt, ist schnell Hilfe zur Stelle, gegebenenfalls wird der Plan etwas angepasst. Regelmäßig beraten wir uns und finden meist schnell eine Lösung. Wenn es erforderlich ist, bekommen wir Unterstützung von oben. Wir sind ein Verbindungsglied zwischen Oben und Unten. In der Horizontalen bauen wir an den vertikalen Verbindungen. Wir sind im Weltlichen zuhause, sind doch ganz vom Geistigen getragen und bringen es auf die Erde. Der größte Jubel ist, wenn die hohe Aufgabe gut gelungen und alles wieder einen Schritt weitergeführt ist. Das erfüllt uns mit heiterer Feierlichkeit und großer Freude.

Das Lebensprinzip des Zypressenölwesens

Zunächst wartet der Duft des Zypressenölwesens mit einer gewissen trockenen Nüchternheit auf. Darunter allerdings liegt eine geheimnisvolle Tiefe. Gerade zuvor habe ich das Kapitel zum Rosengeranienölwesen geschrieben – größer könnte der Gegensatz kaum sein. Im Vergleich zur ausströmenden, süßen, lieblichen, ausgelassenen Rosengeranie grenzt sich das Zypressenölwesen viel stärker ab – nicht als bewusster Akt, nicht als Selbstzweck des Abgrenzens, sondern als innewohnende Konsequenz seines Lebensprinzips. Statt zwischenmenschlicher Nähe und der Süße des Lebens kommt einem ein feierlicher Ernst, eine vordergründig sachliche Nüchterheit und dahinter eine schier unerschöpfliche geistige Tiefe und Wärme entgegen. Genauso eindeutig, wie das Rosengeranienölwesen nur weiblich sein kann, ist das Zypressenölwesen männlich. Seine, eben männliche, starke Kraft der Verinnerlichung bringt nach außen eher eine gewisse Unauffälligkeit mit sich. Man muss hinter die Oberfläche schauen wollen, um seine tieferen Qualitäten kennenzulernen. Je weitgehender man sich auf sein Wesen einlässt und es in sich aufnimmt, desto mehr zeigt es sich. Ohne Umschweife fordert uns das Zypressenölwesen in die eigene Tiefe. Dem Äußeren gilt seine sachliche Bestandsaufnahme. Es hat seine Funktion und Aufgabe, aber dabei möchte es das Zypressenölwesen auch belassen. Mehr Aufmerksamkeit kann er der Oberfläche des Lebens nicht widmen. Und worum geht es ihm wirklich? Die Antwort liegt in der Wendung nach innen. Folgt man dieser Bewegung, trifft man auf seine starke Substantialität, eine gewisse Dichte –

alles erscheint geordnet, an seinem Platz. Er bildet die Struktur, um weiter in die Tiefe zu gehen – einerseits in die Tiefe, ebenso jedoch in die Gegenbewegung nach oben. Und da beginnt es feierlich zu werden. Hier wird klar, es geht nicht mehr um persönliche Motive – sein Lebensprinzip hat die persönliche Sphäre längst hinter sich gelassen und hat sich dem Überpersönlichen verschrieben. Da entstehen Weite, Fülle, Ruhe, Behaglichkeit und da treffen wir auf seine Süße, die sich eben in einem ganz anderen Lebensbereich abspielt als bei dem Rosengeranienölwesen. Wovon uns die Süße des Zypressenölwesens spricht? Sie ist feiner, zarter Natur, wie eine ganz stille Befriedigung. Sie ist so intimer Natur, dass man kaum von ihr sprechen möchte – man fürchtet, sie zu verlieren. Es dreht sich nämlich um Vorgänge, die sich zwischen der menschlichen und der geistigen Welt abspielen – die Süße einer stillen Übereinstimmung von hohen Zielen, von hehren Absichten. Daraus erwächst eine starke Kraft. Geistessphäre und Menschensphäre wachsen zusammen. Der Boden für eine fruchtbare und wirkungsvolle Zusammenarbeit ist gelegt, einer Zusammenarbeit, die sich immer weiter vertiefen möchte. Natürlich, alle ätherischen Ölwesen vermitteln auf die eine oder andere Art und Weise zwischen geistiger und physischer Welt. Dem Zypressenölwesen geht es um eine klare, bewusste, man könnte sagen alltagspraktische Verbindung, die hohe Ideale in eine konkrete irdische Form gießt. Ein Mensch, der das Zypressenölprinzip zur Geltung bringen will, muss in beiden Sphären gut verankert sein. Keine leichte Aufgabe!

Das ist das Schnörkellose des Duftes. Soll das gelingen, braucht es eine klare, eindeutige, alle Lebensbereiche durchdringende Ausrichtung darauf. Wem das ein Anliegen ist, dem steht das Zypressenölwesen gerne zur Seite. Sein Lebensprinzip braucht nicht nur Kenntnisse, sondern echte körperliche Beheimatung in den irdischen Strukturen. Der Körper ist darauf eingerichtet, Träger des Geistigen zu sein. Allerdings ist das Geistige nicht selten seiner ursprünglichen Bestimmung entfremdet und weit weg von seiner wirklichen schöpferischen Qualität. Dies drückt sich sodann auch im Physischen aus, beispielsweise in Haltungsschwächen, Rükkenschmerzen, Bandscheibenvorfällen oder Nervenproblemen. Der Körper muss in gewisser Weise stärker werden, um immer aufnahmefähiger für höhere geistige Inhalte zu werden. Nicht stärker im muskulären Sinn, sondern im Sinne eines kräftigen Vehikels für die starken Kräfte, die aus der geistigen Welt zu uns strömen wollen. Das betrifft unsere Ganzheit, sprich unser Nervensystem, unser Herz-Kreislaufsystem und unseren Stoffwechsel. Diese drei Teilbereiche müssen so ausbalanciert sein, dass sie immer stärkere geistige Eindrücke aufnehmen, verarbeiten und umsetzen können.

Das Gegenbild sehen wir im Drogenkonsum: Der Unvorbereitete nimmt eine Droge, eine halluzinogene Substanz, die ihm ein Tor öffnet, das er von sich aus nicht öffnen könnte, das ihm, wenn auch verzerrt und in meistens unwahrer Form, Zugang zu Unsichtbarem verschafft. Der unvermeidliche Preis nach meist schon kurzer Zeit: neben seelischem und geistigem Verfall eine zunehmende körperliche Schwächung. Für den Unvorbereiteten wirkt die halluzinogene Substanz als ein Gift. Bei den meisten Naturvölkern waren die halluzinogenen Pflanzen heilig. Nur Auserwählte durften nach langer Vorbereitung innerhalb von speziellen Zeremonien das Wesen der psychogenen Pflanze treffen, um Offenbarungen zu erhalten. Dieser in alten Zeiten geeignete Weg der geistigen Wahrnehmung hat für den Menschen der heutigen Zivilisation eher eine geistig abdämpfende Wirkung. Durch unsere gesteigerten Bewusstseinskräfte ist für uns der Weg über eine vollbewusste, selbst hervorgebrachte höhere Wahrnehmung fruchtbarer. Und dazu brauchen wir andere Fähigkeiten als der Mensch der Naturvölker. In der Ausbildung höherer Wahrnehmungsfähigkeit kann uns das Zypressenölwesen auf die Sprünge helfen, auf die Höhe unseres echten Potentials zu kommen: Schon als Baum ist die Zypresse ein wunderbares Abbild ihres Prinzips, der direkten Verbindung von Geistigem und Irdischem. Wie eine lebendige grüne Flamme kennt die Zypresse nur eine Richtung – ohne jede Windung, schnurstracks gen Himmel. Das knappe Astwerk fügt sich der unverwechselbaren Flammenform ein. Es versorgt den Zentralstamm mit gerade so viel lebendigem Grün, dass sich die schlanke grüne Flammenform bildet. Die kompromisslose Ausrichtung auf das Himmlische verwirklicht die Zypresse als gut verwurzelter, hochwachsender Baum, dem auch kein Sturm so schnell etwas anhaben kann. Bis in jede Faser richtet sie ihre Struktur auf ihre Aufgabe, ihr Lebensprinzip aus – in dieser Form sicher einzigartig. Nicht umsonst ist das Zypressenölwesen eines der strukturstärkendsten Öle – körperlich, seelisch und geistig. Für alle Zustände, in denen es an Formkräften fehlt, ist es eine unschätzbare Hilfe: Sei es der untröstliche Liebeskummer, die kaum überwindbare Trauer oder Wut, Gefühlsschwankungen, Konzentrationsschwäche, Lernschwierigkeiten, Entscheidungsschwäche, Opferhaltung, Ruhelosigkeit, schwacher Wille, für »zu nah am Wasser gebaute« Naturen und überall dort, wo das Gefühlsleben in ungünstiger Weise alles andere dominiert. Körperlich wären in diesem Zusammenhang Krampfadern, Hämorrhoiden, Bettnässen, Senkungsbeschwerden, Inkontinenz, zu starke Menstruation oder vergrößerte Prostata zu nennen. Wie das Wort Symptom (griech. *sým-ptoma* – das Zusammenfallen, -treffen) schon besagt, sind dies körperliche Anzeiger, die auf zu entwickelnde seelisch-geistige Qualitäten hinweisen. Sie sind nur der körperliche Ausdruck der seelisch-geistigen Aufgaben.

Auch wenn wir nicht Vertreter seines Lebensprinzipes sind, sondern »nur« einen gewisse Strecke mit ihm gehen, hilft uns das Zypressenölwesen, Ordnung in unser Seelengefüge zu bringen und die richtigen Prioritäten zu setzen. Auch hier gilt wieder: Selbst nichts zu tun und zu erwarten, das Ölwesen werde es schon richten, führt nicht allzu weit. Erst die aktive Mitarbeit, in der wir uns mit dem Zypressenölprinzip anfreunden und es mehr und mehr verinnerlichen, wird die Resultate nicht nur kurzzeitig, sondern von dauerhafter Natur sein lassen. Das Zypressenölwesen ist ein Wächter, ein Schwellenöl. Nur ein kleiner Teil seines Wesens ist im Duft unmittelbar zugänglich. Allerdings spürt man deutlich: Das ist erst der Anfang – alles weitere hängt davon ab, wie weit ich mich seinem Wesen öffne. Es hilft uns, Kraft zu sammeln, um Schwellensituationen im Leben zu meistern. In Schwellensituationen muss ich immer eine liebgewordene, jedoch nicht mehr angemessene Sicherheit aufgeben, um mich auf einer neuen Stufe zunächst in Unsicherheit zu begeben. Was dann trägt, sind die inneren Qualitäten, die ich zuvor erworben habe. Das Leben stellt uns immer wieder vor solche Situationen: Der Partner verlässt einen, oder man muss selbst diesen Schritt tun, man verliert seine Arbeit, der Tod eines geliebten Menschen, das soziale Umfeld bricht weg, eine gemeine Verleumdung, eine ernste Erkrankung oder ein schwerer Unfall. Unter völlig neuen Bedingungen muss man dann seinen Weg finden. Nicht selten zeigt sich Jahre später dabei, als was für ein Segen sich die einstmalige Pein entpuppt. Dies alles sind Vorbereitungen auf die große Schwelle, die auf uns zukommt, wenn wir im Tod in die geistige Welt hinübergehen. Man kann sich jedoch auch bewusst schulen, um schon im Leben diese Schwelle zur geistigen Welt zu überschreiten und so das irdische Wirken mehr mit der geistigen Welt in Zusammenhang zu bringen. In diesem Vorhaben unterstützt uns das Zypressenölwesen von Herzen. Nicht umsonst ist die Zypresse von altersher einer der Bäume, die man gerne auf Friedhöfen pflanzt. Als Schwellenwesen kann es den hinübergegangen Seelen helfen, in die geistige Welt zu gehen, sich zu orientieren und den richtigen Weg zu finden. Das Zypressenölwesen kann dort Führer sein, weil er selbst diese Schwelle gemeistert hat und in beiden Welten gleichermaßen zuhause ist. Er ist zum Kenner, zum Meister dieser Schwellensituationen geworden. Klar zeigt er die Schwächen, die uns Kraft für diese Situationen nehmen. In einem hohen Maße hat er seine Gefühle, Emotionen, Triebe und Leidenschaften geläutert – in Schwellensituationen würde ihm das sonst schnell zum Verhängnis werden.

Das macht die große Ruhe und Sicherheit aus, die er vermittelt. Einerseits lässt er uns erst über die Schwelle, wenn wir reif dafür sind, andererseits hilft er uns, die Qualitäten auszubilden, die wir dafür brauchen: die Entschiedenheit, Erkanntes zügig umzusetzen, die klare Fokussierung auf das Wesentliche, ein Verantwortungsbewusstsein, das rechtzeitig eingreift, wenn Gefahr im Verzug ist, die Zuverlässigkeit eines Felsens in der Brandung – alles in allem eine unverrückbare Stringenz. Wird er gerufen, den festgefahrenen Karren wieder aus dem Dreck zu ziehen, macht er sich ohne Umschweife an die Arbeit, erkennt, was erforderlich ist, holt sich die nötige Hilfe und schreitet zügig zur Tat. Im Wirtschaftsleben wäre er ein idealer Konkursverwalter, mit dem die strauchelnde Firma wie Phönix aus der Asche wiederauferstehen kann. Als natürliche Autorität ist er eine geborene Führungspersönlichkeit. Es geht ihm um das größere Wohl, den größeren Zusammenhang. Eitelkeit, Eigennutz, Autoritätsgehabe, zu hohe Ambitionen sind ihm zuwider. Er führt mit Enthusiasmus, mit hohen Idealen, die er selbst als Erstes einlöst und mit großem Respekt vor seinen Mitstreitern, die er dabei völlig freilässt. Er weiß, je mehr er vertraut, je mehr Freiraum er lässt, desto mehr wachsen alle über sich selbst hinaus. Manchem mag er vielleicht etwas unnahbar erscheinen, was allerdings mit seiner starken Fokussierung zu tun hat. Das Leben ist zu kurz und zu kostbar für ihn, um Vergangenem nachzuhängen, sich zu grämen oder anderen die Schuld zuzuweisen – zu viel wartet darauf, getan zu werden. Er sagt, was zu sagen ist, zieht, wenn nötig, Konsequenzen, jedoch trägt er nichts nach und verurteilt nicht. Auch bei großen Erfolgen bleibt er schlicht und bescheiden und lässt sich nicht blenden. Er schaut das Irdische vom Standpunkt des Geistigen an und erhält von dort seine Inspirationen. Selbst wenn Not am Mann ist, lässt er sich nicht aus der Ruhe bringen und behält den Überblick. In Nöten und Bedrängnissen bewahrt er seinen Handlungsspielraum mit einer Unbeschwertheit und Leichtigkeit, die von höheren Quellen inspiriert ist. Er wird tun, was ihm möglich und lässt sich nicht vorschnell zu etwas drängen.

Umgekehrt handelt er blitzschnell und energisch, so es die Lage erfordert, ohne dabei in Impulsivität oder Aktionismus abzugleiten. Lieber tritt er zurück, wenn vor die Wahl gestellt, Karriere zu machen, dabei aber seine Integrität zu verlieren. Er hat gelernt zu warten, wann der richtige Zeitpunkt für seine Sache gekommen ist. Er blickt zu weit und weiß zu sehr um die Folgen, um sich zu verstricken. Indem er alles Überflüssige lässt, gewinnt er Freiheit und Leichtigkeit. Bei aller Sachlichkeit und Objektivität vermag er, hochgradig zu inspirieren. Seine Ideale und seine Liebe zur geistigen Welt würden ihn auch zu einem idealen Priester machen. In früheren Zeiten könnte er ein guter Ritter oder weiser König gewesen sein.

Ein Beispiel aus moderneren Zeiten ist Dag Hammarskjöld, Generalsekretär der Vereinten Nationen von 1953 - 1961. Selbst hochspirituell und tief gläubig, trat er mit dem Ideal an, unabhängig von mächtigen Einzelinteressen, der Menschheit zu dienen. Dies trug ihm schnell die Feindschaft eben jener Mächtigen ein. Er richtete den ersten Meditationsraum der UNO ein. Noch heute kann man den großen Meteorit bestaunen, den er als Sinnbild für kosmische Inspiration in das New Yorker UN-Hauptgebäude bringen ließ. Die Schriften christlicher Mystiker verinnerlichte er ebenso wie Werke des Zen. Als 1956 Ägypten den Suezkanal verstaatlichte, rückten Frankreich, England und Israel in die Kanalzone ein. Hammarskjöld legte die Krise bei, indem er die »UN-Blauhelme« begründete und sie vor Ort stationieren konnte. Mitten in der Kongokrise des Jahres 1961, in der die rohstoffreiche Provinz Katanga sich abgespalten hatte und ein Bürgerkrieg tobte, hatte er vor, Katanga unter den Schutz der »UN-Blauhelme« zu stellen. Damit stellte er sich insbesondere den Interessen Russlands und Englands in den Weg. Nach ergebnislosen Gesprächen in Leopoldville, flog er nach Ndola an die Grenze von Katanga zu Rhodesien. Dort wollte er mit dem Anführer des abtrünnigen Katanga einen Waffenstillstand aushandeln. Der Flughafen von Ndola meldete den Landeanflug der Maschine. Erst sechs Stunden später ließ der Flughafen verlautbaren, die Maschine sei nicht eingetroffen. Die Maschine stürzte in der Landeschleife ab, man fand die Insassen mit Kugeln übersät. Der einzige Überlebende starb nach dem Verhör der nordrhodesischen Polizei – das Protokoll dieses Verhörs ist bis heute unter Verschluss.

In seinem Zimmer in Leopoldville fand man das Buch »Die Nachfolge Christi« von Thomas von Kempen, in das er seinen Amtseid, nur dem Geiste der UNO-Charta zu dienen, eingeschrieben hatte. Posthum wurde ihm wenig später 1961 der Friedensnobelpreis verliehen.[33]

In einzigartiger Art und Weise vereint Dag Hammarskjöld die maßgeblichen Qualitäten des Zypressenöl-Lebensprinzips: seine klare innere Ausrichtung an höchsten geistigen Idealen, ein tiefer Glaube, höchste fachliche Kompetenz, Unerschrockenheit, seine Integrität, seine persönliche Bescheidenheit und sein Geschick, hohe allgemeinmenschliche Zielsetzungen in der Welt zu verwirklichen. Nun sind die wenigsten von uns natürliche Zypressennaturen. Und doch ist das Zypressenölwesen so zentral für uns. Er befeuert die Flamme der Ideale in uns, unsere Geradlinigkeit, unsere Aufrichtigkeit. Er weist auf das Zentrale, Wesentliche, wofür wir hier auf Erden angetreten sind, was wir konkret umsetzen wollen und nur allzuleicht aus dem Blick verlieren. Unser Wohlbefinden, unsere Komfortzone könnte ihn kaum weniger interessieren – er rüttelt auf und weist auf die

Tiefe, die wir vermeiden. Bleiben wir unter unseren höheren Möglichkeiten zurück, gibt er wieder ein Gefühl davon, was alles möglich ist. Er zeigt uns die Schwelle, die wir vermeiden, stärkt und ermutigt uns, den Schritt zu tun. Orientierungslose Jugendliche führt er wieder zu sich selbs. Denjenigen, die in ihrer Schiene verfangen sind, hilft er in die befreiende Weite und zügelt umgekehrt ein zu ausschweifendes Leben. Er ordnet, was der wohltuenden Ordnung entbehrte, und führt in das rechte Maß. Wem es schwerfällt, sich abzugrenzen, dem verhilft er zu gesunden Grenzen. Bei großem Kummer tröstet er, fügt zusammen, wenn wir auseinanderfließen. Er hilft, sich mit sich selbst wieder zu versöhnen und neu zu starten. Ein regelrechter Balsam ist er für angegriffene Nervensysteme, die er schnell wieder auf die Beine stellt. Das Zypressenölwesen ist hervorragend für Menschen, die zu einem Übermaß im Denken oder Reden neigen.

Unerlöst

So ein wunderbares Lebensprinzip ist natürlich nicht so einfach ins praktische Leben umzusetzen. Wo die Anlage vorhanden, jedoch die innere Kraft und Reife fehlen, kommen die unerlösten Seiten in uns zum Vorschein. Das Zuviel davon, sprich zu viel Ambition und Ego, verliert die Elastizität und vielleicht den Kontakt zu den hohen Idealen und wird möglicherweise korrumpierbar. In hohen Positionen, für die er wie geschaffen ist, sind die Versuchungen natürlich zahlreich. Fehlt es an der inneren Souveränität, dann kann er die anderen eben nicht freilassen, weiß es besser, redet hinein, ist überkontrollierend, unflexibel und dominant. Erlischt das Feuer der Ideale, rückt die Jagd nach Reichtum, Einfluss, Macht und äußeren Reizen an die Stelle. So kann er ein kühler Machtmensch werden, der auf seinem Weg zum Erfolg hochintelligent Schachzug um Schachzug setzt und den es nicht kümmert, wie viele andere dabei auf der Strecke bleiben. Der kühl kalkulierende Investmentbanker, den es nicht interessiert, wenn auf Grund seiner Spekulation die Nahrungsmittelpreise in die Höhe schnellen und Millionen von Menschen in Not geraten, wäre ein Beispiel des unerlösten Zypressenölprinzips – ein kaltes eigennütziges Effizienzdenken, in dem andere Menschen nur noch das nötige Mittel zum Zweck der Bereicherung oder Bemächtigung sind. Andere Fallen des Zuviel vom Zypressenprinzip sind Asketentum, Humorlosigkeit, Starrköpfigkeit, Zwanghaftigkeit, Vereinseitigung und in der Folge auch Vereinsamung, weil das Verbindende, Schwingende zu den anderen Menschen verloren gehen.

Die andere Schlagseite ist das Zuwenig des Prinzips: Der zu zaghafte, wenig selbstbewusste Zögerer, dessen Strukturkraft und Ordnungssinn in Pedanterie und Kleinkariertheit steckenbleiben; oder ein zu starkes sich Zurücknehmen für die anderen, das sich die wirkliche Lebensentfaltung und Verwirklichung seiner Ideale versagt. Andere Spielarten des Zuwenig sind der ungeerdete Luftikus oder ein zu ausschweifender Lebensstil. Ein größerer Mangel seines Prinzips zeigt sich in Orientierungslosigkeit, Entscheidungsunfähigkeit, Inkonsequenz, Opfermentalität, Abgrenzungsproblemen, Realitätsflucht, Zerstreutheit, Gefühlschaos, Willensschwäche oder Hoffnungslosigkeit. In beiden Fällen, bei der Unter- wie bei der Übertreibung seines Lebensprinzips, hilft das Zypressenölwesen, wieder die gesunde, kraft- und freudvolle Mitte zu erreichen.

Der Unterschied zum Ravintsaraölwesen

In seiner Solidität, Aufrichtekraft und Orientierung auf die höheren Welten ähnelt das Zypressenölwesen sehr dem Ravintsara. Worin bestehen die Unterschiede? Ravintsara hat die Einsamkeit und die Abgeschiedenheit fruchtbar gemacht. Ohne Umschweife hat er die Kälteprozesse, die Dunkelheit wie seine Dämonen gemeistert. Auf seinem Weg in die geistige Welt hat er seine eigene Führerschaft erworben. Körperlich sticht seine beispiellose antivirale Wirkung hervor, an die wenige andere Ölwesen heranreichen. Das Zypressenölwesen hat sich eine enorme Struktur- und Formkraft auf allen Ebenen erarbeitet. Mit seiner Meisterschaft in Schwellensituationen ist er gemeinschaftsorientierter. Das Zypressenölwesen nimmt einen eher an die Hand, er wirft einen weniger auf sich selbst zurück, wie es das Ölwesen des Ravintsara tut. Beide sind stark beruhigend und haben Ängste überwunden – jeder in seinem Kontext.

Wirkungen

Auch wenn die Liste kleiner ist, als bei manchen anderen Ölen unserer Auswahl, ist das Zypressenöl da, wo es angezeigt ist, oft der Meister auf seinem Gebiet.

- allgemeine Stärkung der Formkräfte ++++
- stark adstringierend ++++
- gefäßverengend ++++
- schweißhemmend ++++
- emmenagog – reguliert die Menstruation +++
- stärkt den venösen Fluss +++
- testosteronwirksam – das sehr männliche Lebensprinzip des Zypressenöles wirkt ordnend auf den Testosteronspiegel +++

Indikationen

Alle genannten Indikationen zeigen, dass das gesunde Lebensprinzip des Zypressenölwesens nicht ausreichend vorhanden ist. Das Ölwesen kann nur helfen, wenn die vorliegende Symptomatik Ausdruck seines fehlenden gesunden Lebensprinzips ist. So ist bei jedem Symptom zu klären, welches Lebensprinzip hier primär vonnöten ist. Mehr dazu in Kapitel »Wege zum richtigen Öl – die Ölefindung«.

Haut: bei Neurodermitis, die in der Regel mit einer Abgrenzungsproblematik einhergeht, hilft es auch seelisch zu einer gesunden Abgrenzung – auch bei Kindern (Einreibung, Öldispersionsbäder = Ödb), übermäßige Schweißbildung (3x 1 Tr innerlich und Einreibung oder Ödb) , Rosacea, ölige Haut, Akne

Atemwege: chron. Bronchitis, Husten, Keuchhusten, Reizhusten, vorbeugend bei allergischem Schnupfen (Einreibung oder Ödb)

Stimme: gute Möglichkeit bei Stimmverlust und Laryngitis (innerlich 3x 1 Tr und Einreibung oder Ödb)

Ohren: eines der Öle, die für Tinnitus in Frage kommen (Ödb)

Fortpflanzungsorgane:

♀ wirkt hemmend auf das Wachstum von Eierstockzysten (innerlich 3x 1 Tr und Einreibung oder Ödb), Menorrhagie – seine stark adstringierende Wirkung wirkt sich besonders günstig bei zu starker Menstruation aus (innerlich 3x 1 Tr oder Ödb); wenn Mädchen statt der Periode immer Nasenbluten bekommen: 1 Tr tägl. in die Mundschleimhaut der Wange einreiben

♂ Prostata- und Hodenentzündungen, Prostatavergrößerung: eines der besten Öle für die Prostatavergrößerung und das damit verbundene vermehrte nächtliche Wasserlassen oder gar Harnverhaltung (innerlich

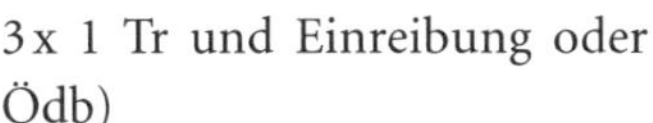

3x 1 Tr und Einreibung oder Ödb)

urologisch: Inkontinenz – seine zusammenziehende und die Formkräfte stärkende Wirkung macht das Zypressenöl zu einem idealen Helfer bei Inkontinenz (innerlich 3x 1 Tr und Einreibung oder Ödb), Bettnässen bei Kindern – es bringt wieder das gesunde Strukturprinzip in die Blase (Einreibung oder Ödb).

neurotonisch, nervenstärkend, beruhigend: stärkt zerrüttete Nerven, gibt seelischen Halt, gibt Orientierung bei Orientierungslosigkeit, hilft zur inneren Ruhe, wenn äußerlich alles drunter und drüber geht (auch Ravintsara, Vetiver), hält zu nah am Wasser gebaute Menschen zusammen, stabilisiert Menschen, die zu schnell aus der Haut fahren, bei seelischem Ungleichgewicht, eines der Öle für Hyperaktivität und Aufmerksamkeitsdefizitsyndrom (auch Vetiver), bei beginnendem Alzheimer: Im Alzheimer zeigt sich oft ein unbewusstes »Abgeben wollen« von sich selbst. Der Alzheimerpatient möchte keine Verantwortung mehr übernehmen, unbewusst möchte er versorgt werden. Da kommt es nun darauf an: Kann derjenige das Wesen des Zypressenöls wenigstens teilweise integrieren, sich davon berühren, inspirieren lassen oder lässt er es quasi vor der Tür stehen. Da bei der Heilung der eigene Heilungswille unabdingbar ist, hängt davon der Erfolg der Behandlung maßgeblich ab. Dafür ist die entsprechende therapeutische Begleitung entscheidend, weil der Mensch alleine dazu in der Regel kaum in der Lage sein wird. (Ödb)

Bindegewebe: das Zypressenöl stärkt und strafft das Bindegewebe: Bindegewebsschwäche, vorbeugend für Leistenbrüche oder auch nach Leistenbrüchen, um das Gewebe

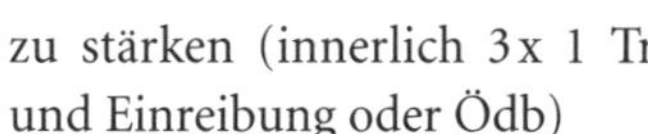

zu stärken (innerlich 3x 1 Tr und Einreibung oder Ödb)

kreislaufanregend: Hypotonie (innerlich 3x 1 Tr und Einreibung oder Ödb)

Schlaf: gutes Öl für Schlafstörungen (Einreibung oder Ödb)

venenstärkend: eines der besten Öle für Krampfadern und Hämorrhoiden, da es die Venenwände stärkt, die Venen zusammenzieht und den venösen Blutfluss verstärkt (innerlich 3x 1 Tr und Einreibung oder Ödb)

blutstillend: bei innerlichen und äußerlichen Wunden, Nasenblutungen (pur auf den betroffenen Nasenflügel einreiben), Zahnfleischbluten (innerlich, Einreibung oder Ödb)

schweißhemmend: Fuß-, Klimakteriumsschweiß (innerlich 3x 1 Tr oder Ödb)

seelisch: Ängste, Angst vor dem Alleinsein (auch Ravintsara), Zwänge, Entscheidungsschwäche, bei Abgrenzungsproblematik (meditatives Riechen und/oder Ödb)

Lernstörungen: durch seine Konzentrations- und Strukturierkraft ist das Zypressenöl eine gute Möglichkeit bei Lernstörungen, Lese-, Rechen- und Rechtschreibschwierigkeiten (meditatives Riechen und / oder Ödb)

Kinder: Neurodermitis, Lernschwierigkeiten, Prüfungsangst, Schulangst, Angst vor dem Einschlafen (Angst vor dem Schwellenübergang in den Schlaf) (innerlich 3x 1 Tr und Einreibung oder Ödb)

allgemeine Schwäche: Burnout, Rekonvaleszenz nach stark schwächender Erkrankung oder Operation, Kräfteverfall, Altersschwäche, Nervenschwäche (innerlich 3x 1 Tr und Einreibung oder Ödb)

Sterbebegleitung: Da das Zypressenölwesen auf beiden Seiten der Schwelle zuhause ist, ermutigt, begleitet und hilft es uns für den großen Übergang. (Einreibung)

Anwendung, wenn nicht bereits anders beschrieben,

äußerlich: Einreibung: 1 - 2 Tropfen auf etwas fettem Trägeröl; Öldispersionsbäder: 4 Tropfen auf 3 ml Olivenöl

Einnahme: 1 - 2 Tr in etwas warmen Wasser 3 x tägl.

Kontraindikationen
Nicht während der Schwangerschaft und Stillzeit, nicht bei Bluthochdruck

Herkunft: Mittelmeerraum

Destillierte Pflanzenteile: Zweige

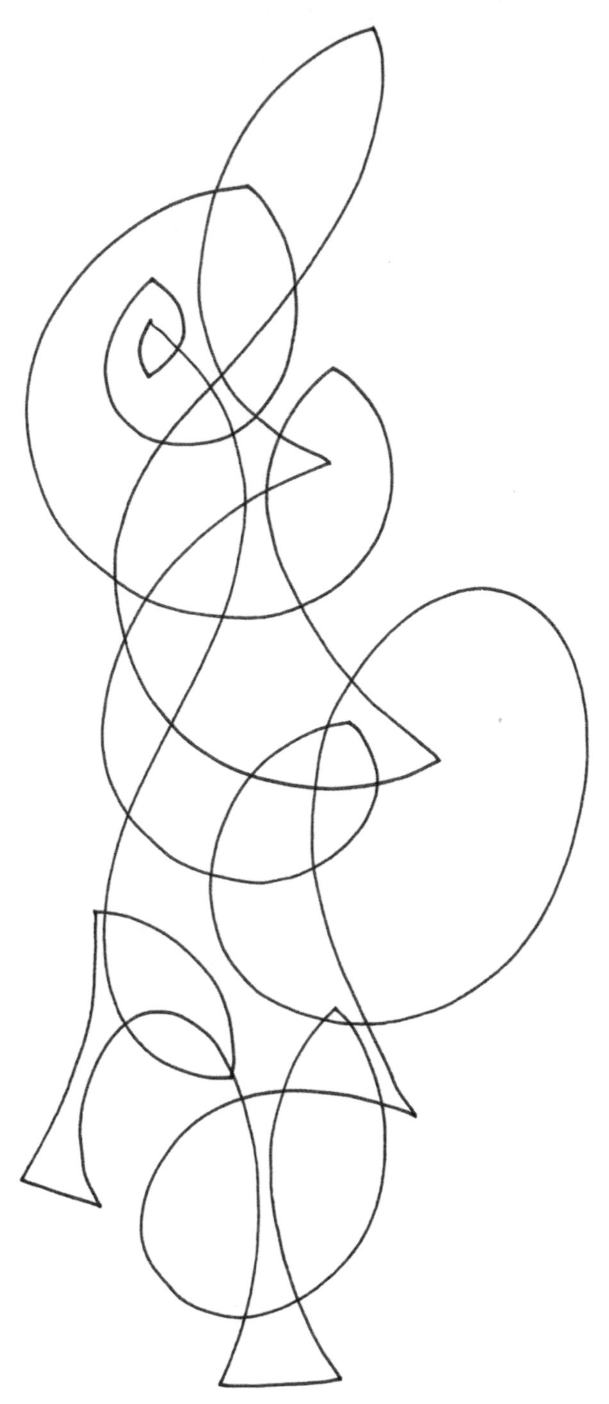

Drachenblut – Sangre de Drago

(Croton lechleri)

Auch wenn es oft als Öl bezeichnet wird, ist Drachenblut kein ätherisches Öl, sondern ein Baumsaft der Wolfsmilchgewächse. Deshalb habe ich das Drachenblut nicht in der alphabetischen Reihenfolge der ätherischen Öle angeführt, sondern gewissermaßen zum krönenden Abschluss. Der Drachenblutbaum ist in den Regenwäldern Südamerikas zuhause. Sein geheimnisvoller blutroter Saft ist charakterlich wie in seinen Wirkungen so herausragend, dass er in unserer besonderen Sammlung nicht fehlen konnte. Nicht zu verwechseln ist unser Croton lechleri aus der Familie der Crotons mit den gänzlich anderen arabisch-afrikanischen Drachenblutbaumarten der Dracaena-Familie, wie sie auf der arabischen Halbinsel, den Sokotra-Inseln und auf den Kanaren vorkommen. Diese Dracaenabäume sondern einen roten, medizinisch wertvollen Harz ab.

Pflanze und Signatur

Das Drachenblut entstammt einem bis zu zwanzig Meter hohen Baum aus den höher gelegenen Regenwaldregionen des Amazonasgebiets. In der Regel haben die Pflanzen der Wolfsmilchgewächse einen milchigen Latex, bei der Gattung der Crotons ist er allerdings rot. Als Pionierpflanze findet man den schnellwüchsigen Drachenblutbaum vor allem in den Sekundärwäldern, also Wälder, die dort entstehen, wo der Urwald abgeholzt wurde. Seltsamerweise wird er in weiten Teilen der nichtindianisch bevölkerten Gebiete aus Unkenntnis oft rigoros als Unkraut bekämpft. Ritzt man die glatte, grünlich-beige-gräuliche, oft fleckige Rinde seines Stammes an, fließt sogleich sein roter Saft. Die großen samtigen Blätter sind meist herzförmig, etwa wie überdimensionale Lindenblätter, die sich von sattgrün über orange bis ins Rötliche färben. Öffnen sich die kleinen gelben Blütenknospen, geben sie unmittelbar die weißen eher unscheinbaren Staubblätter frei. Schmückende Blütenblätter passen nicht zu seinem Wesen. Dafür verströmen die Blüten einen sehr angenehmen, lindenähnlichen Duft, der einem auch entgegentritt, wenn man die Blätter zerreibt. In der Heimat des Drachenblutbaums hängt man gebündelte Blätter im Haus auf, wo sie tagelang ihren feinen Duft verbreiten. Der Drachenblutbaum vereint eine große Polarität – einerseits der sanfte, liebliche Ying-Ausdruck der samtenen Blätter sowie der Duft von Blüten und Blättern, andererseits das kräftige Yang-Element im blutroten Baumsaft und der späteren Rotfärbung der Blätter.

Biochemie

Da der Saft des Drachenbluts kein ätherisches Öl, sondern ein Latex ist, hat sein biochemischer Aufbau einen gänzlich anderen Charakter als die Öle. Aus der Vielzahl von Inhaltsstoffen ragen zu 90 % die stark antioxidativen Proanthocyanadine, Alkaloide, Ligane, Diterpene und einfachen Phenole hervor. Das Alkaloid Taspin hat sich als entzündungshemmend, antiviral sowie antitumoral herausgestellt.

Das Wesen des Drachenblutsaftes

Lieber Freund, ich freue mich, dass ich Gelegenheit habe, mich dir vorzustellen. Ich freue mich, dass du wissen willst, wer ich bin. So kann ein neues Kapitel unserer Zusammenarbeit beginnen. Die Ureinwohner meiner Heimat haben mich erkannt, und so entstand der Anfang eines gemeinsamen Wirkens zwischen den Menschen und mir. Nachdem mein Saft inzwischen an so vielen Orten der Welt verwendet wird, ist die Zeit vielleicht reif, dass wir auf eine neue, noch kraftvollere und befriedigendere Stufe der Zusammenarbeit kommen. Wie mein Name bereits kündet, bin ich ein Drachenwesen. Wenn du dich mit dem Geist meines Blutes durchdringst, spürst du die große Kraft, die in dich einzieht. Als Drache speise ich mich von den Urkräften des Lebens. Ich bin hier, um dich daran zu erinnern, dass ihr Menschen zu Allergrößtem im Stande seid. In jedem von euch wartet ein enormes Potential darauf, das Licht dieser Welt zu erblicken. Ihr seid so viel mehr, als ihr euch vorstellen könnt. Wenn ihr nur anfangt, an euch selbst zu glauben, uneingeschränkt durch den Filter der Vergangenheit und der Begrenzungen, ungetrübt davon, wie ihr die Vergangenheit auf die Zukunft projiziert.

Ich gebe dir die Kraft, eine ganz neue Seite in deinem Leben aufzuschlagen, mit stillem Jubel aus deinem tiefsten Kern, aus deiner tiefsten Wahrheit zu sprechen und zu handeln. Möchtest du dich von dem befreien, was dein wahres Wesen beschränkt, einengt und beschneidet? Möchtest du die Fesseln alter Traumata und alter Schuld hinter dir lassen und sie in neue Kräfte verwandeln? Dann verbinde dich mit mir, dann lass uns zusammenarbeiten. Hast du den Mut, wirklich voranzuschreiten, durch dein Beispiel von der Größe des wahrhaft Menschlichen zu künden? So nimm mich tief in dich auf und lass dich verwandeln. Bist du bereit, die alten Grenzen zu sprengen und in ein Wunderland ungeahnter neuer Möglichkeiten einzutreten? Dann komm an meine Hand.

Du ahnst schon, es gibt noch eine andere Seite von alledem: Es ist die Liebe und die Opferbereitschaft, die wesentliche Vorrausetzung für all die Segnungen und Verheißungen. Je höher du aufsteigen willst, desto inniger musst du bereit sein zu dienen. Erhältst du mein Blut nicht erst, indem du in den Stamm meines Baumes schneidest? Setzt nicht erst die Verletzung meinen Saft der Heilung und der Liebe frei? Dies ist ein Wahrbild meiner Kraft. Je mehr Liebe, je mehr Innigkeit, je mehr Selbstlosigkeit du entwickelst, desto mehr von meiner Kraft kann ich dir geben. Und glaube mir, je mehr Kraft ich dir geben kann, desto größer ist meine Freude. Darum verbinde dich mit mir, suche mich auf, lass mich für eine gute Zeit dein täglicher Begleiter sein, rufe mich in deiner Meditation an, lass dich von mir inspirieren und spüre meine Kraft, damit wir mehr und mehr zusammenwachsen können. Da du mit meiner Hilfe Großes wirst tun können, gibt es Kräfte, die das gar nicht wollen. So vergewissere dich, wenn du mich rufst, dass es auch ich bin, der kommt; dass nicht andere Wesen sich Gewänder anlegen, die dich denken lassen, es sei ich. So frage immer, wenn du mit mir meditieren möchtest, ob ich es bin, der erscheint, denn ich werde mich stets eindeutig zu erkennen geben. Auf der sicheren Seite bist du, wenn du meinen Saft in dich einatmest und dich so mit meinem Geist durchdringst.

Denn glaube mir, wir sind erst am Anfang der wunderbaren Möglichkeiten unseres Zusammenwirkens.

Das Lebensprinzip des Drachenbluts

Es ist immer wieder faszinierend zu erleben, wie klar die Volksweisheit in der Namensgebung oft das Wesenhafte erkennt und ausdrückt. Dazu ein Beispiel: Als ich für eine Seminargruppe in Lettland ein Öl suchte,

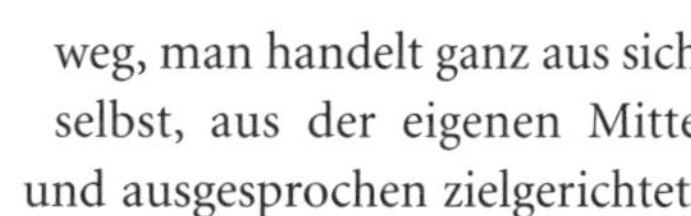

was ihnen mehr Mut zur Tat geben würde, meldete sich sogleich das Drachenblutwesen. Als ich das Drachenblutfläschchen jedoch zur Hand nahm, um es an die Teilnehmer zu verteilen, stellte ich fest, dass es ausgetrocknet war. Daraufhin stellte ich zwei andere Öle zur Auswahl, und wir ermittelten über die ätherische Wahrnehmung, welches das beste für die Situation wäre. Meine Hoffnung, es wäre eines der anderen beiden, erfüllte sich nicht – wieder stellte sich das Drachenblut als das stärkste heraus. Nun galt es, das Wesen des Drachenbluts zu erforschen, ohne seinen Duft als Vermittler zu haben. Das geht durchaus, doch nur über die ätherische Wahrnehmung und einen meditativen Zugang. So stellten wir das ausgetrocknete Fläschchen in die Mitte, begannen ätherisch wahrzunehmen und tauschten uns darüber aus. Mehrere Teilnehmer konnten dabei den großen, mächtigen, doch gleichzeitig eine enorme Liebeskraft ausstrahlenden, beschützenden Drachen des Drachenblutwesens eingehend beschreiben. Durch die ätherische und meditative Verbindung waren wir alle in sein beeindruckendes Kraftfeld getaucht. Ein tief berührendes Erlebnis!

Geruchlich ist der rote Baumsaft unauffällig. Verbindet man sich tiefer mit ihm, kommen einem metallisch-irdische Duftnuancen entgegen, manche erleben einen Geruch nach Blut, andere nach Leder. Es ist weniger der zurückhaltende Duft, vielmehr seine Wirkung, die beeindruckt. Ein Gefühl von purer Kraft zieht in den Körper ein, gepaart mit hoher Sensibilität. Innere Wachheit und eine hohe innere Präsenz spannen sich auf. Man ist fast wie schockinkarniert: Eine plötzliche Wachheit, die einen, wenn der Moment gekommen ist, blitzschnell das Richtige tun lässt. Alles Periphere, alles Unnötige fällt weg, man handelt ganz aus sich selbst, aus der eigenen Mitte und ausgesprochen zielgerichtet.

Eine fast berauschende Nüchternheit, ohne Emotionen, doch ganz im Gefühl der absoluten Gegenwart. Es ist ein Gefühl wie vor einer Initiationsprüfung: Mit allem, was mir zur Verfügung steht, muss ich meinen Mann stehen. Auf sich selbst zentriert, tief in sich ruhend, innerlich aufgeräumt, spürt man: Es geht ums Ganze, um die innere Mobilisierung von allem, was ich aufbringen kann. Alte Verhaftungen weichen und eine starke, vielversprechende Welt öffnet sich, die so viel Unverhofftes bringt.

Das Drachenblutwesen hilft, durch die stärksten Prüfungen zu gehen, alles zu überwinden, was unseren größten Würfen, unserer vollen Wirksamkeit im Wege steht. Manche erleben die Wirkung des Drachenblutwesens wie einen leichten Schwips – gewohnte Ängste, Einwände, Bedrückungen, Begrenzungen und Hemmungen sind wie weggeblasen, stattdessen stellt sich ein unerwartetes Hochgefühl ein. Es klopft an, was man sich bislang nur in kühnsten Träumen hat ausmalen können. Fast wird einem bange vor den Möglichkeiten und Dimensionen, die sich auftun. In seiner Antrittsrede als Staatspräsident griff Nelson Mandela dies so treffend mit Marianne Williamsons Worten auf:

»Unsere größte Angst ist nicht, dass wir unzulänglich sind. Unsere größte Angst ist, dass wir unermesslich stark sind. Es ist unser Licht, das wir fürchten, nicht unsere Dunkelheit. Wir fragen uns, wer bin ich denn, dass ich brillant, großartig, talentiert und begnadet sein kann?

Ja, wer bist du eigentlich, dass du es nicht sein dürftest?

Du bist ein Kind Gottes. Dich klein zu machen dient der Welt nicht. Es bringt nichts, sich ständig zurückzunehmen, nur damit sich andere in deiner Nähe nicht unsicher fühlen. Wir sind geboren, um der Herrlichkeit Gottes, die in uns ist, Ausdruck zu verleihen. Sie ist nicht nur in manchen von uns, sie ist in jedem einzelnen.

Und wenn wir unser Licht leuchten lassen, ermutigen wir andere Menschen dazu, dasselbe zu tun. Wenn wir von unserer eigenen Angst befreit sind, dann befreit unsere pure Gegenwart auch andere.«[34]

Um nichts weniger geht es dem Wesen des Drachenbluts für uns; zu nichts weniger ermutigt es uns und mit nichts Geringerem gibt es sich zufrieden. Unser geheimnisvolles Drachenblutwesen ist männlicher Natur. Manche erleben ihn als angstlosen Krieger, bereit für die gerechte Sache in den Kampf zu ziehen, andere als einen Ritter, gerüstet nicht mit Metall, sondern mit einer elastischen Substanz aus Entschlossenheit, Klarheit und Mut. Es sind Qualitäten eines Anführers, die ihn auszeichnen – der Anführer eines Heeres von gerechten, lauteren Kämpfern, die befreien, erlösen und beschützen, die gegen Unrecht aufstehen, die dem Recht und einer gesunden Ordnung wieder Geltung verschaffen. Das Bild des gerechten Heeres gibt der hehren Autorität Ausdruck, die hinter dem Drachenblut steht. Sein Wesen trägt eine große Kraft der Versöhnung in sich. Der Weg zur Kraft des Drachenbluts führt uns zu den primären archetypischen Etappen der Kraftentfaltung. Dazu ein kleiner Ausflug: Aus der Genetik wissen wir, dass wir den größten Teil unseres Erbguts mit den höheren Tieren teilen. Das heißt, ein beträchtlicher Teil unseres Wesens und somit unserer Kraft hängt mit der Realität unserer Tierverwandtschaft zusammen. Verneinen wir diesen Teil von uns, halten wir ihn für gefährlich, schlecht oder unwürdig oder haben wir schlichtweg keine Beziehung dazu, schneiden wir uns von einem wesentlichen Teil unseres Seins, unserer Kraftentfaltung und natürlich infolgedessen auch unserer Menschlichkeit ab. In der Siegfriedsage kommt dieser Zusammenhang sehr eindrücklich zum Ausdruck, als Siegfried, durch das Bad im unverwundbar machenden Drachenblut, plötzlich die Sprache der Tiere versteht und durch sie entscheidende Hinweise für seinen weiteren Weg bekommt. Im Gegensatz jedoch zu den meisten Drachen der Sagenwelt, die ein niederes Element verkörpern, ist unser Sangre de Drago-Wesen von höchster Reife und Tugend. Die Tierwesen sind unsere Brüder und Schwestern. Ein beträchtlicher Teil unserer Entfaltungskraft hängt davon ab, inwieweit wir diese Erkenntnis realisieren – nicht nur gedanklich realisieren, sondern existentiell leben. Die Urvölker, die noch in einem Ganzheitsempfinden eingebettet sind und noch Zugang zur Elementarwelt haben, oder Menschen unserer Zivilisation, die wieder neu daran anschließen können, wissen um die Bedeutung der Krafttiere, geistiger Tierwesen, mit denen wir uns bewusst geistig verbinden können. Immer wieder erleben Menschen, die bislang keinerlei Bezug dazu hatten, mit Hilfe des Drachenblutwesens die Verbindung zu ihrem Krafttier. Viel mehr, als uns gemeinhin bewusst ist, hängt davon ab, wie wir uns mit dieser Tierweisheit und -kraft in uns verbinden. Je mehr wir diese Tierkraft in uns würdigen, sie zum Verbündeten machen, desto mehr kommen wir paradoxerweise in unsere elementar menschliche Kraft. Fehlt es daran, weist uns das Drachenblutwesen unmissverständlich darauf hin, da wir sonst an seiner Kraft nicht teilhaben können. Insofern geht es einen entscheidenden Schritt weiter als das Ölwesen des Silberwermuts, der darauf besteht, dass wir uns mit unserem Schattenwesen versöhnen.

Manche erkennen durch das Drachenblutwesen, wie sie den Bereich ihrer Instinkte, Triebe und Leidenschaften, die Verbindung zur inneren Urkraft, in sich unterdrückt hatten. Bei anderen weckt das Drachenblutwesen Urinstinkte. Dabei geht es nicht um das blinde Ausleben dieses Bereichs, vielmehr darum, ihm einen würdigen Platz einzuräumen, seine Kraft zu integrieren und unter die Führung unseres Ichs zu stellen. Eine Teilnehmerin konnte seit ihrer Kindheit kein Blut sehen und zu Tieren keine natürliche Beziehung aufbauen, sie mochte Tiere nicht anfassen. Durch das Drachenblutwesen verstand sie, wie viel sie zurückhielt, wie viel Aggression in ihr unterdrückt war. Mit seiner Hilfe konnte sie diese Aggression annehmen und verwandeln. Einer anderen Teilnehmerin zeigte das Drachenblutwesen ihr scheues, verletztes inneres Tier, das die Verbindung zu den anderen Tieren und zur Erde verloren hatte.

Das ist einer der Gründe, warum das Drachenblutwesen eine so zentrale Stellung in der Krebsbehandlung einnimmt: Es holt die unterdrückten Bereiche unserer Gefühlswelt hoch und gibt die Kraft, die damit verbundene Entfremdung von sich selbst und den anderen zu überwinden. Immer wieder berichten Menschen, wie eine tiefe Spannung abfällt, wenn es ihnen gelingt, das Wesen des Drachenbluts tief in den Körper aufzunehmen. Zaghaft glimmende Lebensfeuer bringt es wieder zu kräftigem Lodern. Das Feuer des Drachenblutwesens kann durchaus scharf und stechend sein, doch vernichtet es nicht. Es befeuert die Erneuerung. Lange bestehende Kälteinseln in Körper und Seele werden wieder durchwärmt. Der Drache des Drachenbluts lehrt uns, unsere Triebe, Begierden, Emotionen und Lust an die Zügel zu nehmen und in ein gedeihliches Fahrwasser zu bringen. Gleichzeitig zähmt das Drachenblutwesen zu wilde Geister. Insofern weiß er mit den heftigsten Situationen umzugehen. Seine große Autorität speist sich aus der einzigartigen Verbindung von enormer Kraft und schier unendlicher Liebe. Man kann beileibe sagen, er ist mächtig, ausgesprochen mächtig, doch bekommt diese Macht durch seine ebenso große Liebeskraft einen so heilsamen, dem Höchsten dienenden Charakter. Das macht das Drachenblutwesen zu einem Balsam für tiefe Traumata, Schwächezustände, Angst- und Panikattacken, Vernichtungs- oder Unwertgefühle. Er ist ein Verbündeter für die schlimmsten Situationen. Aus tiefsten Niederlagen richtet er wieder auf, tröstet, reinigt und erneuert. Es ist beeindruckend, was geschehen kann, wenn sich Menschen für seine Liebeskraft, Heilungs- und Wandlungskraft öffnen, denn das ist die Voraussetzung. Er kann nur wirken, so wir uns für seine Liebe und seine Kraft öffnen, uns in aller Demut in unserer Verletzlichkeit und Schuld zeigen können. Dies hängt nicht selten mit Geschehen zusammen, die nicht aus diesem Leben stammen, die aber zutiefst in dieses Leben hineinwirken. In Prozessen mit dem Drachenblutwesen können sich uralte, doch immer noch mächtig wirkende Lähmungen, Verschattungen, Fesselungen gerade der wichtigsten Teile unserer Seele zeigen. Natürlich werden jedem seine oberflächlicheren (und trotzdem so beeindruckenden) Wirkungen wie Blutstillung, Geweberegeneration, Schmerzstillung oder die Immunstärkung zuteil werden. Wenn es jedoch um die tieferen Ebenen und Ursachen geht, um das Mobilisieren tieferer Kräfte, dann geht es nicht, ohne dass wir selbst in unsere Tiefen hinabsteigen. Dazu ermutigt er uns, darin stärkt er uns im allergrößten Maße. Denn da geschehen die Wunder der tiefsten Verwandlung, der größten Läuterung. Damit kommen wir zurück zum Gedicht von Marianne Williamson: Je mehr wir unser inneres Licht zum Scheinen bringen, ein desto größerer Verbündeter wird das Drachenblutwesen uns sein. Denn je mehr Herzensliebe und Innigkeit von uns ausgeht, desto mehr Kraft kann er uns verleihen. Oder andersherum, wie er einer Teilnehmerin beschied: »Ich kann dir meine Kraft erst geben, wenn du mehr Liebe in dir entwickelst.«

So segensreich wie das erlöste Lebensprinzip des Drachenbluts ist, so ungut können die beiden unerlösten Seiten seines Prinzips sein: das Zuwenig im Nicht-Leben dieser Kraft, in der Selbstverneinung und darin, sein Licht unter den Scheffel zu stellen; oder das Zuviel davon, das sich ohne Liebe, ohne jedes Gefühl in der kalten Macht- und Geldanhäufung verliert und unsägliches Leid anrichtet: wo im Extremfall, um maximalen Gewinn zu erzielen, Menschen rücksichtslos ausgebeutet werden, wo die Natur, die Landschaft, die Erde, die Tiere zu reinen Ausbeutungsobjekten werden, die in ihrer Seele verkrüppelt zurückbleiben; wo man um der immer größeren Herrschaft willen vor nichts mehr zurückschreckt. Gegen diese Art von Unrecht, ob gegen sich selbst oder gegen andere gerichtet, vermag das Drachenblutwesen wieder die Macht der Liebe an seinen Platz zu setzen.

Wirkungen

- stark antiviral ++++ grippale Infekte, Herpes simplex, virale Infektionen des Mundes, Rachens, von Lunge und Leber
- blutstillend ++++ pur auf blutende Wunden aufgetragen, hilft es bei der Blutstillung – nicht jedoch, wenn die Wunde aufgehört hat zu bluten, Hämorrhagien
- antitumoral ++++ kann Tumorwachstum verhindern, kann Krebszellen töten
- antioxidativ ++++ Antioxidantien geben Elektronen ab und schützen dadurch vor Zellschäden und -entartungen durch freie Radikale
- entzündungshemmend ++++
- wundheilend ++++ regt stark die Zellregeneration an
- antiseptisch +++ ist wirksam gegen Sepsisbakterien, generell bei Eiterprozessen – hervorragend für die Wunddesinfektion
- schmerzlindernd +++ Drachenblut hemmt die Erregbarkeit der Schmerzrezeptoren
- fungizid +++ gute Wirkungen gegen Pilzinfektionen
- tonisierend +++ ein generelles Tonikum
- juckreizlindernd +++
- antiallergisch +++ insgesamt abwehrstärkend, reduziert auf diesem Wege überschießende allergische Reaktionen

Indikationen

Alle genannten Indikationen zeigen, dass das gesunde Lebensprinzip des Drachenblutwesens nicht ausreichend vorhanden ist. Das Ölwesen kann nur helfen, wenn die vorliegende Symptomatik Ausdruck seines fehlenden gesunden Lebensprinzips ist. So ist bei jedem Symptom zu klären, welches Lebensprinzip hier primär vonnöten ist. Mehr dazu in Kapitel »Wege zum richtigen Öl – die Ölefindung«.

Gesicht: Lippenherpes (pur auftragen)

Mund, Zähne: Zahnschmerzen (am besten einen in Drachenblut getränkten Wattebausch auf den Zahn geben), zur Kariesprophylaxe, lockere Zähne (3 x tägl. pur auftragen) Zahnfleischentzündungen, Läsionen der Mundschleimhaut, Aphten (pur auftragen)

Nerven: diabetische Neuropathie (dämpft die Erregbarkeit der Schmerzrezeptoren), (Öldispersionsbäder = Ödb oder äußerlich lokal einreiben)

Hals, Nase, Ohren: Mandelentzündung, Angina, Hypothyreose, Kalte Knoten der Schilddrüse (innerlich, Einreibung oder Ödb)

Herz: herzstärkend (innerlich oder Ödb)

Gelenke, Knochen: Gicht, Knochenbrüche, knochenstärkend (innerlich oder Ödb)

Blut, Blutgefäße: mangelhafte Blutgerinnung, Blutarmut, Straffung der Blutgefäße, Hämorrhoiden (innerlich oder Ödb), erhöhter Cholesterinspiegel (innerlich)

Magen, Darm: Gastritis, Colitis, M. Crohn, Blähungen, Übersäuerung, Magen-Darm Infektionen, Magenschmerzen, verdorbener Magen, Übelkeit, Durchfälle: Reisedurchfälle, Durchfälle im Zusammenhang mit HIV, medikamentenbedingte Durchfälle, Durchfälle im Zusammenhang mit Chemotherapie, generelles Magen-Darm Tonikum (innerlich oder Ödb)

Leber: virale Hepatitis A und B (innerlich oder Ödb)

Urologie: Steigerung der Fruchtbarkeit (innerlich oder Ödb)

gynäkologisch: Weißfluss (Vaginalduschen oder Ödb), Scheidenentzündung, Brustschmerzen (pur einreiben oder Ödb)

Haut: Herpes, Gürtelrose, Hautpilze, Nagelpilze, Dornwarze, allergische Hautreaktionen auf Pflanzen (Brennessel, Giftsumach und andere) 2 - 4 x täglich pur auftragen, Sonnenallergie, Sonnenbrand, Verbrennungen, Verbrühungen, (pur einreiben, bis es weißlich schäumt, dann trocknet, stündlich einige Male wiederholen, danach in immer größeren Abständen) Urticaria, Dermatitis, hellt Altersflecken auf, Pickel, Pusteln, offene Beine (pur auftragen), Psoriasis (lokal pur auftragen oder Ödb)

allgemein: hervorragend bei Insektenstichen, Juckreiz, Schwellungen, hilft das Säure-Basen Gleichgewicht wiederherzustellen (3 x tägl. 8 - 10 Tropfen mit etwas Wasser einnehmen), bei kleineren Verletzungen direkt auftragen – ersetzt oft das Pflaster

seelisch: Depressionen, Ängste, Schüchternheit, Entscheidungsschwierigkeiten (innerlich)

Anwendung

Da Drachenblut kein ätherisches Öl, sondern ein Baumsaft ist, das heißt, längst nicht so konzentriert wie ätherische Öle, benötigen wir im Vergleich höhere Dosen. Wenn nicht bereits anders beschrieben, wie folgt anwenden:

- äußerlich: Einreibung: pur auftragen, wenn möglich, fest einreiben, 2 - 4 x tägl.; Drachenblut färbt die Kleidung – keine Sorge, nicht die Haut – daher immer warten, bis die Flüssigkeit getrocknet ist, dann besser dunkle Kleidung tragen.

  Öldispersionsbäder: 8 - 10 Tropfen auf 3 ml Olivenöl – mit einem kleinen Draht gut vermischen, da es kein ätherisches Öl ist und sich nicht von selbst im Öl löst.

  Bei Verbrennungen, Verbrühungen, Sonnenbrand, Juckreiz, offenen Wunden, offenen Beinen, Warzen unverdünnt auftragen, bei schwerwiegenderen Erkrankungen Öldispersionsbäder.
- innerlich immer mit etwas Wasser geben: bei erhöhten Cholesterinwerten, Übersäurung – 3 x tägl. 5 - 10 Tropfen; Durchfälle, Übelkeit: 3 x tägl. 10 - 15 Tropfen; Magengeschwüre: 1. - 20. Tag tägl. 20 Tropfen morgens eine halbe Stunde vor dem Frühstück, dann an jedem folgenden Tag einen

Tropfen weniger. Ist das Magengeschwür noch teilweise vorhanden, nach einer Pause von 10 Tagen die Kur wiederholen.

Bei der innerlichen Einnahme kann es in vereinzelten Fällen zu Verstopfung kommen, dann für einige Zeit absetzen und eventuell mit geringerer Dosis fortsetzen. Bei Krebs gegebenenfalls innerliche und äußerliche Anwendung kombinieren.

Nicht in die Sonne oder Wärme legen, die Flasche gleich wieder verschließen, da sie sonst austrocknet – am besten im Kühlschrank aufbewahren

Herkunft: Peru, Brasilien, Kolumbien

Kontraindikationen
nicht bekannt

Die Anwendung

Die ätherische Wahrnehmung – so unbekannt und doch unschätzbar für die Arbeit mit ätherischen Ölen

Das physische Sehen mit den Augen ist uns von Natur aus gegeben. Wollen wir hingegen ätherisch wahrnehmen, müssen wir uns dazu aufschwingen. Die Organe dafür sind in uns angelegt, jedoch liegt es an uns, sie zu erwecken. Ebenso wie wir lesen und schreiben gelernt haben oder ein Instrument zu spielen, lernen wir mit genug Übung und Enthusiasmus, ätherisch wahrzunehmen. Es braucht keine besonderen Talente dazu, die Anlage dazu haben wir alle – wir müssen sie nur erwecken. Und dazu möchte ich in diesem kleinen Ausflug hier von Herzen einladen. Die ätherische Wahrnehmung eröffnet uns den Zugang zur ätherischen Welt – einem Feld unendlicher lebendiger Lebensweisheit und praktischer Lebenszusammenhänge, wenn man so will, einem Internet des Lebens, in welchem alle Lebensformen untereinander verbunden sind – nur ist dieses Internet unermesslich viel heilungskräftiger, reicher, aufbauender, vielfältiger und weiser als sein technisches Pendant. Im Umgang mit den ätherischen Ölen eröffnen wir uns durch die ätherische Wahrnehmung eine faszinierende Welt neuer Möglichkeiten – eine Wirksamkeit, Diagnosefähigkeit, Objektivität und Genauigkeit, von der wir vorher nur träumen konnten.

Wenn wir für einen Menschen einige Öle in die engere Auswahl genommen haben, können wir mit der ätherischen Wahrnehmung beispielsweise ermitteln, welches Ölwesen die stärkste ätherische Verbindung zu ihm aufnimmt und somit am meisten bewirken wird. Da in der ätherischen Welt alles miteinander verbunden ist, reagieren die Wesen der Öle, wenn wir uns auf sie einstellen. So verbinden sich die Öle, die wir vor einen Menschen stellen, in unterschiedlicher Weise mit ihm. Mit Hilfe der ätherischen Wahrnehmung können wir »sehen«, wie die einzelnen Öle in den verschiedenen Bereichen des Menschen arbeiten und welches Öl am meisten für ihn tun kann. Ein Beispiel: Eine Seminarteilnehmerin hatte einen starken grippalen Infekt mit Stirnhöhlenentzündung. Die Folge waren Kopfschmerzen, Gliederschmerzen und enorme Schwäche mit Zerschlagenheitsgefühl. Ihre Beschwerden waren so stark, dass sie eigentlich gar nicht kommen wollte. Sie kam aber dennoch. Zu Beginn des Seminars haben wir dann fünf ätherische Öle vor sie gestellt, die alle ihre Symptomatik abdecken würden. Gemeinsam nahmen wir dann ätherisch wahr, welches das beste Öl für sie sein würde. Interessanterweise kam ein relativ unbekanntes, doch ausgesprochen starkes Öl heraus, womit keiner gerechnet hatte. Das Öl des Buchu betulina aus Südafrika. Es hat mit Abstand die stärkste Verbindung zu ihr aufgenommen. Das Buchuöl war für sie geruchlich fast unerträglich, doch gleichzeitig unglaublich attraktiv, fast wie ein Suchtmittel. Sie war erfahren genug mit den Ölen, um zu wissen, dass vielleicht gerade deshalb dieses Öl für sie so wichtig sein könnte.

Wir haben das Buchuöl anschließend in der Gruppe bearbeitet, was sie in tiefe Prozesse zu einem zentralen Lebensthema brachte. In der Nacht wurde ihr ganz heiß, die Stirnhöhlenentzündung kochte hoch und es lief jede Menge Schleim ab. Es war, als ob sie durch ein Höllenfeuer gehen müsste. Doch am nächsten Morgen war alles abgeklungen. Sie konnte es selbst kaum glauben. Beim Buchu betulina Öl geht es um das Thema des gesunden Stolzes, ein Mensch zu sein. Ich sage absichtlich

Stolz und nicht Würde, weil Stolz doch noch eine andere Nuance hat. Dieser Stolz wurde bei ihr eigentlich ihr ganzes Leben lang mit Füßen getreten. Obwohl das Buchu betulina-Öl, wie viele andere Öle, auch ihre physischen Symptome abdeckte, wären wir ohne die ätherische Wahrnehmung nicht auf dieses Öl für sie gekommen. Die anschließende Erforschung des Ölwesens zeigte auch, was für ein zentrales menschheitliches Öl es ist.

Vergleichbar mit einer Suchanfrage im Internet können wir uns mit einer Fragestellung an eine größere Anzahl von Ölen wenden und ätherisch wahrnehmen, welches Öl am stärksten auf diese Fragestellung reagiert, somit am meisten zu dieser Frage beitragen kann. Die Wesen der Öle arbeiten stets kollegial zusammen, es gibt keine Konkurrenz zwischen ihnen. Jedes hat seine besonderen Fähigkeiten und ein jedes weiß um die Fähigkeiten der anderen. Sie geben gerne ab, wenn ein anderes Ölwesen besser geeignet ist. Mit unserer Fragestellung an die Öle nehmen wir ätherisch Verbindung zu ihnen auf und sehen dann, welche Öle sich auf diese Frage hin »melden«. Was sich erst einmal wie ein Märchen aus »Tausend und eine Nacht« anhört, wird durch unser ätherisches Wahrnehmen zur Alltagsrealität. Ein Beispiel: In einem Seminar über Krebs und ätherische Öle haben wir eingangs gefragt, welches Öl uns am meisten über die Krebserkrankung lehren könnte. Interessanterweise kam bei der ätherischen Wahrnehmung keines der bekannteren Krebsöle heraus, sondern das Bergamotteöl. Das Bergamotteölwesen überraschte uns alle mit einer unbeirrbaren Positivität, die mit solch großer Verinnerlichung und Standhaftigkeit verbunden ist. Mit diesen Eigenschaften würde sie helfen, Selbstmitleid, Selbstverurteilung, Hader oder Zweifel zu verjagen und unverwandt die notwendige Verwandlung anzugehen.

Im Zusammenhang mit den Öldispersionsbädern können wir mit Hilfe der ätherischen Öle wahrnehmen, wo die ätherischen Blockaden des Badenden liegen und welche Bereiche bei ihm unterversorgt sind. So ermitteln wir auch, welche Art von Wasserbewegungen die Blockaden lösen und zu einem besseren Durchdringen des Körpers verhelfen können.

Hier die wichtigsten Grundprinzipien für den Einstieg in die ätherische Wahrnehmung:

- In der ätherischen Wahrnehmung benutzen wir zwar auch die Augen, doch ist es unser Ätherleib, der wahrnimmt. Wir schicken unseren Ätherleib bewusst zu dem Objekt, das wir wahrnehmen wollen. Dann verfolgen wir, wie unser Ätherleib sich verändert, wenn wir uns mit einem anderen Ätherleib verbinden, sei es der eines ätherischen Öles, eines Menschen, einer Pflanze oder eines anderen Wesens in der Ätherwelt.
- Im Gegensatz zum physischen Sehen, wo unser Blick in die Szenerie, die wir sehen, hinausgeht, kehren wir die Richtung in der ätherischen Wahrnehmung um. Wir gehen also nicht aus uns heraus zu dem, was wir erblicken, sondern nehmen es in uns hinein. Es kommt dann von außen auf uns zu. Diese Umkehrung bewusst zu vollziehen, hilft außerordentlich, das Tor ins Ätherische zu öffnen.
- Beim normalen Sehen richtet sich unser Blick linear auf das, was wir anschauen. Der Blick ist fokussiert. Im ätherischen Schauen erweitern wir diesen fokussierten Blick auf eine Weitwinkelperspektive, so dass wir den gesamten Raum um uns herum wahrnehmen. Der Blick verliert dadurch an Schärfe und wird weicher. Für alle anderen im Raum ändert sich die Atmosphäre spürbar: Es wird wärmer und alles ist verbundener – eben weil wir uns schon im Ätherischen bewegen.

Wege zum richtigen Öl – die Ölefindung

Bewährte Indikationen

Der einfachste und meist naheliegendste Weg zum jeweils am besten geeigneten Öl sind die bereits erwähnten, sogenannten bewährten Indikationen. Sie repräsentieren erprobte und qualifizierte Erfahrungen für bestimmte Beschwerden. So habe ich zum Beispiel noch nie erlebt, dass das Immortellenöl seinen Dienst bei Sonnenbrand versagt hat. Es gilt, je allgemeiner und unindividueller die Erkrankung, desto klarer das passende Öl. Da der Sonnenbrand in seiner Ursache und Wirkung sich bei niemandem so sehr unterscheidet, außer, dass manche ihn schneller bekommen als andere, ist die Lösung für den einen Sonnenbrand gleichzeitig die Lösung für alle anderen. Das gleiche gilt zum Beispiel für grippale Infekte, die auf einmal mit einer sehr ähnlichen Symptomatik epidemisch um sich greifen. Die Erkrankten brauchen alle das gleiche ätherische Öl. Insbesondere bei akuten Beschwerden ist dies eine wunderbare Möglichkeit, erste Erfahrungen mit den ätherischen Ölwesen zu sammeln, Vertrauen und ein Gefühl für sie zu entwickeln. Nur, wie entscheiden wir nun, welches Öl das richtige ist, wenn für Kopfschmerzen zum Beispiel neben dem Pfefferminzöl noch Ingweröl, Nelkenknospenöl und das Schafgarbenöl genannt werden? Wir nehmen uns die vier Öle vor, riechen an ihnen und beobachten, welches am stärksten unmittelbar auf den Kopfschmerz wirkt. Da Kopfschmerzen mitunter durch eine zu schwache Verdauungstätigkeit bedingt sind, wäre es gut zu spüren, wie tief das Ölwesen in den Körper hineingeht, welches bis in den Verdauungsbereich vordringt und dort am meisten bewirkt. Es sind sehr feine Wirkungen, die uns merken lassen, dass das Öl in den Körper kommt. Durch genaues innerliches Hinspüren können wir das jedoch durchaus wahrnehmen, beispielsweise durch ein feines Kribbeln, eine Erwärmung, ein inneres feines Durchströmtwerden oder schlicht die spürbare innere Präsenz. Allgemein gilt, je tiefer ein Öl körperlich in uns hineinkommt, desto offener sind wir für sein Prinzip und desto mehr wird es bewirken können. Kann man sich nicht zwischen zwei Ölen für einen Menschen entscheiden, dann lese man die dazugehörigen Beschreibungen des Wesens und des Lebensprinzips und entscheide sich für dasjenige, das in dieser Situation am meisten für den Menschen zu tun vermag. Wir wählen nicht unbedingt das im Duft angenehmere Öl, sondern entscheiden uns für das Ölwesen, welches mehr ausrichten kann. Die fortgeschrittenere und gleichzeitig genauere Variante geht über die ätherische Wahrnehmung (mehr dazu in Kapitel »Die ätherische Wahrnehmung – so unbekannt und doch unschätzbar für die Arbeit mit ätherischen Ölen«). Dazu stellen wir die infragekommenden Öle vor denjenigen hin mit der inneren Frage, welches Öl bezüglich seiner Beschwerden am meisten für ihn tun kann. Dann nehmen wir ätherisch wahr, welches Ölwesen den stärksten ätherischen Strom zu dem Menschen aufbaut. Stellen wir die Fläschchen vor den Menschen und bitten ihn, sich innerlich auf sie einzustellen, werden die Ölwesen gleich, jedes auf andere Weise, Kontakt zu ihm aufnehmen. So können wir wahrnehmen, welches das geeignetste Öl für ihn ist. Nur zu, probiere es aus, es ist viel einfacher, als es sich anhört! Und: Übung macht den Meister!

Wiederkehrende oder chronische Symptome

Bei allen wiederkehrenden Symptomen, wie etwa der Migräne, ist eine andere Vorgehensweise erforderlich. Natürlich wird die Pfefferminze oder die Schafgarbe so manchen Migräneanfall lindern oder gar verschwinden lassen. Aber rein symptomatisch eingesetzt, wird sich die Wirkung auf den einen Anfall beschränken. An der Neigung zur Migräne kann sich dadurch nichts ändern. Erst, wenn wir herausfinden, wofür die Migräne bei diesem Menschen Ausdruck ist, welchen Entwicklungsschritt sie anmahnt, können wir das Öl finden, das diese Migräneneigung überflüssig macht. Der bislang unbewusste Lösungsweg über die Migräne wird mit Hilfe des Öles einer bewussten Problembewältigung zugeführt und damit überflüssig gemacht.

Verschiedene Faktoren spielen bei chronischen Symptomen eine Rolle:

Auslöser: Wodurch oder in welchem Zusammenhang erschien die Symptomatik zum ersten Mal? Dies gibt schon Hinweise. Begann beispielsweise eine chronische Bronchitis mit einem grippalen Infekt, beispielsweise bei einem Kälteeinbruch, gleichgültig ob physischer oder seelisch-geistiger Natur, deutet es sehr auf das Ravintsaraölwesen.

Kontext: Bei regelmäßig auftretenden Symptomen ist es gut, sich genau klarzumachen, in welchen Situationen das Symptom typischerweise auftritt. Wodurch wird es besser, wodurch schlechter? Welchen Umständen müsste ich mich stellen, wenn ich das Symptom nicht hätte? Was löse ich durch mein Symptom, das ich sonst anders lösen müsste? Dann schauen wir: Durch welches Lebensprinzip eines Ölwesens kann ich in diesem Zusammenhang den größten Schritt nach vorne machen. Schreiten wir von einer symptomorientierten weiter zur kontextgerichteten Ölauswahl, wird sich die Wirksamkeit der Behandlungen sofort deutlich erhöhen. So kann die innere Logik des größeren Zusammenhangs aufleuchten. Ein Gesamtbild beginnt, Kontur anzunehmen, und die Auswahl des Öles wird spezifischer. Keine Frage, dass ein Arbeiten in dieser Weise, wenn auch anspruchsvoller, für alle Beteiligten um Längen befriedigender ist. Nur verlieren dann Universalrezepte wie Kopfschmerzen = Pfefferminz, die ja ohnehin nur für ein überaus begrenztes Universum Gültigkeit haben, deutlich an Charme.

Konstitutionell: Mit konstitutionell meint man die tiefer veranlagte, genetisch mitgebrachte körperliche und seelisch-geistige Natur eines Menschen. Ein chronischer Fußpilz beispielsweise deutet auf eine nicht genügende Inkarnation hin – das Ich (mehr dazu in Kapitel »Die Ich-Kräfte und ihr Bezug zu den ätherischen Ölen«) ist nicht tief genug mit dem Körper, in dem Fall den Füßen, verbunden. Hier ist ein Öl nötig, das diesem Menschen hilft, sich tiefer zu inkarnieren und zu erden. Dabei kann es selbstverständlich keine schematische Vorgehensweise geben – jeder inkarniert sich auf seine spezifische Art und Weise. Das führt uns zu dem Lebensprinzip, das diesem Menschen am nächsten steht, um seine Erdenmission zu erfüllen. Für den einen kann das das Vetiverölwesen sein, für den anderen das Zypressenölwesen, für den dritten das Thymian thujanol-Ölwesen und für den nächsten wieder ein anderes Ölwesen, je nach den persönlichen Lebensthemen.

Degenerative oder degenerativ-entzündliche Prozesse: Eine Mischung aus den obigen Faktoren hat sich hier schon tiefer in die Konstitution eingeschrieben. Für Prozesse wie Arthritis, Arthrose oder grauen Star reicht eine rein psychosomatische Herangehensweise nicht aus. Hier brauchen wir einen vertiefteren Ansatz. Neben der Kenntnis von Wesen und Lebensprinzip der Ölwesen brauchen wir ein Verständnis, welches Ölwesen kräftig genug ist, die vorliegende degenerative Situation zu überwinden. In jedem Fall ist es ratsam, hierfür einen erfahrenen Heilpraktiker oder Arzt hinzuzuziehen, der umfassend mit den ätherischen Ölen vertraut ist.

Systemische Erkrankungen: Systemische Erkrankungen wie Krebs, Autoimmunerkrankungen oder eine fortgeschrittene Borreliose sind noch komplexer und sprengen den Rahmen dieses Buches. Trotzdem weise ich bei den relevanten Ölen auf eine mögliche Wirksamkeit im Zusammenhang mit Krebs hin, um Ideen für die Herangehensweise und Beispiele ihres Kontextes zu geben.

Wesen der Erkrankung: Grundsätzlich ist es bei schwereren Erkrankungen in hohem Maße sinnvoll, Kontakt mit dem Wesen der Erkrankung aufzunehmen. Es ist ein eigenes Wesen, das tief mit unserer Biographie zu tun hat, und die seelisch-geistige Ursache für die Erkrankung ist. In einer geführten Meditation können wir diesem Wesen begegnen. Naheliegenderweise ist das ein leidendes, manchmal auch ausgesprochen aggressives Wesen. In der direkten Begegnung können wir ergründen, wie es entstanden ist, woran es leidet und was es braucht, um erlöst zu werden. So lässt sich auch ermitteln, welches Ölwesen am meisten zu diesem Prozess beitragen kann. Es ist der direkteste und für alle Beteiligten befriedigendste Weg des inneren Krankheitsverständnisses und der Ölefindung, führt er doch unmittelbar in die notwendigen Selbsterkenntnisprozesse und zeigt objektiv auf, welches Ölwesen das stärkste für die gegebene Situation ist.

Wege der Anwendung

Bevor wir uns mit den eigentlichen Anwendungen befassen, möchte ich auf etwas Entscheidendes hinweisen. Bei der Anwendung der ätherischen Öle ist die innere Verbindung mit dem Wesen des Öles der entscheidende Faktor – unabhängig von der Art der Anwendung, für die man sich entscheidet.

Dazu schließen wir für einen Moment die Augen und öffnen uns innerlich dem Wesen des Öles. Dann bitten wir es, in unser Herz zu kommen und uns zu führen. Es dauert nicht lange, bis wir die subtile Anwesenheit des Wesens spüren. Es ist eine äußerst zarte Durchdringung, ein feinstes Durchflutetwerden, durch das wir seine Anwesenheit spüren. Auch wenn man nichts zu spüren vermeint, kann ich nur dazu ermutigen, diese Übung wieder und wieder zu tun. Kein aufrichtiger Ruf in diese Richtung bleibt unbeantwortet – selbst wenn wir das vielleicht zunächst nicht wahrnehmen. Wenn wir diese Übung treu verfolgen, stellen sich früher oder später die Wahrnehmungen ein. Ich mache diese kleine Übung regelmäßig mit Patienten. Auch wenn sie anfänglich nichts erleben, ermutige ich jedes Mal aufs Neue dazu. Die meisten kommen so recht schnell dazu, das Ölwesen wahrzunehmen.

Meist sind es der eigene Erfolgsdruck, die Befürchtung, nichts wahrzunehmen oder falsche Erwartungen an den Charakter der Wahrnehmung, die uns im Wege stehen. Es sind ganz zarte Wirkungen, die sich einstellen. Sobald wir entschieden haben: »Ich setze die Übung fort, auch wenn ich zunächst nichts wahrnehme«, kommen Bescheidenheit und Gleichmut ins Spiel. Zudem ist es eine Treuebekundung den Wesen gegenüber, die immer belohnt wird. Auch wenn wir es zunächst nicht bemerken, wird uns immer eine Hand von der anderen Seite entgegengestreckt.

Die Ölwesen freuen sich, wenn wir uns nach der Begegnung und Anwendung bei ihnen bedanken.

Die innere Einnahme

Für viele Indikationen ist die innerliche Einnahme von wenigen Tropfen eine hervorragende Möglichkeit, für andere reicht die Einnahme nicht aus. Wenn nicht anders angegeben, besteht die innere Einnahme aus einem Tropfen, dreimal täglich, vor oder nach dem Essen in etwas Wasser eingenommen. Am besten ist es, das Öl dabei so lange wie möglich im Mund zu behalten, damit es von der Mundschleimhaut aufgenommen wird. Gerade bei beginnendem grippalen Infekt, bei Reiseübelkeit und anderen Indikationen des Magen-Darm-Traktes und vielen weiteren Indikationen ist die Einnahme die Anwendung der Wahl. In den Indikationen der einzelnen Ölkapitel ist dies jeweils genauer ausgeführt. Wird die innere Einnahme nicht vertragen, muss sie sofort abgesetzt werden. Bei schärferen Ölen, wie Thymian thymol, Nelke oder Oregano ist es ratsam, wenn man nicht gerade eine Bärennatur ist, den Tropfen auf ein Stück Brot oder das pure ätherische Öl in vegetarische Kapseln zu geben und herunterzuschlucken. Die Kapseln lösen sich erst im Dünndarm völlig auf und das ätherische Öl wird so besser vertragen.

Während die französische Schule der Aromatherapie auf eine lange Tradition der inneren Einnahme von ätherischen Ölen zurückblickt, lehnt die englische Schule sie geradezu kategorisch ab. Dabei stützt sie sich auf Tierstudien, in der Regel mit Ratten oder Mäusen, bei denen hochdosierte Ölgaben ernste Komplikationen hervorriefen. Übertragen auf das Körpergewicht eines Menschen reden wir hier über Tagesdosierungen von teilweise über 100 ml purem ätherischen Öl – Dosierungen, die kein Behandler jemals geben würde. Mehr dazu in den Kapiteln: »Die Ich-Kräfte in ihrem Bezug zu den ätherischen Ölen« und » Zu der »Gefährlichkeit« von ätherischen Ölen«. Ätherische Öle sind hochkonzentrierte und hochwirksame Substanzen, bei denen sehr kleine Dosierungen große Wirkungen erzielen. Beim grippalen Infekt ist es manchmal nötig, die innerliche Gabe von einem Tropfen Ravintsaraöl einige Male alle 30 Min. zu wiederholen, bis eine deutliche Besserung eintritt und man dann zu stündlichen bis mehrstündlichen Intervallen übergeht. Ein Milliliter ätherisches Öl entspricht zwischen 20 und 25 Tropfen, das heißt, selbst wenn man bei einem starken akuten grippalen Infekt einmal 20 Tr über den Tag verteilt einnehmen sollte, hat man gerade knapp einen Milliliter eingenommen. Im Allgemeinen wird das problemlos vertragen. Bei empfindlichen Magen, Magen-Darm-Geschwüren, Colitis oder sensibler Verdauung allerdings muss man von der inneren Einnahme absehen.

Die Einreibung und Massage

Hautverträgliche ätherische Öle kann man auch pur einreiben, auch wenn in aller Regel bei Einreibungen oder Massagen ätherische Öle mit einem fetten Trägeröl verwendet werden. Beide sind sie fettliebend (lipophil) und durchdringen die Haut. Da die Moleküle der ätherischen Öle kleiner sind als die der fetten Öle, gehen sie schneller durch die Haut in die darunterliegenden Organe. Außerdem sind sie aktiver an dem Ort, wo sie benötigt werden. Von daher ist das Immortellenöl pur, beispielsweise bei Verbrennungen, Sonnenbrand, Prellungen, Verstauchungen, Hämatomen, Windeldermatitis, Pickel, Insektenstichen oder herpesartigen Ausschlägen schneller wirksam. Man muss es nur gründlich in die Haut einreiben, da sonst mehr Öl verfliegt. Bei Verbrennungen kann das jedoch zu schmerzhaft sein. In diesem Fall bedient man sich eines fetten Trägeröls, welches das ätherische Öl bindet. Das fette Trägeröl verlangsamt zwar die Wirkung des ätherischen Öles etwas, verhindert aber, dass es verfliegt und fügt seine eigenen therapeutischen Wirkungen hinzu. Bei Verbrennungen würden sich beispielsweise Sanddornöl oder Aleo Vera Öl hervorragend eignen.

Wir müssen also unterscheiden: Geht es um eine unmittelbare Intervention mit einem ätherischen Öl oder steht die Körpermassage im Vordergrund, die man mit einem ätherischen Öl unterstützt. Für die klassischen Einreibungen oder Massagen benötigt man ein fettes Trägeröl (zum Beispiel Mandelöl, Arganöl, Olivenöl) und gibt ein bis zwei Tropfen ätherisches Öl hinzu. Es hängt ganz von der Art der Einreibung oder Massage ab, wo und wie man damit arbeitet. Prinzipiell sind ätherische Öle für jede Massage eine hervorragende Verstärkung. Aggressive ätherische Öle, wie Meerrettich, Oregano, Nelkenknospe oder Thymian carvacrol eignen sich naturgemäß nicht für eine Einreibung. Große Vorsicht ist bei Schwangeren und stillenden Müttern geboten. (Siehe Indikationen/ Kontraindikationen). Bestehen Zweifel, ob ein Öl für die Haut verträglich ist, kann man es in die Armbeuge reiben. Gibt es an dieser empfindlichen Hautpartie keine Rötung oder Reizung, kann man es unbedenklich anwenden. Man kann die Wirkung der lokalen Einreibung erhöhen, indem man die dazugehörigen Reflexzonen an Händen (akute Symptome) oder Füßen (chronische Symptome) mit einreibt – am besten das pure ätherische Öl, wenn man es verträgt. Drachenblut und Immortellenöl können auch pur auf offene Wunden gegeben werden zur Desinfektion, Heilungsbeschleunigung und um die Narbenbildung zu minimieren. Im weiteren Verlauf empfehlen sich dann die Öldispersionsbäder.

Die Inhalation – eine tiefgreifende Möglichkeit

Bei der Inhalation gibt man einen Tropfen ätherisches Öl auf ein Stück Watte oder Tuch und riecht daran. Dabei geht es darum, das Ölwesen so tief wie möglich in sich aufzunehmen. Es ist nicht nur an die Atemwege gebunden, sondern kann darüber hinaus tief in den Körper eindringen und bis in die Fußsohlen gelangen. Man spürt dies durch ein feines Kribbeln, eine Erwärmung oder schlicht die spürbare körperliche Präsenz des Öles. Als Alternative gibt man in einen mit heißem Wasser gefüllten Topf einige Tropfen Öl, beugt den Kopf über den Topf, verhüllt Kopf und Topf mit einem Handtuch, um so wenig wie möglich Dämpfe entweichen zu lassen. Um Verbrühungen zu vermeiden, sollte das Wasser nicht zu heiß sein. Eine andere Variante stellen preiswerte Inhalatoren aus Kunststoff dar. Man gibt das heiße Wasser und das ätherische Öl hinein, atmet über die vorgesehene Mund-Nasenmaske ein – und schont so die Augen.

Eine dritte Variante ist der sogenannten Machholdt-Inhalator, in der das ätherische Öl durch die Form – eine Art gläserne Pfeife – verwirbelt und direkt in Mund oder Nase eingeatmet wird. Der Vorteil liegt darin, dass es eine gezielte Kaltinhalation ist, die auch über den Mund möglich ist, etwa für Heiserkeit, strapazierte Stimme, Mandel- oder Kehlkopfentzündungen. Naturgemäß spricht die Inhalation besonders auf jede Art von Atemwegsproblemen, Grippe, Schnupfen, Husten, Stirn- und Nebenhöhlenentzündungen, aber auch bei Kopfschmerzen an.

Die Duftlampe

Die Duftlampe ist ein schöner Weg, ein Öl in die Atmosphäre zu bringen. Auch hier werden ein paar Tropfen Öl in eine kleine Wasserschale gegeben, die durch eine Kerze erwärmt wird, und das Öl verdampft. Die einzige Einschränkung besteht darin, wenn das Wasser verdampft ist, kommt das ätherische Öl direkt in Kontakt mit der sehr heißen Schale. Das mindert die Duftqualität erheblich. Da die Duftlampe sehr sanft wirkt, sollte sie einige Stunden wirken können – gut zur Konzentrationsförderung oder für die Inspiration. Nach längerem Duftlampengenuss können sensible Menschen jedoch zu Kopfschmerzen oder Übelkeit neigen. Wie nicht anders zu erwarten, steht und fällt auch die Duftlampenanwendung mit dem Bewusstsein des Anwenders. Um wirklich etwas davon zu haben, sollte man sich immer wieder bewusst mit dem Ölwesen verbinden. Ansonsten gewöhnt man sich schnell an den Duft und riecht ihn kaum noch – es hat dann eher etwas von Hintergrundmusik im Restaurant oder Kaufhaus.

Kaltvernebelung

Manche Menschen ziehen die Kaltvernebelung der Duftlampe vor, mit dem Argument das Öl würde durch das Erhitzen Schaden nehmen. Dabei sollte man nicht vergessen, dass das ätherische Öl überhaupt erst durch Wasserdampf gewonnen wurde. Von daher ist sowohl die Duftlampe wie die Kaltverneblung der Öle gleichermaßen geeignet.

Klassische Ölbäder oder Emulsionsbäder

Da Öl und Wasser sich abstoßen, benötigt man bei den klassischen Ölbädern sogenannte Emulgatoren, um das Öl im Wasser zu verteilen. Emulgatoren, gleichgültig ob natürliche (wie Salz oder Sahne) oder künstliche, verseifen das Öl und sorgen für die milchige Färbung im Wasser. Allerdings kann sich das ätherische Öl in einer Seifenlauge nicht halten und verduftet daher recht schnell in der Luft. Im Badezimmer riecht es dann zwar wunderschön, vom therapeutischen Standpunkt jedoch entspricht dies allerdings eher einem Duftlampeneffekt. Käufliche Badeöle sind fast immer mit Emulgatoren versehen, was man an der milchigen Verfärbung des Wassers erkennt, wenn man es hineingibt.

Die Öldispersionsbäder – der Quantensprung in der Anwendung der Öle

Einen gänzlich anderen Ansatz verfolgen die Öldispersionsbäder. Sie maximieren die Wirkung der ätherischen Öle und stellen einen echten Quantensprung in der Ölanwendung dar. Im dynamischen Geschehen des Wasserwirbels werden die Öle potenziert, vergleichbar mit der Homöopathie. Damit gelingt eine Transformation der Öle auf eine höhere Ebene. So sprechen die Öldispersionsbäder unsere höchste Heilinstanz an. Gemeint ist der Wirkzusammenhang des Immunsystems mit der Körpertemperatur und unserer Ich-Kraft – das Integrations-, Kreativ-, Entwicklungs- und Heilungspotential unseres Wesenskerns. Damit steht uns ein hochwirksames Instrument zur Verfügung, auch Autoimmunprozesse und aus der Ordnung fallende Prozesse wie Krebs zu behandeln. Aus diesem Grund verdienen die Öldispersionsbäder einen besonderen Raum.

Die Geburt der Öldispersionsbäder

Man schrieb das Jahr 1937. Das Ehepaar Franziska und Werner Junge hatte gerade die damals universitäre Prüfung zum medizinischen Bademeister in Berlin absolviert, als ein verzweifelter Mann sich an sie wandte. Seine Frau hatte beim Picknick an einem Grashalm gekaut und sich dabei eine Aktinomycose zugezogen, eine systemische Pilzerkrankung. Dabei kommt es zu bindegewebigen Infiltrationen in der Mundschleimhaut, die sich im Verlauf der Erkrankung auf die Lungen ausdehnen. Der Patient erleidet einen qualvollen Erstickungstod. Das ganze geht mit eitrigen Prozessen, hohem Fieber und enormen Schmerzen einher. Da es damals noch keine Antimykotika wie heute gab, war das für die junge Mutter von vier Kindern de facto ein Todesurteil. Im Krankenhaus in Berlin hatte man ihr sämtliche Zähne gezogen, um den Pilz besser behandeln zu können. Leider trat das Gegenteil ein – der Pilz konnte sich dadurch nun noch weiter ausbreiten. Als nächsten Therapievorschlag wollte man ihr den Kiefer aufmeißeln, worauf sie sagte: »Lieber sterbe ich, ich habe ja gesehen, was die erste Maßnahme gebracht hat.«

Werner Junge war genauso ratlos wie alle anderen. Daraufhin ging er an sein Bücherregal und nahm den kürzlich erschienen Medizinerkurs von Rudolf Steiner zur Hand. Das Buch fiel ihm aus der Hand. Er war aufmerksam genug, die aufgeschlagene Seite zu lesen. Darin führt Steiner aus, wie die Diabetes dadurch zustande kommt, dass die Ich-Kräfte die Bauchspeicheldrüse nicht mehr durchdringen. In diesem Zusammenhang riet er, den Erkrankten mit dem Ölbildungsprozess in Verbindung zu bringen. Dies ginge am besten durch Bäder mit feinstverteiltem Rosmarinöl. Werner Junge war klar, dass die Patientin auch Ich-geschwächt war. Daraufhin hatte er eine Idee, wie er Öl in Wasser fein verteilen könnte. Er ließ einen Glasbehälter blasen, der mit Hilfe des Wirbelprinzips die Feinstverteilung bewirkt. Am nächsten Tag wurde die Patientin gebadet. Zum ersten Mal spürte sie eine heilende Wirkung am Ort des Geschehens: Der Eiter ging zurück, die Schmerzen ließen nach und das Fieber sank. Nach sechs Wochen, mit drei Bädern die Woche war die Frau geheilt. Das Öldispersionsbad war geboren. In den Kriegswirren ging der Apparat verloren. Nach dem Krieg arbeiteten die Junges in der Badeabteilung eines Krankenhauses in Süddeutschland. Franziska zog sich dort eine Pilzinfektion der Hände zu. In Ermangelung von wirksamen Antimykotika wurde sie mit einer äußerst schmerzhaften Schälkur der Hände behandelt. Die Schmerzen waren so stark, dass sie in der Nacht kein Auge zutat. Daraufhin ließ Werner Junge wieder ein Öldispersionsgerät blasen. In der Nacht darauf wickelte er ihre Hände in getränkte Tücher von feinstverteiltem Arnikaölwasser. Franziska hatte eine schmerzfreie Nacht. Als der behandelnde Arzt sich am nächsten Morgen die Hände ansah, stellte er begeistert fest, dass sich über Nacht schon eine zarte Hautschicht gebildet hatte. In der Folge haben das Ehepaar Junge zusammen mit Dr. Hermfried Kunze die Therapie entwickelt. Sie fanden heraus, welche Öle für welche Indikationen geeignet sind und welche Konzentration an ätherischem Öl für das Trägeröl gebraucht wird. So haben sie die Grundlage für die Öldispersionsbäder gelegt.

Das Prinzip der Potenzierung

Die Verwirbelung ist der Schlüssel, um ätherische Öle zu potenzieren. Was geschieht nun beim Potenzieren? Geradeheraus geantwortet: Man erschließt die im Stoff gebundene, in dieser Form sonst nicht zugängliche, innewohnende Dynamik. Poetischer ausgedrückt: Man erschließt die Schöpfungspotenz der Öle. Ein erleuchteter Geist sagte einmal: »Die Materie ist das Ende der Wege Gottes.« Mit anderen Worten: Die Schöpfungskraft, die schöpferische Dynamik ist in der materielllen Ausgestaltung am wenigsten aktiv, am wenigsten zugänglich. Sie erschöpft sich in der materiellen Vollendung. Will man nun diese Schöpfungsdynamik zugänglich machen, muss man den umgekehrten Weg der Materialisierung, der Substanzwerdung beschreiten. Dazu muss der Substanzcharakter gelockert werden, das Substanzhafte muss weniger werden und die in ihr gebundene Dynamik gelöst werden. Die Dynamisierung, die Befreiung des Geistes aus der Materie, geschieht in einer gezielten Entmaterialisierung. In der Substanzbildung gerinnt Dynamik zur Substanz – jetzt geht es darum, aus der Substanz die Dynamik wieder zu befreien. Und genau dieses Geheimnis vollzieht sich im Prozess des Potenzierens. Der erste, der diese Zusammenhänge der Allgemeinheit zugänglich machte, war Samuel Hahnemann, der Begründer der Homöopathie. Die gesamte Kraft und Wirksamkeit der Homöopathie fußt auf dem Prinzip der Dynamisierung, dem schrittweisen, steigernden Herauslösen von mehr und mehr Dynamik aus der Substanz.

Gegensatz der Potenzierung zur Nukleartechnologie

Das in dieser Hinsicht diametrale Gegenteil der Homöopathie erleben wir in der Atomkraft. Die Nukleartechnologie zeigt zwar auch, welch ungeheuren Kräfte in der Substanz gebunden sind. Die erzwungene schlagartige Sprengung des Zellkerns von Uran ist allerdings das exakte Gegenteil des Potenzierens von ätherischen Ölen. Sie setzt eine hochenergetische und ebenso hochgiftige, lebenszerstörende Kraft frei. Uran ist eine Substanz, die eine hohe natürliche Radioaktivität aufweist. Natürliche, deshalb nicht weniger giftige, Radioaktivität entsteht, indem Materie zerfällt. Uran ist also permanent im starken Zerfall begriffen und deshalb hochradioaktiv. Der Vergleich mit der Atomkraft lohnt, weil an ihm die verschiedenen Prinzipien deutlich werden, die für uns wichtig sind, um diesen Prozess zu begreifen. Das ätherische Öl ist innerhalb des Pflanzenstoffwechsels auch ein Abbauprodukt. Durch den organischen Abbau ermöglicht die Pflanze die Entfaltung einer inneren Dynamik. So kann das Öl von sich aus zum Träger für seelische Wirksamkeit und durch den weiteren Abbau in der Destillation auch für eine höhere geistige Wirksamkeit werden – ganz im Gegensatz zum erzwungenen, hochaggressiven, fortgesetzten Abbau des ohnehin schon stark radioaktiven Urans in der Kernspaltung – besser gesagt Kern*sprengung*. In beiden Fällen ermöglichen Abbauprozesse einen Zugang zu einem größeren Kräftepotential. Einmal sind es organische Abbauprozesse, die sich in der Pflanze vollziehen, um einer höheren Wirksamkeit (in dem Fall der Aufnahme des seelischen Elements) Eintritt zu verschaffen. Die Pflanzen sprechen so das Tierreich, insbesondere das Insektenreich, an und engagieren sie für ihre Vermehrung. Die dabei verwendeten ätherischen Öle sind für das Tierreich und für uns ein Segen. Stoffabbau und -veredelung gehen hier Hand in Hand. Im Gegensatz dazu bedient man sich bei der Kernspaltung einer von Natur aus hochgiftigen, im Zerfall begriffenen Substanz, zerstört diese mit geradezu gezielter Vernichtungskraft bis in die allerkleinste Einheit, den Kern, und erzeugt – man möchte fast lieber sagen – raubt dabei enorme Mengen recht zweifelhafter Energie. Bei der Potenzierung im Öldispersionsbad wird der Substanzabbauprozess des Öles in geeigneter Weise behutsam fortgesetzt. Gleichzeitig ist er gekoppelt an eine Dynamisierung, die als Resultat seelisch-geistige schöpferische Potenz freisetzt.

Hahnemann hat die Potenzierung der Homöopathie aus der alchemistischen Tradition entlehnt, die ihm als Apotheker durchaus bekannt war. Im Potenzieren vereinen sich zwei zentrale Prozesse: die Oberflächenvergrößerung und die Dynamisierung. In der Homöopathie wird Potenzschritt für Potenzschritt verdünnt (Oberflächenvergrößerung) und verrieben oder verschüttelt (Dynamisierung).

Im Öldispersionsbad wird das Öl im Wasser verdünnt und durch den Wasserwirbel dynamisiert. In der Kombination aus der etwa 5000-fach vergrößerten Substanzoberfläche und dem Verwirbeln wird das Öl in seinem Substanzcharakter gelockert und labiler gemacht. Gleichzeitig wird es im sensiblen Chaos des Wasserwirbelkerns den dort gegenwärtigen Vitalkräften zugänglich gemacht, quasi aufgeladen. Die Verdichtung der Substanzbildung wird somit umgekehrt und in Richtung Entstofflichung, Lockerung sowie Dynamisierung gelöst. Das potenzierte Öl ist einen Schritt in die Potenz des noch nicht Substanz gewordenen, aber zur Substanzbildung Fähigen gebracht – der von Steiner erwähnte Ölbildungsprozess.

In anderer Weise kennen wir dieses Phänomen auch vom Olivenöl. Das grüne Olivenöl, das man therapeutisch verwendet, ist nicht das ausgereifte, vollständig Substanz gewordene schmackhaftere Olivenöl, das wir für unseren Salat bevorzugen. Bei dem grünen Öl hält man bewusst den Reifungsprozess auf und bewahrt dadurch viele Bestandteile des Öles in einem aktiveren, dynamischeren, prozessualen und eben weniger substantiellen Zustand, der therapeutisch wesentlich wertvoller ist. Das ätherische Öl wird durch das Öldispersionsgerät wieder in diesen potenteren, dynamischeren Zustand gebracht, wie es das grüne Olivenöl im Vergleich zum ausgereiften Olivenöl ist.

Was geschieht im Öldispersionsbad?

Über den Duschschlauch fließt das Wasser in einen birnenförmigen Glasbehälter. Die Birnenform bewirkt, dass das Wasser einen Wirbel bildet. Ein kleiner Trichter, der das Öl enthält, mündet genau im Zentrum des Wirbels. Dort bildet sich ein Sog, der das Öl nun ansaugt. Je näher das Wasser dem Wirbelzentrum kommt, desto schneller fließt es. Im Wirbelzentrum erreicht es die maximale Beschleunigung und schlägt dort um in das Leichte feinster Nebeltropfen. Um jedes winzig kleine Wassernebeltröpfchen legt sich ein hauchdünner Ölfilm des angesogenen Öls. Millionen dieser feinsten Öl-Wasser-Tröpfchen schwimmen nun in der Badewanne und zwar nicht nur, wie man meinen sollte, an der Oberfläche, sondern im gesamten Badewasser. Im Wasser sind wir nun umgeben von diesem Meer an feinsten aktivierten, potenzierten Öl-Wasser-Tropfen – ein erhebendes, sehr berührendes Gefühl. Wir baden wirklich in diesem Ölwesen und nehmen es in dieser substantiell aktivierten Form in uns auf. Rein körperlich zieht die fettliebende Haut die Öltröpfchen an und nimmt es auf. Da die Öltröpfchen teilweise mikroskopisch klein sind, passieren sie weitgehend die Barrierefunktion der Haut und gelangen über das Kapillarsystem in die Blutbahn. Die Barrierefunktion der Haut stellt sicher, dass nichts in die Blutbahn kommt, was größer als ein Erythrozyt ist und Embolien verursachen könnte. Das Institut für medizinische Balneologie und Klimatologie der Universität München konnte eine gegenüber herkömmlichen Badezusätzen doppelte bis dreifache quantitative Aufnahme der Wirkstoffe ins Blut nachweisen.[35] Das Dynamisierungsgeschehen dieser doppelten bis dreifachen Wirkstoffmenge ist damit noch gar nicht erfasst.

Das Bad selbst dauert etwa zwanzig Minuten. Wir streifen das Wasser ab, trocknen uns jedoch nicht ab und ruhen, eingehüllt in warme Decken, für eine Stunde. Dieses zunächst nasse Liegen in den Decken bewirkt einen kleinen Kältereiz, der eine stärkere innere Wärmeantwort aufruft. Durch das Abtrocknen wäre die innere Wärmeantwort weniger stark. Dieser Wärmeschub lässt einen schnell trocknen – eine wohlige Wärme breitet sich aus. Innerhalb der einstündigen Ruhezeit baut der Körper den größten Teil der aufgenommenen Ölpartikel ab. Die im Öl enthaltenen Wirkstoffe, die Essenz des Ölwesens wird im Blut freigesetzt. Wenn das Bad in einem therapeutischen Kontext erfolgt, führt der Therapeut anhand seiner geschulten ätherischen Wahrnehmung spezielle Wasserbewegungen mit der Hand aus. Dabei wird der Körper nicht berührt, vielmehr branden Kaskaden von Wirbel- und Sogbewegungen an die Haut. Die verlebendigende Wirbeldynamik überträgt sich auf die Flüssigkeiten des Körpers. Sie aktiviert, entgiftet und fördert die Ausscheidung. Blokkaden, Spannungen und Stauungen werden gelöst und unterversorgte Gebiete wieder an den Lebensfluss angeschlossen. In der Ruhepackung geschieht nun das Wesentliche für die Ölverarbeitung. Deshalb ist die Ruhepakkung so zentral. Die Erfahrung zeigt: Wird die Ruhepackung abgekürzt oder gar weggelassen, ist die Wirkung der Bäder deutlich schwächer. Im Blut werden die Öle abgebaut. Die im Öl gespeicherten, sodann im Wirbel potenzierten Wirkstoffe werden frei. Wird das Öl abgebaut, geschieht der umgekehrte Prozess wie im Verdichtungsprozess der Ölbildung. Die Wärme- und Lichtkräfte des Ölwesens, alle physiologischen, emotionalen und geistigen Wesenskräfte oder, materiell ausgedrückt, das gesamte biochemische Spektrum des Öles befreit sich in das Blut hinein – dem Träger unseres Immunsystems und unseres Wesens. Dort entfalten sie ihre Kraft. Schon nach einer Stunde kann man die meisten dieser Stoffe im Blut nicht mehr nachweisen. Die Wesenskräfte des Ölwesens sind wirksam geworden – sie haben ihr Wesen, ihre Kräfte und Qualitäten in uns entfaltet. Spiegelbildlich zu den physiologischen Vorgängen verschmilzt auf der Wesensseite unser Wesenskern mit dem Wesen des Öles. Es vollzieht sich eine echte Kommunion mit dem Wesen des Öles. Je bewusster wir uns für diese himmlischen Wesen und ihre Kräfte öffnen, desto tiefgreifender die Verwandlung, die geschehen kann. Es ist beileibe keine Heilautomatik, die einfach abläuft. Im Gegenteil: Je bewusstseinsfähiger der Mensch, desto bewusster muss sich der Mitvollzug dieser Wesensverbindung für die Heilung gestalten. Ebenso gilt, je gravierender die Erkrankung, desto größer die innere Notwendigkeit zur Wandlung. Ich sage absichtlich »bewusstseinsfähig«, denn, wie wir wissen, heißt bewusstseinsfähig noch längst nicht bewusst. Wir werden beschenkt von einer kosmischen Lehrstunde von hohen Qualitäten und Kräften. Erst unsere Offenheit, unsere Wandlungsbereitschaft, Wachheit und unser Mitvollziehen macht diese Lehrstunde in vollem Maße fruchtbar. Diese Verschmelzung, dieser besondere Lern- und Heilvorgang durchdringt alle Ebenen – körperlich, seelisch und geistig. Davon können Patienten berichten:

Ein Beispiel: Eine 55-jährige Patientin mit einer chronischen Polyarthritis, die kein Glück mit ihren Männerbeziehungen hatte, ihre Tochter weitgehend alleine aufzog und sich von ihr auch nicht verstanden fühlte, haderte mit ihrem Schicksal. Ob der ganzen Enttäuschungen war sie inzwischen ein wenig verbittert, weshalb sich auch die Tochter zurückgezogen hatte. Schon nach dem ersten Bad mit Petit Grain, einem Öl, bei dem es um den richtigen Umgang mit unseren verpassten Chancen im Leben geht, musste sie ein ganzes Wochenende weinen. Alle nicht ausgesprochene, nicht verarbeitete Trauer, Verzweiflung und Hoffnungslosigkeit, die schon in eine gewisse Verbitterung umgeschlagen war, kam hoch.

Sie sagte: »Ich konnte gar nicht mehr aufhören zu weinen, es waren heftigste Gefühle, die in mir hochkamen.« Ihre erste Reaktion auf die Frage, wie es ihr denn ginge, war, dass sie mir am liebsten ins Gesicht gesprungen wäre, was ich ihr denn da angetan hätte? Erst, als ich sie fragte, wie es denn um die Gelenkschmerzen und -schwellungen stünde, meinte sie ganz erstaunt: »Ja, die sind viel besser!« Das eine hatte sie mit dem anderen gar nicht in Verbindung gebracht. Als wir dann in Ruhe darüber sprachen, wurde ihr klar, was geschehen war. In den schier endlosen Tränen brachen sich jahrelang aufgestaute Trauer und Enttäuschung Bahn, die sich schon in den Gelenken kristallin abgelagert hatten. Weil sich die Schleusen öffnen konnten, war sie in der Lage alles »hinauszuweinen«. Nach dieser ersten Katharsis waren die nächsten Bäder nicht mehr so dramatisch – auch weil sie verstand, was geschah, und so ihre Tränen anders willkommen heißen konnte. Nach sechs Bädern war sie schmerzfrei sowie insgesamt deutlich gelöster, wärmer und zugänglicher. Das Wesen des Petit Grainöls konnte seine Wirksamkeit und seine Mission entfalten.

Resümee: Dieses Beispiel zeigt, wie tief verflochten unsere körperlichen Beschwerden mit unserer Biographie, mit unseren Erfahrungen sind. Alles, was wir seelisch-geistig nicht bewältigen, legt sich in den Körper ab und bildet unsere Symptome. In einem wirklichen Heilvorgang müssen die vermiedenen Gefühle, die ungelösten Konflikte durchlebt, durchgearbeitet und gewürdigt werden. Erst so verarbeiten und runden wir ab, was geschah. Die ursprünglich schmerzhafte Erfahrung wird in einen stärkenden Kompost für unser Leben verwandelt. Wie dieses Beispiel eindrucksvoll veranschaulicht: Als Menschen sind wir auf Entwicklung ausgelegt. Nur die Therapien, die dieses Naturgesetz vollständig unterstützen, sind im umfassenden Sinne heilend und fördern unsere Entwicklung. Heilansätze, die, auch wenn sie natürlicher Art sind, Symptome zum Verschwinden bringen, ohne dass die zugrundeliegenden seelisch-geistigen Ursachen angegangen werden, sind nur Scheinlösungen, die die Problematik nur verschieben. Der Quantensprung der Öldispersionsbäder liegt darin, dass sie die ätherischen Öle auf eine wesentlich höhere Dimension der Wirksamkeit bringen. Sie heben sie in das Wirksamkeitsfeld der Ich-Kräfte. In seiner ganzen Bedeutung erfassen wir dies erst, wenn wir die Wirksamkeit des Emotionalleibes von der der Ich-Kräfte unterscheiden – mehr dazu in den Kapiteln »Der Emotionalkörper und die ätherischen Öle« und »Die Ich-Kräfte in ihrem Bezug zu den ätherischen Ölen«. Ätherische Öle wirken normalerweise nur bis in den Emotionalkörper hinein. Die bislang bekannten Wirkungen der Öle sind ein Zeugnis davon. Durch die Erhebung der ätherischen Öle in die Wirksamkeit der Ich-Kräfte können sie nun überschießende Entzündungsreaktionen dämpfen und bis in die Immunverwirrungen von Autoimmungeschehen oder die Immunschwäche des Krebsgeschehens stärkend und ordnend einwirken. Sie reichen dadurch in die Sphäre unserer höchsten Heilinstanz.

Einige praktische Gesichtspunkte zu den Öldispersionsbädern

In der Regel richten wir das Bad ½° C unterhalb der unter der Zunge gemessenen Körpertemperatur an, die 0,3° bis 0,5° C unter der Kerntemperatur liegt. In diesem Bereich liegt die sogenannte isothermische Temperatur, die weder einen Kälte- noch einen Wärmereiz auf den Körper ausübt – sich also für den Körper temperaturneutral ausnimmt. Liegt unsere Kerntemperatur bei 37° C, dann beträgt die Hauttemperatur 35° bis 32° C, das heißt, wir empfinden ein Bad mit 36,5° C als warm. Die Poren öffnen sich, das Öl kann gut aufgenommen und verarbeitet werden. Baden wir kälter oder wärmer, muss der Körper gegensteuern, um seine eigene Temperatur zu halten. Dies schwächt ihn allerdings in seiner Kraft, das Öl zu verarbeiten. Menschen mit einem stark geschwächten Wärmehaushalt brauchen meist eine etwas höhere Wassertemperatur, um nicht zu frieren. Das Wichtigste ist, dass man sich im Wasser wohlfühlt. Ist das Wasser zu kalt, kommt es in der anschließenden Ruhepackung nicht zur inneren Erwärmung, um die es ja geht. Im Laufe einer Badeserie wird der Wärmehaushalt so gestärkt, dass wir die Wassertemperatur langsam absenken können. Zu warmes Baden führt in der Ruhepackung zu starkem Schwitzen und damit insgesamt paradoxerweise zu Wärmeverlust statt eines Wärmegewinns. Deshalb ist die richtige Wassertemperatur so entscheidend für die optimale Wirkung der Bäder.

Wer erst einmal ganz pur seine ersten Erfahrungen machen möchte, dem empfehle ich, sich ohne jede andere Maßnahme in das Öldispersionsbad zu legen und sich nach der eingangs beschriebenen Weise mit dem Wesen des Öles zu verbinden. So lernt man wunderbar die Bäder wie die Wesen der Öle kennen und erlebt ihre Wirkungen.

Symptom- und Wirkungsregister

Die Zuordnung von verschiedenen ätherischen Ölen zu einer Symptomatik steht vor dem Hintergrund des jeweiligen Lebensprinzips, aufgrund dessen sie wirksam sind. Für den Erfolg der Anwendung ist das passende Lebensprinzip entscheidend. Wir müssen herausfinden, welches Lebensprinzip am besten den inneren Zusammenhang des Symptoms bei diesem Menschen trifft. Mehr dazu im Kapitel »Wege zum richtigen Öl – die Ölefindung«.

A	Abgrenzungsschwierigkeiten	Vetiver, Zypresse
	Abmagerung	Ingwer, Schafgarbe
	Abszesse	Immortelle
	Abwehrschwäche, allgemein	Drachenblut, Ravintsara, Vetiver
	Adipositas, fettabbauend	Ravintsara
	Afterbrennen	Schafgarbe
	Afterjucken	Schafgarbe
	Akne	Basilikum, Immortelle, Pfefferminze, Rosengeranie, Schafgarbe, Vetiver, Zypresse
	Albträume	Ravintsara, Silberwermut
	Alkoholabusus	Silberwermut
	allergische Reaktionen	Immortelle, Schafgarbe, Silberwermut
	allergischen Hautreaktionen auf Pflanzenkontakt	Drachenblut
	allergischer Schnupfen, vorbeugend bei	Zypresse
	Altersflecken, hellt auf	Drachenblut, Immortelle
	Altersschwäche	Zypresse
	Alzheimer, beginnender	Zypresse
	Ameisen, wirkt gegen	Nelkenknospe
	Amenorrhoe	Ingwer, Nelkenknospe, Schafgarbe, Silberwermut, Vetiver
	Anämie (Blutarmut)	Drachenblut, Schafgarbe, Silberwermut, Vetiver
	Angina	Drachenblut, Ingwer, Ravintsara, Rosengeranie, Thymian thujanol
	Angst vor dem Einschlafen	Zypresse
	Angst vorm Dunkeln	Ravintsara, Silberwermut
	Ängste	Basilikum, Drachenblut, Nelkenknospe, Ravintsara, Rosengeranie, Vetiver, Zypresse
	Anorexie	Ingwer, Schafgarbe, Vetiver
	antihistaminwirksam	Silberwermut
	Aphten	Drachenblut, Nelkenknospe, Rosengeranie
	appetitanregend	Ingwer, Nelkenknospe
	Arterienentzündung	Immortelle
	Arteriosklerose	Immortelle

	Arthritis	Basilikum, Immortelle, Ingwer, Ravintsara, Silberwermut, Thymian thuj., Vetiver
	Arthrose	Immortelle, Ingwer, Silberwermut, Thymian thuj.
	Asthenie	Thymian thuj., Vetiver
	Asthma	Basilikum, Pfefferminze, Ravintsara, Silberwermut
	Atemwege, alle Infektionen der	Ravintsara
	Augen, eitrige	Ingwer
	Augen, stechende oder brennende Schmerzen	Schafgarbe
	Augenentzündungen	Ingwer, Ravintsara, Rosengeranie, Schafgarbe
	Augenleiden mit Fließen und Tränen	Schafgarbe
	Ausschläge, juckende	Schafgarbe
	autoaggressive Tendenzen	Rosengeranie, Vetiver
B	Bauchweh, „»seelisches“«	Basilikum
	Beckenboden, stabilisiert	Vetiver
	Bettnässen	Schafgarbe, Zypresse
	Bindegewebsschwäche	Vetiver, Zypresse
	Bindehautentzündung	Immortelle, Schafgarbe
	Blähungen	Basilikum, Drachenblut, Ingwer, Nelkenknospe, Pfefferminze, Schafgarbe, Vetiver
	Blasen- und Nierenschwäche, allgemein	Schafgarbe
	Blasenentzündung	Ravintsara, Schafgarbe, Thymian thuj.
	Blutarmut (Anämie)	Drachenblut, Schafgarbe, Silberwermut, Vetiver
	blutbildend	Schafgarbe
	Blutdruck, zu hoch (Hypertonie)	Basilikum, Immortelle, Ingwer, Ravintsara, Rosengeranie, Schafgarbe, Silberwermut, Vetiver
	Blutdruck, zu niedrig (Hypotonie)	Basilikum, Immortelle, Ingwer, Nelkenknospe, Pfefferminze, Silberwermut, Vetiver, Zypresse
	Blutergüsse auflösend	Immortelle
	Blutgefäße, Straffung der	Drachenblut, Zypresse
	Blutgerinnsel	Immortelle
	Blutgerinnung, mangelhafte	Drachenblut
	blutreinigend	Immortelle, Schafgarbe
	blutstillend	Drachenblut, Immortelle, Schafgarbe, Zypresse
	blutverdünnend	Immortelle, Ingwer, Nelkenknospe
	Blutzirkulation, verbessernd die	Ingwer, Nelkenknospe, Ravintsara, Silberwermut, Zypresse
	Bradykardie	Ravintsara
	Brechreiz	Pfefferminze
	Bronchitis	Ingwer, Immortelle, Ravintsara, Thymian thuj., Vetiver, Zypresse
	Bronchitis, chron.	Ingwer, Ravintsara, Silberwermut, Thymian thuj., Zypresse

	Bronchitis, spastische	Pfefferminze, Ravintsara
	Brüste, geschwollene	Rosengeranie
	Brustentzündung	Immortelle, Thymian thuj.
	Brustkrebs	Rosengeranie, Schafgarbe, Vetiver
	Brustschmerzen	Drachenblut, Schafgarbe, Rosengeranie
	Brustwarzen, gereizte, wunde	Schafgarbe
	Brustzysten	Rosengeranie
	Bulimie	Vetiver
	Burnout	Basilikum, Ingwer, Rosengeranie, Silberwermut, Vetiver, Zypresse
C	Candida	zuerst Nelkenknospe, dann Ingwer
	Chemikalien, regeneriert bei häufigem Kontakt mit	Vetiver
	cholesterinsenkend	Basilikum, Drachenblut, Immortelle, Ingwer, Pfefferminze
	Colitis	Drachenblut, Schafgarbe, Thymian thuj.
	Crohn, Morbus	Rosengeranie
D	Darm, nervöser	Vetiver
	Dellwarzen	Nelkenknospe
	Depressionen	Basilikum, Drachenblut, Immortelle, Nelkenknospe, Ravintsara, Schafgarbe, Silberwermut, Vetiver
	Depressionen, Erschöpfungs-	Ingwer
	Depressionen, mit Stoffwechselschwäche	Ingwer
	Dermatitis	Drachenblut, Immortelle, Rosengeranie
	Dermatitis, Schweiß-	Silberwermut
	Diabetes	Immortelle, Nelkenknospe, Rosengeranie, Silberwermut
	Divertikulitis	Schafgarbe
	Dornwarzen	Drachenblut
	Durchblutung, stärkt die arterielle und venöse	Immortelle
	Durchfall	Drachenblut, Ingwer, Rosengeranie
	Durchfall (bes. bei Kindern)	Schafgarbe
	Durchfälle im Zusammenhang mit Chemotherapie	Drachenblut
	Durchfälle im Zusammenhang mit HIV	Drachenblut
	Durchfälle, medikamentenbedingte	Drachenblut
	Durchfälle, Reise	Drachenblut
	Dysmenorrhoe	Rosengeranie, Schafgarbe, Vetiver
	Dyspepsie	Basilikum, Nelkenknospe, Pfefferminze
E	Eierstockentzündungen	Schafgarbe, Thymian thuj., Vetiver

	Eierstockzysten, hemmt Wachstum von	Zypresse
	Eisprung fördernd, Kinderwunsch	Basilikum, Schafgarbe
	Ekzeme	Immortelle, Schafgarbe, Rosengeranie, Vetiver
	Ekzeme, mit Stoffwechselschwäche einhergehend	Ingwer
	Ekzeme, trockene	Rosengeranie
	Encephalitis, virale	Basilikum, Ravintsara, Thymian thuj.
	Endometriose	Schafgarbe, Thymian thuj., Vetiver
	entgiftend	Basilikum, Immortelle
	Entscheidungsschwierigkeiten	Drachenblut, Zypresse
	Erfrierungen	Nelkenknospe, Pfefferminze
	Erkältung	Ingwer
	Erschöpfung, seelische	Ingwer, Vetiver
F	Fibromyalgie	Basilikum, Pfefferminze, Ravintsara, Silberwermut, Thymian thuj., Vetiver
	Flechten	Rosengeranie
	Frigidität	Rosengeranie, Vetiver
	Fruchtbarkeit, Steigerung der	Drachenblut, Vetiver
	Furunkel	Silberwermut
	Fußschweiß, Neigung zu	Zypresse
G	galleanregend	Basilikum, Immortelle, Ingwer, Pfefferminze, Silberwermut
	Galleninsuffizienz	Basilikum, Pfefferminze, Silberwermut
	Gastritis (Magenschleimhautentzündung)	Drachenblut, Ingwer, Schafgarbe, Silberwermut
	Gastroenteritis, virale	Ravintsara
	Gebärmutter, erwärmt kalte	Ingwer, Vetiver
	Gebärmutterblutungen	Rosengeranie, Zypresse
	Gebärmutterentzündung	Schafgarbe
	Gebärmutterfibrome	Immortelle, Rosengeranie
	Gebärmutterkrebs	Schafgarbe, Vetiver
	Geburt, zu starkes Bluten	Schafgarbe
	Geburtseinleitung	Pfefferminze, Vetiver
	Geburtshilfe: Dammöl	Rosengeranie
	Geburtsschmerzen, lindert	Schafgarbe
	Geburtswehen anregend	Ingwer, Nelkenknospe
	Gedächtnisschwierigkeiten	Nelkenknospe, Zypresse
	Gefäßläsionen, wundheilend bei	Schafgarbe
	Genitalherpes	Thymian thuj.
	geschwollene Füße, Beine und Gelenke	Rosengeranie, Zypresse
	Gewebe regenerierend	Immortelle
	Gicht	Drachenblut, Ingwer, Nelkenknospe, Silberwermut, Vetiver
	Grauer Star	Nelkenknospe

grippaler Infekt	Ingwer, Ravintsara, Thymian thuj.
Gürtelrose (Herpes zoster)	Drachenblut, Pfefferminze, Ravintsara, Rosengeranie
H Haarwuchs, stärkend	Ingwer
Hallux valgus zur Schmerzlinderung	Nelkenknospe
Hämorrhoiden	Drachenblut, Immortelle, Rosengeranie, Schafgarbe, Silberwermut, Vetiver, Zypresse,
Harnentleerung, schmerzhafte	Schafgarbe
Harnleiterentzündung	Thymian thuj.
harntreibend	Ingwer, Rosengeranie
Harnverhaltung	Rosengeranie, Schafgarbe, Zypresse
Hautausschläge, allergische	Immortelle
Hautkrebs	Immortelle
Hautpilze	Drachenblut, Nelkenknospe, Rosengeranie, Thymian thuj.
Hepatitis A und B, virale	Drachenblut, Ravintsara, Silberwermut, Thymian thuj.
Herpes simplex	Drachenblut, Immortelle, Pfefferminze, Ravintsara
Herpes Zoster (Gürtelrose)	Drachenblut, Pfefferminze, Ravintsara, Rosengeranie
Herzarrythmien	Basilikum, Immortelle, Ingwer, Ravintsara
herzberuhigend	Basilikum, Immortelle, Ingwer, Pfefferminze, Schafgarbe, Vetiver
Herzbeschwerden durch Verdauungsschwäche	Ingwer, Nelkenknospe
Herzbeschwerden, nervöse	Schafgarbe, Vetiver
Herzendurchblutung anregend	Pfefferminze
Herzfrequenz, senkend	Vetiver
Herzinfarkt, Nachbehandlung	Immortelle, Ingwer
Herzkranzgefäße, stärkend	Immortelle, Ravintsara
Herzrasen	Basilikum, Immortelle, Ravintsara, Silberwermut
herzstärkend	Drachenblut, Ingwer, Nelkenknospe, Ravintsara, Rosengeranie, Vetiver
Hexenschuss	Ingwer, Nelkenknospe, Pfefferminze, Vetiver
Hitzewallungen in der Menopause	Pfefferminze, Rosengeranie, Vetiver
Hodenentzündungen	Schafgarbe, Silberwermut, Zypresse
Hodenhochstand	Vetiver
Husten, chron.	Ingwer, Ravintsara, Silberwermut, Thymian thuj., Zypresse
Husten, obstruktiver	Ravintsara
Hustenkrämpfe	Immortelle, Ravintsara
Hustenkrämpfe, bes. bei Kindern	Nelkenknospe, Ravintsara

	Kopfschmerzen, Spannungs-	Basilikum, Nelkenknospe
	Koronariitis	Vetiver
	Kräfteverfall	Zypresse
	Kraftlosigkeit	Ingwer, Nelkenknospe, Thymian thuj.
	Krampfadern	Basilikum, Immortelle, Pfefferminze, Rosengeranie, Schafgarbe, Silberwermut, Vetiver, Zypresse
	Krätze	Nelkenknospe
L	Läuse abhaltend	Rosengeranie
	Lebensmut, fehlender	Ravintsara, Silberwermut, Vetiver
	leberentstauend	Basilikum, Schafgarbe, Immortelle, Pfefferminze, Zypresse
	Leber regenerierend	Immortelle, Pfefferminze
	Leberschwäche nach Vergiftung, medikamentöser Überbelastung oder viraler Hepatitis	Pfefferminze, Schafgarbe, Vetiver
	Leberzirrhose	Thymian thuj.
	Leistenbrüche	Zypresse
	Lernstörungen, Lese-, Rechtschreib-, Rechen-	Zypresse
	Leukämie	Rosengeranie, Silberwermut
	Lippenherpes	Drachenblut, Immortelle, Ravintsara, Pfefferminze
	Lungenblutungen	Schafgarbe
	Lungenentzündung	Ravintsara
	Lungenentzündung (bes. bei Kindern)	Ingwer
	Lustempfinden, mangelndes	Pfefferminze
	lymphflussanregend	Immortelle, Rosengeranie
	Lymphome, gutartige	Rosengeranie
	Lymphstau	Ravintsara, Rosengeranie
M	M. Crohn	Drachenblut
	Magen- / Darmgrippe	Drachenblut, Ravintsara
	Magen- und Pankreassäfte, anregend	Ingwer
	Magen-, Darmgeschwüre	Drachenblut, Ingwer, Schafgarbe, Silberwermut
	Magen-/ Darmkrämpfe	Basilikum, Ingwer, Pfefferminze, Ravintsara, Silberwermut
	Magen-Darm Infektionen	Drachenblut
	Magen-Darm Tonikum	Drachenblut
	Magen, nervöser/ Reizmagen	Ingwer, Rosengeranie
	Magen, verdorbener	Drachenblut, Pfefferminze
	Magendrücken	Ingwer
	Magensäure, zu viel	Basilikum, Pfefferminze, Schafgarbe
	Magensäure, zu wenig	Ingwer, Pfefferminze, Schafgarbe

	Narbenbehandlung	Immortelle
	Narkolepsie	Schafgarbe
	Nasenbluten	Zypresse
	Nebennieren regenerierend nach langen Cortisongaben	Basilikum
	Nebennieren, stimulierend	Basilikum, Ingwer, Rosengeranie
	Nephritis	Schafgarbe
	nervenberuhigend	Basilikum, Nelkenknospe, Pfefferminze, Rosengeranie, Silberwermut, Vetiver, Zypresse
	Nervenschwäche	Vetiver, Zypresse
	nervenstärkend	Immortelle, Thymian thuj., Vetiver, Zypresse
	Nervensystem, wirkt ausgleichend auf Sympathikus und Parasymphathikus	Ravintsara, Vetiver
	Nervenverletzungen, regenerierend	Immortelle
	nervöse Erschöpfung	Ingwer, Ravintsara, Vetiver
	nervöse Reizbarkeit	Rosengeranie, Thymian thuj.
	nervöse Störungen	Thymian thuj.
	nervöse Ticks	Pfefferminze, Vetiver
	Nervosität	Ravintsara, Vetiver, Zypresse
	Nesselsucht (Urticaria)	Drachenblut, Pfefferminze,
	Neuralgien	Immortelle, Nelkenknospe, Pfefferminze, Ravintsara, Rosengeranie
	Neuralgien, Gesichts-	Rosengeranie
	Neurasthenie	Ravintsara
	Neuritis, virale	Pfefferminze, Ravintsara
	Neurodermitis	Rosengeranie, Silberwermut, Vetiver, Zypresse
	neuromuskuläre Erkrankungen	Thymian thuj.
	Neuropathie, diabetische	Drachenblut
	Niedergeschlagenheit	Rosengeranie
	nierenanregend, stark	Ingwer
	Nierenblutungen	Schafgarbe
	Nierenkoliken	Ingwer, Silberwermut
	Nierensteine	Silberwermut
O	offene Beine (Ulcus cruris)	Drachenblut, Immortelle
	Ohnmacht	Pfefferminze
	Ohrenentzündung	Basilikum, Nelkenknospe, Pfefferminze, Ravintsara, Silberwermut, Thymian thuj., Vetiver
	Osteoporose	Nelkenknospe
	Östrogen – Progesteronhaushalt, ausgleichend	Vetiver
P	Panikattacken	Ravintsara
	Pankreasinsuffizienz	Vetiver
	Pankreasinsuffizienz, exokrine	Pfefferminze

	Symptom	Öl
	Parasiten	Nelkenknospe
	Parkinson, Morbus	Ingwer, Silberwermut, Vetiver
	Parodontitis	Thymian thuj.
	Periode, schmerzhaft	Schafgarbe, Vetiver
	Periode, zu stark	Schafgarbe, Zypresse
	Peristaltik anregend	Basilikum, Ingwer, Schafgarbe, Silberwermut
	Phantomschmerzen	Schafgarbe
	Pickel	Drachenblut
	Pleuritis	Schafgarbe
	Polyarthritis	Immortelle, Silberwermut
	Prämenstruelles Syndrom (PMS)	Rosengeranie, Vetiver
	Prostatareizung	Basilikum, Rosengeranie, Silberwermut, Zypresse
	Prostatavergrößerung	Silberwermut, Zypresse
	Prostatitis	Basilikum, Immortelle, Rosengeranie, Schafgarbe, Silberwermut, Zypresse
	Prüfungsangst	Zypresse
	Psoriasis	Drachenblut, Immortelle, Rosengeranie, Schafgarbe, Silberwermut
	Pusteln	Drachenblut
R	Raucherhusten	Ravintsara
	Realitätsflucht, Realitätsverlust	Pfefferminze
	Regenerationsprozesse	Immortelle, Schafgarbe
	Reizdarm	Pfefferminze
	Reizmagen	Schafgarbe
	Rekonvaleszenz	Ingwer, Zypresse
	Restless-legs-Syndrom	Immortelle
	Riechsinn, verlorener	Basilikum
	Rosacea	Immortelle, Zypresse
	Röteln	Thymian thuj.
	rote Blutkörperchen, regt Produktion an	Vetiver
	Ruhelosigkeit	Nelkenknospe
S	Scheidenentzündungen	Drachenblut, Schafgarbe, Thymian thuj.
	Scheidenpilze (Candida)	Rosengeranie, Thymian thuj.
	Scheinschwangerschaften	Vetiver
	Schilddrüse, kalte Knoten der	Drachenblut
	schilddrüsenregulierend	Vetiver
	Schilddrüsenunterfunktion	Drachenblut, Nelkenknospe
	Schimmel im Haushalt	Nelkenknospe
	Schlaflosigkeit, Schlafstörungen	Basilikum, Nelkenknospe, Pfefferminze, Ravintsara, Rosengeranie, Thymian thuj., Vetiver, Zypresse
	Schlangenbisse	Basilikum, Immortelle, Silberwermut

Schleimbeutelentzündung	Pfefferminze
Schleimhäute, reinigt die	Immortelle
Schleimhäute, zu trocken	Schafgarbe
Schleimhautentzündungen des Urogenitaltraktes	Basilikum
Schluckauf	Basilikum
Schock	Pfefferminze, Vetiver
Schüchternheit	Drachenblut, Vetiver
Schulangst	Zypresse
Schulstress	Basilikum
Schwangerschaftsstreifen	Immortelle
Schweißbildung, übermäßige	Zypresse
schwere Beine	Ravintsara
schwere Geburt / Geburtstrauma	Vetiver
Schwindel	Basilikum, Nelkenknospe, Pfefferminze, Schafgarbe, Vetiver
Sehkraft, stärkend	Ingwer, Schafgarbe
Sehnenscheidenentzündung	Basilikum, Immortelle, Rosengeranie, Schafgarbe, Silberwermut, Thymian thuj.
Senkungsbeschwerden/ Prolaps	Vetiver, Zypresse
Sex- und Beziehungssucht	Vetiver
sexuelle Schwäche	Ingwer
Sinusitis	Basilikum, Immortelle, Ingwer, Nelkenknospe, Pfefferminze, Ravintsara, Silberwermut, Thymian thuj., Vetiver
Sklerodermie	Immortelle, Silberwermut
Skorpionbisse	Basilikum, Immortelle, Silberwermut
Sodbrennen	Pfefferminze
Sonnenallergie	Drachenblut, Immortelle
Sonnenbrand	Drachenblut, Immortelle
Sonnenstich	Pfefferminze, Vetiver
Spielsucht	Pfefferminze
Sprachstörungen	Basilikum, Zypresse
Sprachstörungen bei Kindern	Basilikum, Zypresse
Sterbebegleitung	Zypresse
Stillschmerzen, unerträgliche durch Candida	Nelkenknospe
Stimmbandentzündung	Rosengeranie
Stimmverlust	Zypresse
Stoffwechselanregung	Nelkenknospe
Stress, Prüfungsstress, mentale Überarbeitung	Basilikum, Ravintsara, Vetiver
Süchte	Vetiver

Zahnen	Nelkenknospe, Pfefferminz
Zahnfleischblutungen	Zypresse
Zahnfleischentzündungen	Drachenblut, Immortelle, Nelkenknospe, Thymian thuj., Vetiver
zahnfleischstärkend	Drachenblut, Silberwermut
Zahnschmerzen	Drachenblut, Nelkenknospe, Pfefferminze
Zahnwurzelentzündungen	Nelkenknospe, Silberwermut, Vetiver
Zecken abhaltend	Rosengeranie
Zöliakie	Schafgarbe
Zungenentzündung	Rosengeranie
Zungenlähmung	Ingwer
Zwangsgedanken, Zwangshandlungen	Pfefferminze, Silberwermut, Zypresse

Anmerkungen

1 Aaron Antonovsky, Salutogenese. Zur Entmystifizierung der Gesundheit, dgvt-Verlag, Tübingen 1997

2 Viktor E. Frankl, Das Leiden am sinnlosen Leben. Psychotherapie für heute, Verlag Herder, 24. Auflage 2013

3 Rudolf Steiner, Aphorismen, Rudolf Steiner Verlag Dornach, 1971, S. 18

4 Rudolf Steiner, Geisteswissenschaft und Medizin, Rudolf Steiner Verlag Dornach, 3. Auflage 1961, S. 286 und 287

5 David Stewart, The Chemistry of Essential Oils Made Simple, 2010, S. 269

6 Tisserand, Young, Essential Oil Safety: A Guide for Health Care Professionals, 2013, S. 398

7 Anticarcinogenic Effects of the Essential Oils from Cumin, Poppy and Basil-Aruna-1996-Phytotherapy Research-Wiley Online Library

Cancer Lett. 2006 Apr. 8;235(1):114-20. Epub 2005 Jun 23. Anti-proliferative activity of essential oil extracted from Thai medicinal plants on KB and P388 cell lines. Manosroi, J., Dhumtanom, P., Manosroi, A.

Biological effects, antioxidant and anticancer activities of marigold and basil essential oils, Journal of Medicinal Plants Research Vol. 7(10), pp. 561-572, 10 March, 2013. Ghada, I. Mahmoud. Biochemistry Department, Faculty of Agriculture, Cairo University, Giza, Egypt.

8 nach: Oskar Dähnhardts »Natursagen« Band 1, Leipzig/Berlin, 1907-1912

9 siehe Kapitel: Zu der »Gefährlichkeit« von ätherischen Ölen

10 Lawrence Le Shan, Diagnose Krebs. Wendepunkt und Neubeginn, Klett-Cotta, 10. Auflage 2013

11 www.ncbi.nlm.nih.gov/pmc/articles/PMC2664283/, besucht am 24.7.2014

12 www.ncbi.nlm.nih.gov/pubmed/21849094, besucht am 24.7.2014

13 Rhode, J.M., Huang. J,, Fogoros, S., Tan, L., Zick, S., Liu, J.R. Ginger induces apoptosis and autophagocytosis in ovarian cancer cells. Abstract #4510, presented April 4, 2006 at the 97th AACR Annual Meeting, April 1-5, 2006, Washington, DC. 2006

14 Bode A. Ginger is an effective inhibitor of HCT116 human colorectal carcinoma in vivo. paper presented at the Frontiers in Cancer Prevention Research Conference, Phoenix, AZ, October 26-3-, 2003

15 Borrelli, F., Capasso, R., Aviello, G., Pittler, M.H., Izzo, A.A. Effectiveness and safety of ginger in the treatment of pregnancy-induced nausea and vomiting. Obstet Gynecol. 2005 Apr;105(4):849-56. 2005. PMID:15802416

16 Fischer-Rasmussen, W., Kjaer, S.K., Dahl, C., et al. Ginger treatment of hypereesis gravidarum. Eur J Obstet Gynecol Reprod Biol 38(1990):19-24. 1990

17 Frédérick Leboyer, Das Fest der Geburt, Kösel-Verlag 2008

18 Geimpfte Kinder erkranken weitaus häufiger an allergischen Krankheiten als ungeimpfte. Dies zeigte sich auch in einer Studie, die im Lancet veröffentlicht wurde: Das Durchmachen der Masern kann, so die Autoren, möglicherweise eine spätere Allergiebereitschaft verringern (Shaheen, S.O., Aaby, P., Hall, A.J., Barker, D.J., Heyes, C.B., Shiell, A.W., Goudiaby, A. Measles and atopy in Guinea-Bissau.Lancet 1996 Jun 29;347(9018):1792-6). www.impfschaden.info/masern

19 Unter 300 Krebspatienten gab es 197 infektiöse Kinderkrankheiten, bei 300 Kontrollpatienten ohne Krebs: 500. (Engel P., »Über den Infektionsindex der Krebskranken«, Wiener klinische Wochenschrift 47, S. 1118-1119, 1934) www.impfungen-und-masern.de/studien-krebs.html, besucht am 9.4.2014

20 Urayama, K.Y., »A meta-analysis of the association between day-care attendance and childhood acute lymphoblastic leukaemia«, 2010: »Conclusions: This analysis provides strong support for an association between exposure to common infections in early childhood and a reduced risk of acute lymphoblastic leukaemia.« www.impfungen-und-masern.de/studien-krebs.html, besucht am 9.4.2014

21 A review of few essential oils and their anticancer property, Bibechana Timsina, Megha Shukla, Varalakshmi Kilingar Nadumane, Department of Biotechnology, Centre for Post-Graduate Studies, Jain University, Jayanagar, Bangalore, India, 2012

22 Comparative Anticancer Potential of Clove (Syzygium aromaticum) – Against Cancer Cell Lines of Various Anatomical Origin, Vinay Dwivedi & Richa Shrivastava &, Showket Hussain, Chaiti Ganguly Mausumi Bharadwaj, 1989-93

23 Valnet: Aromatherapie, Heyne Verlag, München, 1997, S. 183

24 Susanne Trautwein, Der Divan des Dschem-Ru, Schnurre & Woitsch Verlag, 1993, S. 19

25 Göbel et al: Effektivität von Oleum menthae piperitae und von Paracetamol in der Therapie des Kopfschmerzes vom Spannungstyp, Nervenarzt 1996; 67 (8): 672–681

26 Antioxidant and anticancer activities of citrus reticulata (Petitgrain Mandarin) and Pelargonium graveolens (Geranium) essential oils. Research Journal of Agricultural and Biological Sciences, 5(5): 740-747, 2009.

Sayed, A. Fayed. Biochemistry Department, Faculty of Agriculture, Cairo University, Giza, Egypt. https://www.aromaticscience.com/antioxidant-and-anticancer-activities-of-citrus-reticulate-and-pelargo nium-graveolens-essential-oils, besucht am 10.3.14

27 Chemical Composition of the Essential Oil from Artemisia arborescens L. Growing Wild in Algeria Azedine Abderrahim1*, Kamel Belhamel, Jean-Claude Chalchat and Gilles Figuérédo, published by Academy of Chemistry of Globe Publications: www.acgpubs.org/RNP , published 01/25/2010 EISSN: 1307-6167 – besucht am 21.1.2014

28 PMID:20183248 J Asian Nat Prod Res 2009 Oct: http://www.nactem.ac.uk/facta – besucht am 21.1.2014

29 Le piante nella tradizione popolare della Sardegna, Aldo Domenico Atzei O.F.M. 2009

30 Alles Schall und Rauch, Todmorden – eine Stadt die sich selbstversorgt http://alles-schallundrauch.blogspot.com/2011/12/todmorden-eine-stadt-dich-sich.html#ixzz1ghzwdmrf besucht am 19.8.2014

31 Jacques Lusseyran, Das wiedergefundene Licht, Klett-Cotta, 2012

32 vergleiche: Clemens Zerling, Lexikon der Pflanzensymbolik, 2007: S. 303/304

33 Stephan Mögle-Stadel, Dag Hammarskjöld. Vision einer Menschheitsethik, Urachhaus 2001

34 Marianne Williamson, Rückkehr zur Liebe, Goldmann Verlag, 1995, Kap. 7, Abs. 3

35 Drexel, Römmelt, Untersuchungsbericht zur Bestimmung der Resorption ätherischer Öle mittels des Öldispersionsgerätes. München: Institut für medizinische Balneologie und Klimatologie der Universität München; 1982: Unveröffentlichtes Manuskript

Bibliographie

Antonovsky: Salutogenese. Zur Entmystifizierung der Gesundheit, dgvt-Verlag, Tübingen 1997

Atzei: Le Piante nella Tradizione Popolare della Sardegna, 2009

Dähnhardts: Natursagen Band 1, Leipzig/ Berlin, 1907 - 1912

Drexel, Römmelt: Untersuchungsbericht zur Bestimmung der Resorption ätherischer Öle mittels des Öldispersionsgerätes. München: Institut für medizinische Balneologie und Klimatologie der Universität München; 1982: Unveröffentlichtes Manuskript

Baudoux: L'Aromatherapie, Edition Amyris, 2002

Franke, Antonovsky: Salutogenese: Zur Entmystifizierung der Gesundheit, 1997

Frankl: Das Leiden am sinnlosen Leben, Herder, 2013

Hertzka, Strehlow: Große Hildegard-Apotheke, Bauer Verlag, 1995

Leboyer: Das Fest der Geburt, Kösel, 2008

Le Shan, Lawrence: Diagnose Krebs. Wendepunkt und Neubeginn, Klett-Cotta, 2010

Lusseyran: Das wiedergefunden Licht, Klett-Cotta, 2012,

Mögle-Stadel, Stephan, Dag Hammarskjöld: Vision einer Menschheitsethik, Amthor Verlag, 2014

Mailhebiau: La nouvelle Aromatherapie, Editions Jakin 1), 1994

Pelikan: Pflanzenheilkunde 1 - 3, Philosophisch-Anthroposophischer Verlag Goetheanum, Dornach, 1988

Steiner: Aphorismen, Rudolf Steiner Verlag Dornach, Steiner-Nachlassverwaltung, Dornach, 1971

Steiner: Geisteswissenschaft und Medizin, Rudolf-Steiner-Nachlassverwaltung, Dornach, 1961

Stewart: The Chemistry of Essential Oils made simple, 2010, Care Publications 2)

Tisserand, Young: Essential Oil Safety: A Guide for Health Care Professionals, 2013

Trautwein: Der Divan des Dschem-Ru, Schnurre & Woitsch Verlag, 1993

Valnet: Aromatherapie, Heyne Verlag, 1997

Williamson, Rückkehr zur Liebe, Goldmann Verlag, 1995

Zerling: Lexikon der Pflanzensymbolik, AT Verlag, 2007

Zimmermann: Aromatherapie für Pflege- und Heilberufe, Sonntag Verlag 3), 2001

Über den Autor

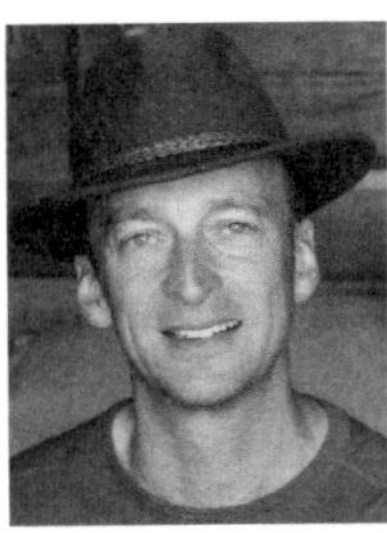

Thomas von Rottenburg wurde 1964 in Berlin geboren. Aufgrund des Berufs seines Vaters wuchs er weitgehend im Ausland auf (Afghanistan, Japan und Südafrika). Früh interessierte er sich für besondere Wege des Heilens jenseits der westlichen Medizin. Das Leben in der immer etwas geheimnisvollen Fremde erweckte seine innere Sehnsucht, genauer hinter die äußeren Phänomene zu blicken. Immer mehr reifte sein Entschluss, Heilpraktiker zu werden, wobei er sich zunächst auf die Homöopathie spezialisierte. Die Begegnung mit dem Ehepaar Junge, den Erfindern des Öldispersionsbades, wurde zu einem echten Wendepunkt. Ermutigt durch die beeindruckende Heilwirkung der Ölbäder, vertiefte er sich mehr und mehr in die ätherischen Öle. Rasch wurden sie zur zentralen Säule seiner Praxis.

Die differenzierten Charakterbeschreibungen der Heilmittel in der Homöopathie regten ihn dazu an, die Eigenschaften der ätherischen Öle in Gruppenarbeit zu erforschen. Parallel zu seiner Praxisarbeit erwuchs dadurch eine umfangreiche internationale Forschungs- und Seminartätigkeit. Über die letzten zwanzig Jahre entstand auf diese Weise ein reicher Heilmittelschatz für die verschiedensten Erkrankungen. Neben der Therapie mit ätherischen Ölen und Öldispersionsbädern ist die Behandlung mit den Tierkreiskräften die zweite Säule seiner Praxis. Mit der Seelenarbeit macht er die inneren Hintergründe von Erkrankungen zugänglich.

Die Erkenntnis, dass ätherische Öle lebendige Wesen sind, mit denen man kommunizieren kann, veränderte seine Arbeit mit den Ölen grundlegend. Er erlernte das ätherische Wahrnehmen bei José Martínez, wodurch er die ätherischen Ursachen physischer Blockaden finden und behandeln konnte. Nach über 20 Jahren in Berlin verlegte er seine Praxistätigkeit nach Slowenien, wo er mit seiner Familie lebt. Durch das zunehmende Interesse an seinem Ansatz hat sich eine lebendige internationale Seminartätigkeit entwickelt.

Mehr unter:

www.thomas-von-rottenburg.de

Notizen

Notizen

Notizen

Notizen

Dieses Buch bietet im ersten Teil die Grundlagen der Steinheilkunde, wie und warum sie wirkt. Im zweiten Teil werden über hundert Steine ausführlich vorgestellt, die heilkundlich bereits gut erforscht sind. Die vielfältigen Aspekte der Heilung von Körper, Geist und Seele durch spezifische Steine werden hier ausführlich beschrieben.

Michael Gienger
Die Steinheilkunde
Das Handbuch
Paperback, 448 Seiten, mehr als 100 Farbtafeln
ISBN 978-3-89060-749-8

Die wichtigsten Informationen zu 555 Heilsteinen. Michael Gienger, bekannt durch die Standardwerke »Die Steinheilkunde«, »Die Heilsteine Hausapotheke« und das »Lexikon der Heilsteine«, legt mit diesem Buch ein umfassendes Verzeichnis aktueller Heilsteine vor. Knapp und übersichtlich und doch sorgfältig und genau wird jeder Stein in Wort und Bild dargestellt.

Michael Gienger
Heilsteine – 555 Steine von A-Z
Paperback, 128 Seiten, Taschenformat, mit 555 Farbfotos
ISBN 978-3-89060-748-1

Die Steinheilkunde ist in den letzten Jahren von vielen Praktikern weiterentwickelt worden. So konnten in dieser Neuausgabe viele Heilanwendungen aufgenommen werden, die sich in der Praxis bewährt haben. Dabei beschränkt sich Michael Gienger nicht auf die Steine allein, sondern er zeigt, wie sie sinnvoll ergänzt oder als Unterstützung auch bei schwerwiegenden Erkrankungen herangezogen werden können. Das Hausbuch für alle, die mit Steinen heilen wollen.

Michael Gienger
Die Heilsteine-Hausapotheke
Hilfe von A wie Asthma bis Z wie Zahnschmerzen
Paperback mit Klappen und Fadenheftung, 320 Seiten, mit 14 Farbtafeln
ISBN 978-3-89060-078-9

Steinheilkunde ganz leicht gemacht: Mit nur zwölf Steinen deckt die »Heilsteine Taschenapotheke« viele Anwendungsbereiche einer Hausapotheke ab. Von Allergien bis Zahnschmerzen finden Sie für Anliegen aller Art den richtigen Stein. Verständlich und übersichtlich werden in zwölf Kapiteln viele Beschwerden sinnvoll zusammengefasst und die passenden Heilsteine sowie deren Anwendung vorgestellt. Das handliche Büchlein bietet die Essenz der modernen Steinheilkunde. Mit den zwölf Heilsteinen dieser Taschenapotheke können Sie viel für Ihre Heilung und Gesunderhaltung tun.

Michael Gienger
Die Heilsteine-Taschenapotheke
Mit wenig Steinen viel bewirken
Paperback, Taschenformat, 64 Seiten, durchgehend farbig bebildert
ISBN 978-3-89060-613-2

Sardonyx-Wasser gegen Tinnitus, Chrysopras-Wasser zur Entgiftung und Entschlackung, Aquamarin-Wasser bei Allergien – die Liste der Edelsteinwasser, die heute erfolgreich bei Beschwerden und Erkrankungen eingesetzt werden, ist lang. Die Tradition der Edelsteinwasser reicht zurück bis in die Antike. Dank der modernen Wasserforschung können wir heute viele dieser Erfahrungen verstehen und erklären. Das macht uns den Zugang und den richtigen Umgang mit Edelsteinwassern leichter.

Michael Gienger, Joachim Goebel
Edelsteinwasser
Herstellung Anwendung Wirkung
Klappenbroschur, 192 Seiten, durchgehend farbig
ISBN 978-3-89060-732-0

Nach einigen kurzen Grundlagen werden vorab die Edelsteine genannt, die wegen ihrer giftigen oder gesundheitlich abträglichen Absonderungen keinesfalls verwendet werden dürfen, anschließend werden 96 Wassersteine von A-Z und ihre spezifischen Wirkungen vorgestellt.

»Wassersteine« faßt die Grundlagen des »Edelsteinwasser« zusammen und dient so sowohl als kleines Nachschlagewerk für den täglichen Gebrauch, wie auch als leichter Einstieg für Neulinge.

Michael Gienger, Joachim Goebel
Wassersteine
Das Praxisbuch zum Edelsteinwasser
Paperback, Taschenformat, 96 Seiten, durchgehend farbig illustriert
ISBN 978-3-89060-260-8

Seit alters her setzen die Hawaiianer diese Art der Steintherapie im Bereich des körperlichen und seelischen Heilens ein. Die Inselbewohner entwickelten eine sehr effektive Massage, bei der die glatten vulkanischen Steine als Werkzeug dienen. Die Massage mit erhitzten Steinen lockert Muskeln und deren Verspannungen, sie fördert auf angenehme Weise die Durchblutung und den Wärme-Umsatz des Körpers und beruhigt die Seele. In der Hot Stone Massage werden bewußt vorwiegend sanfte, verträgliche Reize eingesetzt. Die Hot Stone Massage ist heute in den Bereichen Kosmetik, Wellness und Massage ein fester Bestandteil geworden.

Dagmar Fleck, Liane Jochum
Hot Stones
Massagen mit heißen Steinen
Klappenbroschur, 128 Seiten, viele Farbfotos
ISBN 978-3-89060-244-8

Kinderkrankheiten verlieren ihren Schrecken, wenn wir sie verstehen und mit ihnen umzugehen lernen. Sie sind wichtig für die Überwindung genetischer Belastungen und für die Bildung eines intakten Immunsystems – und sie können vermieden werden, wenn wir aus einem tiefen Verständnis der Zusammenhänge vorbeugend tätig werden.

Anja Tochtermann
KINDERkrankheiten – Wege der HEILUNG
Paperback, 208 Seiten
ISBN 978-3-89060-722-1

Rund um Schwangerschaft, Geburt und Kinder gibt es sehr viele Missverständnisse und Halbwahrheiten. Dieses Buch will aufräumen mit falschen Theorien und den Grundstein legen für Wege, die auch tatsächlich in der Praxis funktionieren, Wege zurück zur Natur, zu einer natürlichen Geburt und einem natürlichen Umgang mit dem Baby. In den zwölf großen Abschnitten des Buches werden viele persönliche Beispiele gegeben und ganz praktische Wege aufgezeigt, wie es geht: Empfängnis, Schwangerschaft, Geburtsvorbereitung, natürliche Geburt, Alleingeburt, Lotusgeburt, Meeresgeburt, Langzeitstillen, windelfreie Säuglingspflege, körpernahes Tragen, Co-Sleeping, Continuum Concept, Kommunikation und Umfeld bis hin zu Ernährung und Gesundheit.

Nadine Wenger
Natürliche Wege zum Babyglück
In Liebe geboren – ins Leben getragen – geborgen auf Erden
Hardcover, 384 Seiten, durchgehend farbige Fotos
ISBN 978-3-89060-611-8

In diesem Buch von Markus Berger werden 40 Wildkräuter, die im Garten häufig als »Unkraut« vorkommen, in Bild und Text vorgestellt. Praktische Übersichten zu den üblichen Sammelzeiten und eine Übersicht nach Pflanzenfamilien sowie ein Krankheiten-Register schließen das Werk ab.

Markus Berger
Unkraut – Heilkraut
Es stellt sich ein, wenn man es braucht
Paperback, 240 Seiten, mit 80 Stichen und Fotos
ISBN 978-3-89060-621-7

Nachdem die Vorstellung, dass in der Natur unsichtbare Intelligenzen am Wirken sind, nicht mehr ganz so absonderlich erscheint, wie noch vor Jahren, ist jetzt die Zeit gekommen für dieses Buch, in dem uns einer vom elbischen Volk der Leprechauns erzählt, wie wichtig die Zusammenarbeit der Menschen mit den Naturgeistern ist. Leicht lesbar und auf unterhaltsame Weise bringt uns die Autorin Tanis Helliwell die Welt der Elfen, Devas und Elementale näher – und selbst Skeptiker werden ihr Vergnügen haben und ins Nachdenken kommen.

Tanis Helliwell
Elfensommer
Meine Begegnung mit den Naturgeistern
Ein Tatsachenbericht
Paperback, 224 Seiten
ISBN 978-3-89060-318-6

»Blumen und Bäume können nicht sprechen, aber sie haben Herzen und Seelen genau wie du. Sie können deine Liebe fühlen, die Botschaft deines Herzens hören...« so spricht Altim Elut, der Häuptling der Erdgeister zu »kleines Mädchen«. Doch die Naturgeister ziehen sich immer mehr zurück aus unserer Welt. Kann »kleines Mädchen« mit seiner Gebetsflöte die Naturgeister zurückrufen?

Dieses wahre Märchen ist eine Freude für alle »Kinder« von 7 bis 90. Es ist ein Lied, das einem menschlichen Herzen entspringt, ein Lied, das von Liebe und Zuversicht erfüllt ist.

Tony Shearer
Die Gebetsflöte
Das Lied der Mutter Erde
Paperback, 96 Seiten
ISBN 978-3-89060-139-7

Es mag auf den ersten Blick ein wenig ungewöhnlich erscheinen, unsere Organe als eigenständige Wesenheiten zu betrachten. Auf den zweiten Blick ist dies jedoch gar nicht mehr so abwegig, vielmehr eröffnet uns diese Betrachtungsweise ein ganz neues Körperbewusstsein, wenn wir zum Beispiel unser Herz als ein unermüdlich tätiges Gegenüber auffassen, dem wir danken und mit dem wir sprechen können. Und sozusagen einen »dritten Blick« eröffnen uns die Bilder von Anne Heng, die uns unsere Organe als großartige Elementarwesen offenbaren.

Ewald Kliegel, Anne Heng
Organwesen
Die Weisheit deines Körpers
Hardcover, 176 Seiten, 54 Farbtafeln
ISBN 978-3-89060-773-3

In einem gesunden Körper wirken die Organe harmonisch zusammen wie die Musiker in einem Orchester. Dies wird uns erst dann bewusst, wenn das eine oder andere Organ »aus dem Takt gerät«. Dann schauen wir hin und versuchen, es wieder zum Funktionieren zu bringen. Doch damit greifen wir zu kurz, da jedes Organ auf komplexe Weise in den Gesamtorganismus eingebunden ist. Die Organkarten ermöglichen einen Blick auf das Ganze im Sinne einer fundierten psychosomatischen und spirituellen Gesamtschau.

Ewald Kliegel, Anne Heng
Organwesen – Das Kartenset
Paperback, 112 Seiten, 56 Karten, in Magnetklappbox
ISBN 978-3-89060-757-3

Die Komplexität des Ökosystems Erde ist faszinierend, doch man kann verzweifeln, wie sorglos wir mit diesem Schatz umgehen. Schonungslos analysiert dieses Buch die aktuelle Situation und die eigentlichen Ursachen des globalen Desasters, aber nur, um mit praktischen Tipps und Vorschlägen zum Paradigmenwechsel Mut und Hoffnung zu geben: Noch können wir das Ruder herumreißen, mit Freude zu einem glücklichen Planeten!

Fred Hageneder
Happy Planet
Jetzt handeln für eine glückliche Erde
Broschur, 208 Seiten, durchgehend farbig
ISBN 978-3-89060-753-5

»Spirituell« leitet sich ab von »spirare«, atmen. Bei der Spirituellen Ökologie geht es darum, nicht nur zu wissen, sondern leiblich zu erfahren, dass wir als Menschen den einen großen Atem der Natur mit allen Lebewesen auf dieser Erde teilen. Was einem Teil des Gefüges zustößt, betrifft das Ganze, uns alle!

Diese brandaktuelle Sammlung von Essays, geschrieben von Leitfiguren der Spiritualität und des Umweltschutzes rund um die Welt, beleuchtet den grundlegenden Zusammenhang unserer gegenwärtigen ökologischen Krise mit unserem fehlenden Bewusstsein für die Heiligkeit der Schöpfung. Diese 20 Beiträge zeigen uns, wie die Menschheit ihre Beziehung zur Erde wandeln und erneuern kann.

Llewellyn Vaughan-Lee (Hrsg.)
Spirituelle Ökologie
Der Ruf der Erde
Paperback, 256 Seiten
ISBN 978-3-89060-654-5

NEUE ERDE im Buchhandel

Neue Erde ist ein kleiner unabhängiger Verlag, und der unabhängige Buchhandel ist unser natürlicher Partner. Wir unterstützen die Initiative »buy local«.

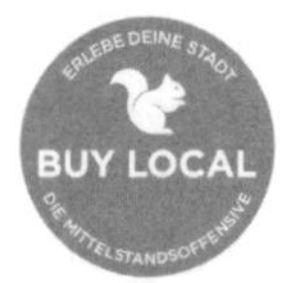

Sollte es Lieferschwierigkeiten bei den Büchern von NEUE ERDE geben, lassen Sie immer im VLB (Verzeichnis lieferbarer Bücher) nachsehen, im Internet unter **www.buchhandel.de**

Alle lieferbaren Titel des Verlags sind für den Buchhandel verfügbar.

Auch mobil können Sie, zum Beispiel mit LChoice, unsere Bücher beim örtlichen Buchhändler kaufen.

Sie finden unsere Bücher auch auf unserer Homepage **www.neue-erde.de** oder in unserem Gesamtverzeichnis, welches Sie gerne hier anfordern können:

NEUE ERDE GmbH
Cecilienstr. 29 · 66111 Saarbrücken
info@neue-erde.de

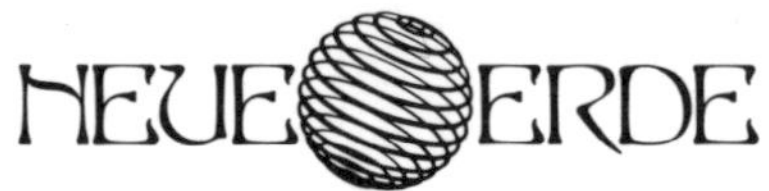